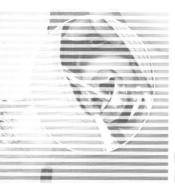

主 编 张先龙 王坤正

微创人工髋、膝关节置换
实用手术技术与快速康复

Minimally Invasive Hip & Knee Arthroplasty
Practical Surgery and Enhanced Recovery

上海科学技术出版社

图书在版编目（CIP）数据

微创人工髋、膝关节置换实用手术技术与快速康复 /
张先龙，王坤正主编 . — 上海：上海科学技术出版社，
2019.8

ISBN 978-7-5478-4485-4

Ⅰ.①微…　Ⅱ.①张…　②王…　Ⅲ.①显微外科学－
髋关节置换术　②显微外科学－人工关节－膝关节－移植
术（医学）　Ⅳ.① R687.4

中国版本图书馆 CIP 数据核字（2019）第 113273 号

微创人工髋、膝关节置换实用手术技术与快速康复
主　编　张先龙　王坤正

上海世纪出版（集团）有限公司
上 海 科 学 技 术 出 版 社　出版、发行

（上海钦州南路 71 号　邮政编码 200235　www.sstp.cn）

浙江新华印刷技术有限公司印刷

开本 889×1194　1/16　印张 13　插页 4

字数：300 千字

2019 年 8 月第 1 版　2019 年 8 月第 1 次印刷

ISBN 978-7-5478-4485-4/R·1862

定价：168.00 元

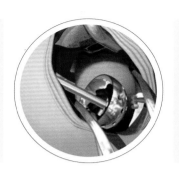

微 创 人 工 髋 、 膝 关 节 置 换
实 用 手 术 技 术 与 快 速 康 复
Minimally Invasive Hip & Knee Arthroplasty
Practical Surgery and Enhanced Recovery

内容提要

　　本书是一本为正在学习或者准备学习微创人工髋、膝关节置换手术的临床医师度身定制的教科书，书中对近年来临床使用的各种微创髋、膝关节置换术进行了系统梳理。

　　本书结合髋、膝关节的临床解剖学介绍手术技术，髋关节微创手术的内容涵盖了各种前后路微创髋关节入路（包括后路迷你切口入路、直接前侧入路、微创前外侧入路以及 SuperPATH 入路等肌间隙入路）微创髋关节置换术的操作详解；微创全膝关节置换术相关内容则包括了股四头肌免干扰入路、股内侧肌下入路和经股内侧肌入路等微创手术的操作详解，同时包括了微创单髁置换术、机器人微创单髁置换术等诸多手术技术的操作技巧。除此之外，本书还收录并整理了髋、膝关节置换术围手术期快速康复的诸多指南和经验，供学习、实践微创关节置换的医师参考。

　　本书所有相关章节均由具有丰富手术经验的专家撰写，对手术技术细节进行分步骤讲解，针对学习过程中或者临床实践中可能遇到的各种困难，作者结合临床经验进行分析并提出规避和解决方案，实用性强，是不可多得的参考书。

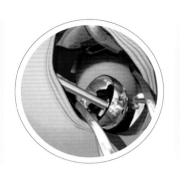

微 创 人 工 髋 、 膝 关 节 置 换
实 用 手 术 技 术 与 快 速 康 复

Minimally Invasive Hip & Knee Arthroplasty
Practical Surgery and Enhanced Recovery

编委会名单

主　编　张先龙　王坤正

副主编　陈云苏　杨　佩

参编人员（以姓氏笔画为序）

马金忠　王　友　王坤正　朱崇尊　杨　柳
吴尧平　沈　彬　沈　灏　张先龙　陈云苏
邵云潮　周宗科　徐志宏　郭　林　郭万首
蒋　青　谢锦伟

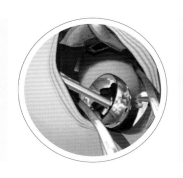

微 创 人 工 髋、 膝 关 节 置 换
实 用 手 术 技 术 与 快 速 康 复
Minimally Invasive Hip & Knee Arthroplasty
Practical Surgery and Enhanced Recovery

主编简介

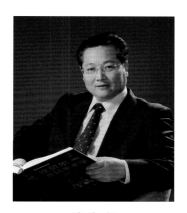

张先龙

主任医师，教授，医学博士，博士研究生导师。现任上海交通大学附属第六人民医院骨科行政副主任，上海创伤骨科临床医学中心关节外科主任。曾获 2003 年上海市卫生系统第九届"银蛇奖"、2003 年上海市卫生系统先进工作者、2019 年上海交通大学校长奖。先后承担国家自然科学基金面上项目 4 项；卫生部公益性行业科研基金 1 项；在国内、外重要期刊发表论文 190 余篇，其中 SCI 论文 130 余篇；主编学术专著 5 部，主译 2 部。

兼任中华医学会骨科学分会关节外科学组副组长；中国医师协会骨科医师分会委员、关节工作委员会副主任委员、中国人工关节感染专业委员会（PJI）主任委员；中国研究型医院学会关节外科学专业委员会人工关节表界面材料研究学组（CASIS）组长；上海市医学会骨科专科分会关节外科学组组长；亚洲人工关节学会（ASIA）人工关节感染共识编委会主任委员；中国医师协会机器人外科医师分会医用机器人分会常委。

擅长人工髋、膝关节置换，小切口微创髋、膝关节置换，髋关节表面置换及机器人辅助微创人工关节置换。擅长翻修手术，尤其是复杂的髋关节置换，如僵直髋、髋臼骨折术后、高脱位发育性髋关节发育不良（DDH）的全髋关节置换术，以及假体周围骨折的翻修手术等，具有丰富的临床经验。

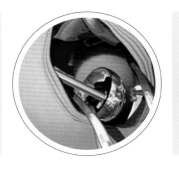

微 创 人 工 髋 、 膝 关 节 置 换
实 用 手 术 技 术 与 快 速 康 复
Minimally Invasive Hip & Knee Arthroplasty
Practical Surgery and Enhanced Recovery

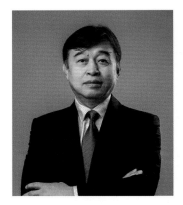

王坤正

　　医学博士，二级教授，一级主任医师，博士研究生导师。现任西安交通大学医学部关节外科中心主任，中华医学会骨科学分会候任主任委员兼关节外科学组组长，中国医师协会骨科医师分会副会长兼关节外科专家工作委员会主任委员，中国医师协会骨科医师分会会员发展专家工作委员会主任委员，陕西省医学会关节外科学会主任委员，陕西省医学会骨科学分会历任主任委员，陕西省骨与关节学会会长。

　　主要研究方向为关节外科和股骨头坏死的发病机制和系列化治疗。在国内率先应用吻合血管腓骨移植术治疗股骨头坏死及陈旧性股骨颈骨折，取得了优良的成绩。在西北地区较早开展髋、膝、肩、肘、踝等人工关节的置换及翻修，推动了我国人工关节技术的发展。

　　目前受聘为《骨与关节外科杂志（亚太版）》(JBJS)《关节成形外科杂志》(JOA)《中华骨科杂志》《中华关节外科杂志》《中华解剖与临床杂志》《中华外科杂志》《中国矫形外科杂志》《中国修复重建外科杂志》等国内外顶尖学术期刊副主编、常务编委、编委。入选国家人事部"百千万人才工程"第一、二层，教育部"骨干教师"，1992年享受国务院特殊津贴。先后获得国家"十五""十一五""国家重点基础研究发展计划（973计划）""国家高技术研究发展计划（863计划）"、国家自然科学基金项目30余项，获教育部国家科学技术进步奖一等奖1项，卫生部科学技术进步奖三等奖2项，陕西省科学技术进步奖二等奖4项、三等奖6项，卫生部"强生"医学奖二等奖1项，实用新型专利3项，发明专利1项。

微 创 人 工 髋 、 膝 关 节 置 换
实 用 手 术 技 术 与 快 速 康 复

Minimally Invasive Hip & Knee Arthroplasty
Practical Surgery and Enhanced Recovery

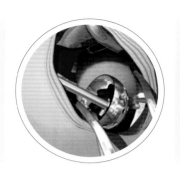

前　言

　　人工髋、膝关节置换术在缓解疼痛、改善关节功能等方面效果确切，已成为治疗终末期髋、膝关节疾病的标准手术之一。自 20 世纪 90 年代后，我国的髋、膝人工关节置换水平取得了长足的进步和发展，手术医师、手术量、开展医院范围均迅速扩展，手术技术和数量与发达国家之间的差距逐渐缩小，为越来越多的患者解除了疾患痛苦。

　　近年来，随着快速康复和精准医疗等先进理念的引入，人工关节置换的快速康复逐渐成为临床关注的热点。作为快速康复的基石，微创手术技术无疑也越来越受到广大关节外科临床医师的关注。尽管大多数临床医师都在自觉或不自觉地使用着微创手术技术，但是因为缺乏相关的培训和经验，仍然难以避免地会走弯路，甚至付出高昂的学习代价。因此，当张先龙教授提出要将这些微创手术技术进行系统的整理和规范化，帮助临床医师规避术中的陷阱，为学习微创技术的医师提供更详尽的指导，使微创手术技术成为今后快速康复关节置换的新标准时，我欣然接受邀请与他共同主编此书。

　　和以往许多书籍不同，本书不仅涵盖髋、膝、单髁等关节的微创手术技术和关节置换快速康复围手术期管理等内容，同时作为主要特色，书中整理、总结目前关节置换临床实践中常用的微创手术技术，以及快速康复围手术期管理的规范，强调其临床的实用性，希望能为学习或使用微创人工关节置换手术技术的临床医师提供随时可以查阅或参考的手册。我们邀请了国内有着丰富经验的手术医师撰写本书，配有手术操作技术，并特别介绍手术的技巧及可能发生的错误，实用性强。围手术期快速康复管理的内容汲取了近年来中华医学会骨科学分会发布的多项管理规范专家建议，为读者的参阅提供便利。

王坤正

2019 年 5 月

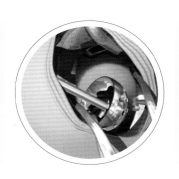

微 创 人 工 髋 、 膝 关 节 置 换
实 用 手 术 技 术 与 快 速 康 复
Minimally Invasive Hip & Knee Arthroplasty
Practical Surgery and Enhanced Recovery

目　录

第一篇

髋 关 节 置 换

第一章

微创髋关节置换手术的历史和发展

　　自从 1963 年 Charnley 奠定了现代人工全髋关节置换术（total hip arthroplasty，THA）的基础，经过 50 多年的发展，THA 已成为应用最广、疗效最佳的人工关节手术。传统手术存在失血多、创伤大、功能恢复慢等不足，因此，越来越多的学者尝试采用小切口和微创全髋关节置换术（minimally invasive surgery THA，MIS THA）的技术。微创手术是建立在传统人工髋关节置换手术方法基础之上，旨在以最小的侵袭、最小的生理干扰、更小的手术切口、更佳的内环境稳定状态、更轻的全身反应、更少的瘢痕愈合、更短的恢复时间、更好的心理效应来达到最佳的外科疗效。但是，目前的观点认为，小切口并不意味着微创。在保证现有远期疗效的前提下，不切断肌肉和肌腱、更少的软组织损伤、更快的术后恢复的 THA，被公认为现代 MIS THA 的理念。未来仍需解决诸多细节问题，对于技术、工具和假体等依然需要进一步的改进，以使微创关节置换更加标准化和系统化，更加简单和准确。

　　微创髋关节置换手术与传统的人工髋关节置换手术的适应证基本相似，但微创髋关节置换的手术适应证主要是初次的髋关节置换，更适应于身材瘦小的患者。对于过于肥胖的患者、翻修、有内植物需要取出和关节屈曲挛缩需要做软组织松解者不适合；对于先天性髋臼发育不良、严重髋臼骨折以及骨质疏松需要用骨水泥假体者也不适合。关节局部或全身性的感染及全身情况或合并疾病使患者难以耐受手术者应视为绝对手术禁忌证。

　　后侧切口是传统全髋关节置换术中最常用的一种入路，Wenz 在 2002 年报道了改良 Gibson 切口的后侧入路小切口全髋关节置换术的手术方法。该入路以大转子后侧顶点为中心、自后上向前下做约 8 cm 的切口，钝性分离臀大肌，在股骨后侧离断外旋肌，暴露髋关节。在与传统后侧入路的比较和长达 10 年的后侧小切口入路的随访中，后侧小切口入路临床疗效较好，患者髋关节功能恢复较快，术后并发症少。后侧小切口入路的优点是安放股骨假体非常方便，锯断股骨颈后即可很好地暴露股骨端，不需要过分牵拉和松解周围组织。但是该入路切断了外旋肌和关节囊，髋关节稳定性差，理论上易发生髋关节后脱位，且处理髋臼侧时显露也比较困难。有文献报道，小切口后入路相较于传统后入路，早期 Harris 评分平均改善 1.8 分、手术时间缩短 5 分钟、住院时间缩短 14 小时、术中和总失血量分别减少 63 mL 和 119 mL；两者在脱位、神经损伤、感染或下肢深静脉血栓的发生率方面无统计学差异。小切口后入路是一种安全且可接受的替代标准切口后入路的方法。近年来，许多作者采用 < 10 cm 作为微创髋关节置换术的切口长度，尽管采用了这一标准，但大多数学者认为深层肌肉和软组织损伤的程度才是决定结果更重要的一个因素。

　　目前的直接前侧入路（direct anterior approach，DAA）是在 SP 入路基础上进行改良的。1881 年，Carl Hueter 首先描述该入路，1917 年，Smith Petersen

在大量使用该入路的基础上对其进行改良，称之为SP入路，应用于髋关节手术，1980年，Light等将其应用于现代髋关节置换。DAA的优点是经阔筋膜张肌与缝匠肌间及股直肌间隙，在切断和结扎旋股外血管丛后显露前侧关节囊进行操作，避免切开肌肉和肌腱，通过肢体的旋转和移动，同一切口完成髋臼和股骨假体的安装，是真正的肌间隙入路和神经间隙入路，可保护臀中肌和后方软组织，而无须特殊体位，同时髋臼和股骨近端暴露清晰，因而可达到手术创伤小、恢复快的目的。Rodriguez等研究发现，同一医师通过DAA行THA，前倾角离散更小，也就是说，更利于术者控制髋臼前倾角；Stryker等发现，与后外侧入路相比，DAA对股骨的血供破坏更小，同时相关文献研究报道，DAA术后患者平均住院时间短，早期随访功能恢复更好，术后疼痛感更低。因此受到越来越多骨科医师的关注和青睐，使用率也急剧上升。但也有文献报道，该入路的缺点在于容易损伤股外侧皮神经，造成患者术后大腿麻木、疼痛，术中股骨端显露困难，股骨假体置入难度大，容易造成股骨近端骨折。近几年引入的DAMIS（direct anterior minimum invasive surgery）微创全髋关节置换术基于DAA进行了改良，增加了DAMIS专用下肢牵引架及配套手术器械，方便了术中股骨端的操作、手术视野的暴露及假体的放置，有效缩短了学习曲线，并降低了术中并发症的发生。

2004年，Murphy提出经皮管道处理髋臼侧（superior capsulotomy，Super Cap）技术。2008年，Penenberg等发表经皮微创THA，即PATH（percutaneously assisted total hip）THA的初步结果。该医师提出保留软组织的概念，采用侧卧位，短的后上切口，仅切断梨状肌在转子附着，保留臀小肌及其余外旋短肌，经后侧关节囊，放置股骨假体。然后在此切口下做小切口，经皮插入带角度髋臼锉，放置髋臼杯。此手术被称为保留软组织入路（soft-tissue-sparing）。紧跟其后，几位医师进一步改良此手术，认为所有后侧短外旋肌群均不需切断，仅分开肌肉间隙，切开上部关节囊即可完成THA。2008年，美国亚利桑那州凤凰城

圣路加医学中心James Chow博士首创SuperPATH（Supercapsular percutaneously assisted total hip）上方入路，不切断外旋肌，经梨状肌和臀小肌间隙，保留前、后关节囊的完整，在直视下进行髋臼及股骨的准备，减少术中透视，不需要特殊牵引床以及极度旋转肢体，减少对血管、神经和肌肉等重要软组织的牵拉损伤，理论上可以减少下肢深静脉血栓（deep venous thrombosis，DVT）的发生概率，且该切口具有可扩展性，可转变为后方入路。Gofton、Rasuli等相关研究发现，SuperPATH入路术后患者恢复更快，且相关并发症发生率降低。SuperPATH技术自2014年底引进国内，已在全国范围内开展。但是，SuperPATH技术最大的缺陷是学习曲线较长，要求术者必须具备良好的解剖学基础，以及丰富的后侧入路手术临床经验。

改良Watson-Jones单切口微创置换方法是德国Röttinger教授为了避免后侧入路带来的脱位和直接外侧入路带来的外展肌无力和延迟康复，发展的一种通过肌间隙入路的微创全髋关节置换方法，又称OCM（Orthopädische Cherurgie München）入路，在2003年首次描述。这里所选择的间隙最早由Sayre在1894年提出，后经过Watson-Jones改良，位于外展肌的前方、阔筋膜张肌后方，使用该间隙，可以保存外展肌的功能，并保持后方关节囊的完整性。裴国献等在老年股骨颈骨折的相关研究中发现，OCM入路可缩短手术时间，且采用小切口，对肌肉、肌腱损伤小，术后疼痛减轻，功能恢复更快。Berger等的研究得到相似的结果。但是，OCM入路也存在一定的争议，首先，皮肤切口位置必须精确，切口位置的偏移是显露和安放假体困难的一个重要的原因；其二，股骨端暴露不够充分，强行扩髓和置入假体容易导致肌肉等软组织的挫伤甚至断裂、假体位置的偏移、股骨近端皮质劈裂和股骨穿孔等并发症的发生；其三，需要特殊的器械和较长的学习曲线。Nakai等对OCM入路与后外侧入路进行回顾性研究，发现OCM入路的早期并发症较后外侧入路多，认为OCM入路对于后外侧入路来说，并没有显示其较好的临床优势。Repantis等

对 OCM 与传统前外侧入路进行长达 4 年的随机对照研究，研究发现在中期临床优势和髋关节功能上，OCM 与传统前外侧入路并没有显著性的差异。

微创双切口全髋关节置换术最早是由 Mears 提出，Berger 在 2004 年对双切口入路做了详细的描述。该切口的基本思想是前外侧切口可以清晰地暴露髋臼端，用于安放髋臼假体，后侧切口可以很好地暴露股骨端，用于安放股骨假体，通过两个切口可以分别很好地进行髋臼侧和股骨侧的置换，减少对软组织的创伤，减少相应的并发症。该入路从肌间隙显露髋关节，不需要切断臀中肌和后外旋肌群，关节囊得以保留，髋臼假体和股骨假体能够很顺利地安放，并不需要对软组织过分牵拉，对软组织损伤小。但是微创双切口全髋关节置换术需要使用较多复杂的特殊工具，造成手术时间的延长，较难准确地确定假体的安全位置，需要术中反复透视来定位，对患者和医师造成不必要的伤害；由于双

切口从不同的方位进入髋关节，需要手术医师很好地掌握髋关节解剖结构，积累更多的手术经验；尽管从肌间隙入路，但是术中臀中肌、臀小肌和梨状肌仍然可能会损伤。由于双切口入路存在着较严重的缺陷，近年来，微创双切口全髋关节置换术渐渐地淡出了骨科界。

综上所述，目前常用的全髋关节置换术微创手术入路各有其优缺点，行全髋关节置换术时应该以手术安全为第一目的，严格把握微创手术入路的适应证，不能盲目追求切口最小化，在手术操作困难时应立即改行传统手术。微创手术作为外科手术的发展方式之一，全髋关节置换微创手术必然有着广阔的发展前景，并且随着器械的改进，假体的发展，辅助手段如计算机导航、手术机器人的出现，全髋关节置换微创手术的术前设计、术中定位、操作等难题均会得到解决。

（西安交通大学第二附属医院·王坤正）

参·考·文·献

[1] 张先龙，蒋垚，陈云苏. 人工髋关节外科学——从初次置换到翻修手术 [M]. 北京：人民军医出版社，2009.

[2] Rodriguez J A, Deshmukh A J, Rathod P A, et al. Does the Direct Anterior Approach in THA Offer Faster Rehabilitation and Comparable Safety to the Posterior Approach?[J]. Clinical Orthopaedics & Related Research, 2014, 472(2):455-463.

[3] Stryker L S, Gilliland J M, Odum S M, et al. Femoral Vessel Blood Flow Is Preserved Throughout Direct Anterior Total Hip Arthroplasty[J]. Journal of Arthroplasty, 2015, 30(6):998-1001.

[4] Sibia U S, Turner T R, Macdonald J H, et al. The Impact of Surgical Technique on Patient Reported Outcome Measures and Early Complications After Total Hip Arthroplasty[J]. The Journal of Arthroplasty, 2017, 32(4):1171-1175.

[5] Jelsma J, Pijnenburg R, Boons H W, et al. Limited Benefits of The Direct Anterior Approach in Primary Hip Arthroplasty:A Prospective Single Centre Cohort Study[J]. Journal of Orthopaedics, 2016, 14(1):53-58.

[6] Cheng T E, Wallis J A, Taylor N F, et al. A Prospective Randomized Clinical Trial in Total Hip Arthroplasty—Comparing Early Results Between the Direct Anterior Approach and the Posterior Approach[J]. Journal of Arthroplasty, 2017, 32(3):883-890.

[7] Berger R A. Mini-incision Total Hip Replacement Using An Anterolateral Approach:Technique and Results[J]. Orthopedic Clinics of North America, 2004, 35(2):143-151.

[8] 孙永建，裴国献，姜晓锐，等. 前外侧肌间隙入路微创小切口全髋置换术治疗老年股骨颈骨折的临床研究 [J]. 中国骨与关节损伤杂志，2010, 25(6):487-489.

[9] Gofton W, Chow J, Olsen K D, et al. Thirty-day Readmission Rate and Discharge Status Following Total Hip Arthroplasty Using The Supercapsular Percutaneously-assisted Total Hip Surgical Technique[J]. International Orthopaedics, 2015, 39(5):847-851.

[10] Rasuli K J, Gofton W. Percutaneously Assisted Total Hip(PATH)and Supercapsular Percutaneously Assisted Total Hip (SuperPATH) Arthroplasty: Learning Curves and Early Outcomes[J]. Annals of Translational Medicine, 2015, 3(13):179.

[11] Berstock J R, Blom A W, Beswick A D. A Systematic Review and Meta-Analysis of the Standard Versus Mini-Incision Posterior Approach to Total Hip Arthroplasty[J]. The Journal of Arthroplasty, 2014, 29(10):1970-1982.

[12] Connolly K P, Kamath A F. Direct Anterior Total Hip Arthroplasty:Literature Review of Variations in Surgical Technique[J]. World Journal of Orthopedics, 2016, 7(1):38-43.

[13] Berger R A. The Technique of Minimally Invasive Total Hip Arthroplasty Using The Two-incision Approach[J]. Instructional course lectures, 2004, 53(1):149-155.

[14] 张先龙，沈灏，眭述平，等. 双切口微创人工全髋关节置换术 [J]. 中华骨科杂志，2005, 25(5):268-270.

[15] 秦啸龙，张先龙，王琦，等. 微创双切口全髋置换术应用解剖与临床效果回顾分析 [J]. 中国综合临床，2008, 24(10):979-982.

[16] Nakai T, Liu N, Fudo K, et al. Early Complications of Primary Total Hip Arthroplasty in The Supine Position with A Modified Watson-Jones Anterolateral Approach[J]. Journal of Orthopaedics, 2014, 11(4):166-169.

[17] Repantis T, Bouras T, Korovessis P. Comparison of Minimally Invasive Approach Versus Conventional Anterolateral Approach for Total Hip Arthroplasty:A Randomized Controlled Trial[J]. European Journal of Orthopaedic Surgery & Traumatology, 2015, 25(1):111-116.

[18] Wenz J F, Gurkan I, Jibodh S R. Mini-incision Total Hip Arthroplasty: A Comparative Assessment of Perioperative Outcomes [J]. Orthopedics, 2002, 25(10):1031-1043.

[19] Yukizawa Y, Dorr L D, Ward J A, et al. Posterior Mini-incision With Primary Total Hip Arthroplasty: A Nine to Ten Year Follow Up Study[J]. The Journal of Arthroplasty, 2016, 31(1):168-171.

[20] Penenberg B L, Bolling W S, Riley M. Percutaneously Assisted Total Hip Arthroplasty (PATH): A Preliminary Report[J]. J Bone Joint Surg Am, 2008, 90 Suppl 4:209-220.

[21] Chow J, Penenberg B, Murphy S. Modified Micro-superior Percutaneously-assisted Total Hip: Early Experiences & Case Reports[J]. Current Reviews in Musculoskeletal Medicine, 2011, 4(3):146-150.

[22] Torre P K D, Fitch D A, Chow J C. Supercapsular Percutaneously-assisted Total Hip Arthroplasty: Radiographic Outcomes and Surgical Technique[J]. Annals of Translational Medicine, 2015, 3(13):180.

[23] Capuano N, Del Buono A, Maffulli N. Tissue Preserving Total Hip Arthroplasty Using Superior Capsulotomy[J]. Operative Orthop?die und Traumatologie, 2015, 27(4):334-341.

第二章

微创髋关节置换手术实用解剖

髋部（hip）包含股骨上段、臀部和髋关节。本章主要介绍髋部临床应用密切结合的解剖结构和特点，并将断面解剖与影像解剖对比展示，着重介绍各种手术入路中需注意识别的界面和易于损伤的解剖结构，以期对临床实践有切实的参考作用。

一、髋部的表面解剖

髋部的界限为上起髂嵴，下达臀股褶皱。髋部上界可扪及髂嵴全长及其前端突出的髂前上棘和后端的髂后上棘。髂前上棘后上方约 5 cm 处，可扪及髂嵴向外隆起的髂结节，其下方约 10 cm 处能触及股骨大转子。在髋关节屈曲时，于臀下部内侧可触及坐骨结节。腹股沟内侧端前内上方可扪及耻骨结节，向内为耻骨嵴。两侧耻骨嵴连线中点下方为耻骨联合上缘。髂前上棘与耻骨结节连线深面为腹股沟韧带。

（一）常用的骨性标志

- -

1. 髂嵴（iliac crest） 可在所系腰带的下缘皮下触得，其上面无肌、筋膜覆盖，深筋膜直接附着于上。该标志明显与否和营养状况有关。从侧面观，髂嵴最高点相当于第 4 腰椎棘突水平。髂嵴最外侧部称为髂结节（tubercle of iliac crest）。

2. 髂前上棘（anterior superoir iliac spine） 即髂嵴之前端，是缝匠肌和阔筋膜张肌的起点，是常用的骨性标志，手术切口的选择及测量常以此为定位标志。

3. 髂后上棘（posterior superior iliac spine） 即髂嵴之后端，居于臀上部的一小凹陷内，离中线小于手掌宽处，相当于第 2 骶椎平面，适对骶髂关节的中点，是经常选用的取髂骨及骨髓穿刺部位。

4. 坐骨结节（ischiadic tuberosity） 在髂后上棘下方，其下端与股骨小转子在同一平面，此平面同时也是股方肌与大收肌坐骨部的分界线。站立位时，覆被以臀大肌，唯在坐位时即由肌下缘滑出，较易触得。

5. 股骨大转子（greater trochanter） 又称股骨大粗隆，是髋部侧面凹陷前方的隆起。当臀中肌特别发达凸出时，大转子处呈一凹陷，以手按此处，屈伸下肢即可感受到大转子的滑动。

（二）常用的软组织标志

- -

1. 臀裂（natal cleft） 在上方起于第 3、4 骶椎，在下方分隔臀部。

2. 臀襞（gluteal fold） 呈水平位，是股部在身体后面的上界，它不与臀大肌的下缘相对应，由皮肤和深筋膜之间的纤维性结缔组织构成。

3. 腹股沟襞（the fold of the groin） 为一斜行的皮肤皱襞，是股部在身体前面与腹壁的分界线，其深面为腹股沟韧带。

4. 髂胫束（iliotibial tract） 用力伸下肢时，在股外侧可见髂胫束紧张于皮下，尤其在下段更为明显。

（三）髋部的软组织

1. 浅层结构 髋部包含解剖学的臀部和股部的前上部。

臀部皮肤较厚，富含皮脂腺和汗腺，浅筋膜发达，个体差异较大。近髂嵴和臀下部形成厚的脂肪垫，中部较薄，内侧在骶骨后面及髂后上棘附近很薄，长期卧床时，易形成压疮。臀部的浅动脉为皮动脉（cutaneous artery）和肌皮动脉（myocutaneous artery），皮动脉为一些细小的分支；肌皮动脉来自臀上、下动脉，这些动脉在浅筋膜中互相吻合成网。臀部皮神经分3组：①臀上皮神经，由第1~3腰神经后支的外侧支组成，在第3、4腰椎棘突平面穿出竖脊肌外侧缘，行经竖脊肌与髂嵴交点处的骨纤维管后，至臀部皮下。臀上皮神经一般有3支，以中支最长，有时可达臀沟。②臀下皮神经，发自股后皮神经，绕臀大肌下缘至臀下部皮肤。③臀内侧皮神经，为第3骶神经后支，较细小，在髂后上棘至尾骨尖连线的中段穿出，分布于骶骨表面和臀内侧皮肤。此外，臀部外侧尚有髂腹下神经的外侧皮支分布。

2. 深筋膜 深筋膜（deep fascia），臀部称臀筋膜（buttocks aponeurosis），上与髂嵴愈着，在臀大肌上缘分两层包绕臀大肌，并向臀大肌肌束间发出许多小的纤维隔，分隔各个肌束，因而筋膜与肌肉的结合非常牢固。内侧部愈着于骶骨背面，外侧移行为阔筋膜，并参与组成髂胫束。

3. 臀部肌肉 见图2-1。

（1）臀大肌（gluteus maximus）：为一不规则的四方形扁厚肌，与臀部皮下脂肪共同形成臀部隆起的外形，并覆盖臀中肌的后下部及其他臀部小肌。以短腱起自髂骨背面、骶部和尾骨的背面，以及骶尾骨之间的韧带、腰背筋膜和骶结节韧带等，粗大的肌束向外下方斜行，大部分移行于髂胫束的

深部，小部分止于股骨后方的臀肌转子。臀大肌和股骨大转子之间常有一个较大的滑液囊，称臀大肌转子囊，其下方有时还可有数个小滑液囊，称臀肌股骨囊。臀大肌为髋关节强有力的后伸肌。其收缩时，除使髋关节后伸外，还稍有旋外作用。在股部固定时，则使骨盆向后倾斜，从而维持躯干的直立姿势。受臀下神经（inferior gluteal nerve）（L_5、S_{1-2}）支配。

（2）臀中肌（gluteus medius）：前上部分位于皮下，后下部分位于臀大肌的深面，呈扁形。肌的前方为阔筋膜张肌，后方为梨状肌。起自髂骨的外面、髂嵴外唇和阔筋膜，肌束向下经髋关节外侧，以短腱止于股骨大转子。在腱止端和大转子间多有臀中肌浅转子囊。臀中肌与梨状肌之间也常有臀中肌深转子囊。臀中肌收缩时，髋关节外展。但其前部肌囊收缩时使髋关节内旋，而后部肌囊收缩时则使髋关节外旋。其受臀上神经（L_4~S_1）支配。

（3）臀小肌（gluteus minimus）：位于臀中肌的深面，其前部分肌束和臀中肌肌束相融合。形态功能和神经支配均与臀中肌相同。

（4）阔筋膜张肌（tensor fasciae latae）：位于股前外侧，在缝匠肌和臀中肌之间。起自髂前上棘，肌腹呈梭形，被包裹附着于两层阔筋膜内，向下移行至股骨上中1/3处形成粗厚的条束，称髂胫束。

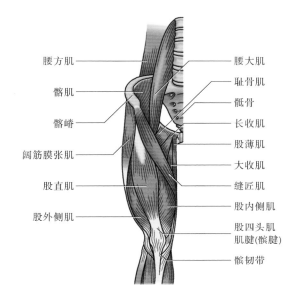

图2-1 髋部肌肉

髂胫束与股外侧肌间隔相连续，止于股骨粗线，髂胫束的下端止于胫骨外侧髁。阔筋膜张肌收缩时阔筋膜紧张，并在臀大肌的共同作用下，发生屈髋伸膝动作，对维持人体的直立姿势十分重要。如发生挛缩，则可引起髋关节和膝关节的畸形。该肌肉与臀中肌和臀小肌一同受臀上神经（superior gluteal nerve）支配。

（5）梨状肌（piriformis）：起自小骨盆的后壁，即骶骨（第 2~5 骶椎椎体）的前面及外侧面，肌纤维向外，通过坐骨大孔出小骨盆至臀深部，绕过髋关节囊的后面，止于股骨大转子顶端。梨状肌上缘与坐骨大孔之间的空隙称为梨状肌上孔（suprapiriform foramen），由外向内依次有臀上神经、臀上动脉和静脉通过，其在体表的投影大致为髂后上棘与股骨大转子尖连线的中、内 1/3 交点处；梨状肌下缘与坐骨大孔之间的空隙称为梨状肌下孔（infrapiriform foramen），大部分情况下，由外向内依次有坐骨神经、股后皮神经、臀下神经、臀下动脉和静脉、阴部内动脉和静脉及阴部神经通过，其在体表的投影大致为髂后上棘至坐骨结节连线的中点。有时坐骨神经由梨状肌上孔或梨状肌肌束之间通过。在该肌下端附着部，肌腱与髋关节囊之间有时可出现滑液囊，称为梨状肌囊（pyriform bursa）。梨状肌除有固定髋关节的作用外，还可使髋关节外旋和外展。其受骶丛的前支支配。

（6）闭孔内肌（obturator internus）：为小骨盆内的三角形扁肌，起自闭孔膜内面及周围骨面。其上缘和闭孔膜上缘与耻骨上支下面相应的闭孔沟形成一管腔，称闭孔管（obturator canal），其中有闭孔血管和神经通过。肌囊向后移行为肌腱，经坐骨小孔穿出，向外在梨状肌和股方肌之间及髋关节囊的后面止于股骨转子窝。闭孔内肌在经过坐骨切迹部时可形成一恒定的闭孔内肌束。闭孔内肌亦是髋关节的固定肌，并可外旋髋关节。受骶丛的前支支配。

（7）上孖肌（superior gemellus）和下孖肌（inferior gemellus）：上孖肌起自坐骨棘，位于闭孔内肌的上方。下孖肌起自坐骨结节，位于闭孔内肌的下方。

二肌分别与闭孔内肌融合伴行，止于股骨转子窝。亦为髋关节的固定肌，并可外旋髋关节。该二肌受骶丛前支支配。

（8）股方肌（quadratus femoris）：位于臀大肌的深面，闭孔外肌的浅面、闭孔内肌的下方及大收肌的上方，呈扁长方形。其起自坐骨结节，止于股骨转子间嵴。作用为外旋髋关节。该肌受骶丛的前支支配。

（9）髋关节短外旋肌群（short external rotator muscles of hip）：包括梨状肌、上孖肌、闭孔内肌、下孖肌、股方肌。

（10）闭孔外肌（obturator externus）：位于股方肌和耻骨肌、短收肌之间的一块三角形扁肌。其起自闭孔外面及周围坐骨和耻骨的骨面，向后外行走，经过髋关节的下方再转向其背面，止于股骨转子窝。其亦为髋关节的固定肌，并可外旋髋关节。受闭孔神经支配。闭孔外肌与短外旋肌群统称为外旋肌。

二、髋关节

髋关节（hip joint）是典型的球窝关节，亦是人体最大、关节窝最深的杵臼关节，由髋臼和股骨头构成。髋臼周缘附有纤维软骨构成的髋臼唇，以加深髋臼并缩小其口径。

（一）髋臼

髋臼（acetabulum）位于髋骨中部外侧面，朝向前、外、下方，呈半球形深窝，直径约 3.5 cm，由髂骨体、坐骨体和耻骨体组成，与股骨头相关节，约占股骨头球面面积的 2/3。髂骨体构成髋臼顶，占臼面积的 2/5；坐骨体构成髋臼后壁和臼底，也占臼面积的 2/5，耻骨体构成髋臼前壁，占臼面积的 1/5。髋臼关节腔在上后方最强最深。关节软骨为马蹄形或半月形，称为月状面，其上部较宽厚，前后部略窄薄，中央没有关节软骨覆盖的髋臼底部称为髋臼窝（acetabular fossa），并为股骨头韧带及纤维和脂肪组织所充填。此窝底面粗糙，为股骨头韧带所附着，不形成关节，亦不由关节软骨覆盖，因而称为髋臼的非关节部分。髋臼窝骨组织壁本身很薄，可因疾病或外伤受到损害，导致股骨头的穿通而发生髋关节的中心性脱位。臼边缘有髋臼唇（acetabular labrum），为关节盂唇（labrum articularis）的环形纤维软骨附着，倾斜呈堤状。它使髋臼得以加深，股骨头被容纳其中并处于稳定的位置。髋臼下部有深而宽的缺口，称髋臼切迹（acetabular notch），髋臼切迹缘有髋臼横韧带连接。

（二）股骨近端

股骨头（head of femur）位于股骨上端，朝向内、上、前方，除顶部稍显扁平外，股骨头整体膨大呈球形，约占圆球面的 2/3。除股骨头凹外，均被一层光滑的关节软骨（articular cartilage）所覆盖。股骨头关节软骨面较髋臼大，可分为 3 部分：压力负重区、内侧非压力负重区和周围非压力负重区，其中压力负重区软骨最厚，可达 3 mm，覆盖压力骨小梁表面，与髋臼软骨面相关节；其余两区分别覆盖于压力负重区的内侧部分和外侧边缘。软骨层厚度并非均匀一致，而是中部较厚，周缘较薄。软骨下有厚 0.5~1.0 cm 的致密区。在股骨头的前面，关节软骨向外侧移行，止于头颈交界部。与髋臼相比，股骨头的关节面较大，可以增加活动范围；覆盖髋臼的软骨则较少，呈倒置马蹄形，两臂间为髋臼窝，包含脂肪垫，覆以滑膜，因此，在任何位置上，股骨头总有一部分与髋臼窝的软组织相对，而并非与关节软骨相对，故在传达关节应力时，股骨头的下内面因不接触关节软骨而不参与。股骨头的前部、上部和后部的一小部分边缘，关节软骨突出至髋臼外，仅在极度屈伸时，股骨头周围的软骨面才与髋臼软骨面相接触。

股骨头下较细长的部分为股骨颈（neck of femur），其横径为 2~3 cm，纵径为 2~3 cm，男性大于女性，方向与股骨头相同。股骨颈的前面较平坦，后面光滑而凹陷；上缘稍短而钝圆，存在若

干营养血管孔，向外下方移行于股骨大转子；下缘长而锐薄，向外下方移行于股骨小转子。股骨颈内部由松质骨组成，松质骨形成排列有序的骨小梁系统，内侧为抗压缩骨小梁，起自股骨干内侧，向上扩展至股骨头。外侧为抗张力骨小梁，从股骨干的外侧弯曲向上，终于颈的上部和头的下部。髋内翻、髋外翻畸形可改变影响这两套骨小梁系统的结构。当髋内翻时，由于股骨颈承受压缩力减少，使抗张力骨小梁增加，抗压缩骨小梁减少。反之，当髋外翻时，可出现相反现象。因而，可以通过骨小梁结构的改变来反映股骨颈负荷与应力的变化。两组骨小梁呈 60° 交叉，Ward 三角位于两组骨小梁间区，此区承受力最小，骨小梁数量也最少。股骨颈皮质骨越近，下端越厚。

股骨颈与股骨干有两个重要的角度关系，在额状面上，颈干轴线相交构成颈干角（collodiaphyseal angle）。在水平面上，股骨颈轴线与股骨内外髁横轴形成前倾角（anteversion）。颈干角使股骨干向骨盆外侧偏置，以适应髋关节大幅度活动的需要。成人正常颈干角为 127°（125°~135°）。前倾角个体差异较大，成人在 12°~15°。骨性关节炎的患者该角度会增加。先天性髋关节发育不良的患者有时前倾角可以超出正常值 10°~14°，并且该角度会随着髋关节脱位程度而有所不同，导致手术难度增加，特别是对非骨水泥固定型假体。

股骨距（calcar femoris）位于股骨颈、干交界部的内侧骨皮质上，并向髓腔延伸，均由股骨内侧骨皮质向后、向外呈板状突起，是股骨上段内部结构的重要组成部分。其上端在颈后侧上、中 1/3 移行处与颈后骨皮质融合，下端在小转子下缘水平，位于小转子下缘内侧与转子间线中点处与骨皮质融合，全貌呈弓状三棱柱形的密质骨板，是髓腔内侧壁一条纵向骨嵴。板状的股骨距由近端向远端逐渐向后内扭转，距髁角（股骨距板状面轴线与股骨髁轴线的交角）由上而下逐渐增大，扭曲角度约 16.5°，80% 股骨的股骨距最宽最厚部分位于小转子近侧缘和近侧缘下方 0.6 cm 之间。股骨距的纵向长度 5.4 cm，其横断面为三角形，附着在内侧骨皮

质部为三角形的底边 0.44 cm（即宽度）；三角形的高，即股骨距厚度为 0.63 cm，整体股骨距的上部夹角 0~10°，在小转子上部夹角 25°~35°，在小转子中下部为 35°~45°。

大转子（greater trochanter）内侧与股骨颈松质骨连接，后上部游离与股骨颈形成转子窝。其外侧面及后缘是来自臀部、盆骨和闭孔的肌附着点，这些肌肉对旋转和外展下肢起重要作用。大转子尖部与髋关节中心在同水平面上。大转子下外侧是股外侧肌起点。

小转子（lesser trochanter）比大转子低，位于股骨干的内后面，为髂腰肌止点。大小转子间的前方为转子间线，后方为转子间嵴。它们均为关节囊及旋转髋关节诸肌的附着点。小转子是人工髋关节置换术中股骨颈切割平面的重要参考标志。

（三）关节囊、滑膜和韧带

髋关节囊（capsula articularis coxae）近端起自髋臼唇及横韧带，远端在股骨前面止于股骨转子间线、股骨大转子、小转子根部或附近，在后面附着于转子间嵴略上方处，相当于股骨颈的中外 1/3 交界处，使股骨颈前面全部位于关节囊内，后面外 1/3 在关节囊之外。髋关节囊厚而坚韧，有纤维层和滑膜层之分。纤维层可分为纵行走向的浅层和环状走向的深层。浅层的一部分纤维与坐骨囊韧带和

耻骨韧带相融合，但不直接附着于骨面。深层纤维于关节囊的远端和后面部较为丰富。在股骨颈中部的深层纤维呈环状增厚，紧贴关节囊滑膜表面，似一悬带或衣领环绕股骨颈，略向关节腔突出，故称轮匝带（acetabular fossa），具有约束股骨头从关节腔内滑出的作用。

关节囊的滑膜层分布非常广泛。它起自股骨头软骨面周缘，向下覆盖髋臼缘、髋臼窝内的脂肪组织，并包绕股骨头韧带。在股骨颈的反折部，滑膜形成数条纵行皱襞，或称支持带，直至股骨头关节软骨面周缘，其深面有分布到股骨头和股骨颈的血管分布通过。其中内侧和外侧支持带比较恒定，一方面可作为供应股骨头颈血管的通过路径，对血管起保护作用；另一方面可起韧带作用，增加关节的稳定性。

髋关节囊内的韧带有髋臼横韧带、股骨头圆韧带和轮匝带。囊外的韧带有髂股韧带、耻股韧带及坐股韧带（图 2-2）。

（1）髂股韧带（iliofemoral ligament）：长而坚韧，最为强健，位于髋关节的前方，股直肌的深面。其顶点起自髂前下棘的下部及其后约 2 cm 的髋臼缘，向下方呈"人"字形分为两束。内侧束垂直向下止于股骨转子间线的下部，外侧束止于股骨转子间线的上部。髂股韧带的内侧部和外侧部厚而坚韧，但两束之间的中间部及此处关节囊处薄弱，有时成为一孔，使得髂腰肌下滑膜囊与关节腔相

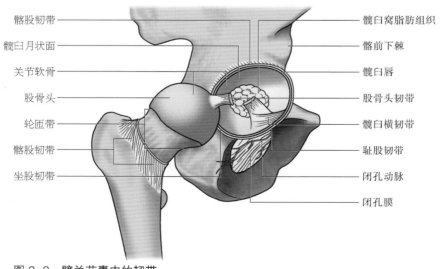

图 2-2　髋关节囊内的韧带

通。髂股韧带外形很像一倒"Y"形，故又称为"Y"形韧带。

（2）股骨头韧带（capitis femoris ligament）：为髋关节腔内略为扁平的三角形纤维带，通过其尖部附着于股骨头凹的前上部，韧带的基底部分为两束，分别止于髋臼切迹的两侧和髋臼横韧带。股骨头韧带虽在关节囊内，但是在滑膜之外，被滑膜包绕覆盖。当髋关节半屈曲并内收或外旋时，韧带紧张；而当髋关节外展时，韧带则松弛。股骨头韧带内有小动脉通过，在成人期有助于股骨头的血液供应。

（3）耻股韧带（pubofemoral ligament）：位于关节囊的下方，呈三角形。起自髂耻隆起、耻骨上支以及闭孔嵴，斜向下外到达股骨颈，与关节囊及髂股韧带内侧囊的深面发生融合。作用与髂股韧带相似，限制髋关节的过伸及过度外展和外旋活动。

（4）坐股韧带（ischiofemorale ligament）：位于髋关节的后面，较薄。起自髋臼下后方的坐骨体。其上部纤维呈水平方向跨过关节与髂股韧带相融合，而其下部纤维呈螺旋状向上、向外附着于股骨大转子的根部及内侧股骨颈。此韧带有限制髋关节内收和内旋的作用。

（5）髋臼横韧带（transverseacetabular ligament）：位于髋关节腔内，实际上属于髋臼缘的一部分。横韧带由强有力的扁平纤维带所组成，呈桥状横跨髋臼切迹的两侧，并形成一孔道，有血管和神经通过此韧带与关节囊和股骨头韧带基底部的两个束带融合。

（四）髋关节肌系统

髋关节的肌动力系统在全身是最强大的，主要包括髋肌和大腿肌。髋肌和大腿肌又包括很多肌群，肌群间相互协同作用完成髋关节的前屈、后伸、内收、外展、内旋、外旋等运动。

1.髋肌　又称为盆带肌（cingulum pelvicum），部分起自躯干骨，部分起自骨盆，分别包绕并超过髋关节止于股骨。据其位置关系可分为两群，位于髋关节前的称前群，位于髋关节后的称后群。

（1）前群肌：主要有腰大肌和髂肌。

1）腰大肌（psoas major muscle）：位于腰椎的两旁，呈长形或纺锤状，上段在腰方肌（quadratus lumborum）的内侧，中段在髂肌（iliacus）的内侧。起自第12胸椎体、第1~4腰椎体和椎间盘的外面及所有的腰椎横突。在其走行过程中，与髂肌的内侧部分融合，形成的肌腱穿过腹股沟韧带深面的肌腔隙，止于股骨小转子。腰大肌、髂耻隆起（iliopubic eminence）与髋关节囊之间，可出现一个较大的与髋关节腔相通的滑液囊，称为髂耻囊（iliopectineal bursa）。腰大肌收缩时，髋关节前屈并外旋。下肢固定时，可使骨盆和躯干前屈。受腰丛的前支支配。

2）髂肌：位于髂窝（iliac fossa）内，居腰大肌的外侧，扁平呈扇形。大部分起自髂窝，一部分起自髂筋膜、髂前下棘和骶骨翼。行走过程中有部分肌纤维与腰大肌相融合，向下止于股骨小转子及髋关节囊。附着部的肌腱与股骨小转子之间有时可出现髂肌腱下囊。髂肌收缩时，髋关节屈曲并外旋。腰大肌和髂肌一起常被称为髂腰肌（iliopsoas）。受腰丛前支支配。

（2）后群肌：主要位于臀部，故又称为臀肌（gluteus）。由浅入深可分为3层：浅层为臀大肌，中层由上向下为臀中肌、梨状肌、闭孔内肌和股方肌，深层为臀小肌和闭孔外肌。此处不再赘述。

2.大腿肌　主要包括股前侧肌群、股内侧肌群和股后侧肌群，具体内容见"股部肌肉"部分。

（五）髋部血管、神经

1.动脉　髋关节的血供丰富，主要来自旋股内、外侧动脉，臀上动脉、臀下动脉，闭孔动脉和股深动脉，这3组动脉相互吻合，形成致密的动脉网（图2-3）。

（1）旋股内侧动脉（medial femoral circumflex artery）：多发自股深动脉，少数直接起自股动脉，穿过耻骨肌与髂腰肌时分为深支、升支和横支。升支和横支滋养临近肌肉，深支在短收肌和闭孔外肌之间发出髋臼支，继后上行至转子窝与旋股外侧动脉、第 1 穿支动脉及臀下动脉相吻合。

(2) 旋股外侧动脉 (lateral femoral circumflex artery)：多发自股深动脉，少数直接起自股动脉，一般比旋股内侧动脉粗大。两者围绕股骨颈根部，共同组成囊外动脉环。旋股外侧动脉外行至缝匠肌和股直肌深面时分为升支、降支和横支。升支和降支滋养髋部与大腿肌肉；横支穿越股外侧肌到股骨后面，在大转子下方与旋股内侧动脉和臀下动脉、第 1 穿支动脉相吻合。

(3) 臀上动脉 (superior gluteal artery)：为髂内动脉后干的终末支，于腰骶干和第 1 骶神经之间穿行，由梨状肌上孔出骨盆。分支供应髋臼上部、关节囊上部以及大转子上部。

(4) 臀下动脉 (inferior gluteal artery)：是髂内动脉前干的分支，沿阴部内动脉的后方下降，经梨状肌下孔出骨盆腔并发出许多分支，分布于臀大肌、髋关节囊、坐骨神经、臀部及股后部皮肤，并发出交通支，与股深动脉第 1 穿支和旋股内、外侧动脉相吻合，即所谓"十字吻合"。

(5) 闭孔动脉 (obturator artery)：闭孔动脉起自髂内动脉的前干。沿骨盆侧壁向前下方行进，经

闭孔管出骨盆，分为前、后两支。前支沿闭孔前缘行走，营养闭孔外肌等；后支沿闭孔后缘下降，在髋臼切迹处发出髋臼支，又分为髋臼前支和下支，分布于臼内软组织。髋臼支又可发出股骨头韧带动脉，通过股骨头韧带到达股骨头凹，进入股骨头，分布于股骨头内下部小范围区域。

(6) 股深动脉 (deep femoral artery)：股深动脉第一穿支发自股动脉大收肌止点水平，穿过大收肌的上部，发出分支供应臀大肌及大收肌，此外有一大支从臀大肌附着点以下沿股骨干上升，行于股方肌下缘分出两支分别至小转子后下面和转子的后下面，与臀下动脉及旋股内、外侧动脉相吻合。

2. 静脉　髋关节的静脉分布一般与同名动脉者同。大体可归纳如下。

(1) 臀静脉 (vein glutaea)：收集股骨头颈的静脉血，汇集成 1~3 条静脉，汇入臀上或臀下静脉。

(2) 旋股内侧静脉 (medial femoral circumflex veins)：在股骨颈的基底部，呈环状或丛状，收集股骨颈的静脉血汇入闭孔静脉或股静脉。

(3) 旋股外侧静脉 (lateral femoral circumflex veins)：在大小转子间线或稍下，收集转子部的静脉血汇入股静脉。

(4) 髓腔中心静脉 (marrow cavity central vein)：

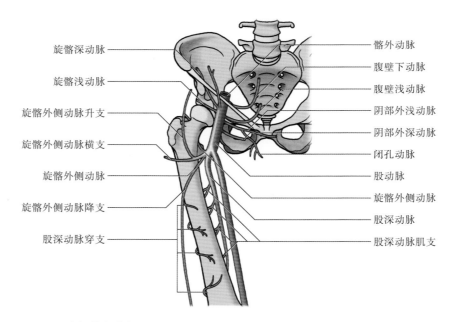

旋髂深动脉————

旋髂浅动脉————

旋髂外侧动脉升支————

旋髂外侧动脉横支————

旋髂外侧动脉————

旋髂外侧动脉降支————

股深动脉穿支————

————髂外动脉

————腹壁下动脉

————腹壁浅动脉

————阴部外浅动脉

————阴部外深动脉

————闭孔动脉

————股动脉

————旋髂外侧动脉

————股深动脉

————股深动脉肌支

图 2-3　髋部的血液供应

由骨髓腔内静脉窦或小静脉汇集而成。

（5）营养静脉（nutrition vein）：于大转子下4~6 cm处收集干骺部来的静脉血，汇入股静脉。

3. 神经（图2-4）　髋关节的神经常由临近的周围神经或者关节囊周围肌中的神经发出并进入关节，分布于关节囊、韧带、关节内脂肪垫和关节血管等部位。这些关节支一般较细，常与血管伴行，个体差异大，变异甚多。滑膜部无神经支配。股神经及闭孔神经发出关节支主要支配髋关节的前部，臀上神经及坐骨神经的发出关节支主要支配髋关节后部。

（1）股神经：股神经的耻骨肌支和股四头肌支可发出关节支，主要分布于关节囊的后上部及耻股韧带，支配关节囊前方近侧的内面及远侧的外面。

（2）闭孔神经：穿过闭孔管时可发出一条纤细的髋关节支，先行向下外，再向上走行，由髋臼切迹进入髋关节，终于耻股韧带，分布于关节囊内侧，支配前部关节囊、股骨头韧带和髋臼脂肪垫等。

（3）臀上神经：发出的关节支主要分布于关节囊后方的上部及外部。

（4）坐骨神经：主要由股方肌支发出关节支分布于关节囊的后部。其出盆腔点位于体表的投影在髂后上棘至坐骨结节连线中点外侧2~3 cm处。坐骨神经干在体表的投影位置为股骨大转子与坐骨结节连线的中、内1/3交点至股骨内外侧髁之间中点。

三、股部的表面解剖

缝匠肌起始于髂前上棘，该肌自此处向内下斜行，止于胫骨内侧髁。在股屈曲及外旋时，缝匠肌特别明显。髂前上棘内下约1 cm处为股外侧皮神经自骨盆内向外穿经缝匠肌的隧道。

在股内侧的肌隆起部分相当于耻骨肌和长收肌，股强力内收时，长收肌内缘清晰，可在耻骨结节处触及圆形长收肌腱。

在腹股沟部可触及腹股沟韧带。缝匠肌内侧缘、腹股沟韧带及长收肌内侧缘组成了股三角的界线，该三角尖端向下。自腹股沟韧带中点向下至股三角尖连线为股动脉走行的投影。

在髂前上棘的远端及缝匠肌外侧可触及一凹陷，此凹陷的外缘为阔筋膜张肌，股外侧皮下可触及硬韧的髂胫束，远端止于腓骨头。

当股四头肌收缩时，可见到较明显的肌轮廓。髂前上棘下方凹陷处为股直肌肉，内侧的隆起为股内侧肌。在股中下部股内侧肌隆起明显，可以较清

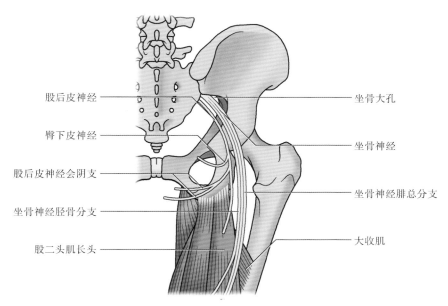

图 2-4　髋部神经支配

晰地识别其轮廓。股直肌外侧髂胫束深面即是股外侧肌，自髂前上棘至髌骨外缘的连线即为股外侧肌内缘的体表投影。

（一）浅层结构

浅筋膜（superficial fascia）在股部分为两层，在股近侧部这两层较为明显。浅层含有脂肪，向上与腹壁的浅筋膜（Camper 筋膜）相延续；深层呈膜性，向上与腹壁的 Scarps 筋膜相续，向下与阔筋膜相续。浅、深两层筋膜之间有浅血管及浅表淋巴结。

腹股沟部浅血管主要有阴部外动脉（external pudendal artery）、腹壁浅动脉（superficial epigastric artery）及旋髂浅动脉，均发自股动脉（femoral artery），同名静脉与动脉伴行，在卵圆窝（fossa ovalis）注入大隐静脉（great saphenous vein）。

旋髂浅动脉（superficial iliac circumflex artery）可自股动脉前外侧发出，或与腹壁下浅动脉以共干发出，后者也可能是前者的 1 个分支（50%）。旋髂浅动脉一般在缝匠肌内缘分出 2 支，浅支穿过深筋膜至皮下组织，而深支至缝匠肌内缘深面，有时深支也直接由股动脉发出，旋髂浅动脉自股动脉发出点一般在腹股沟韧带下 1~2 cm，如为两个，则口径较小。旋髂浅动脉起自股动脉外侧壁者占 60%，起自内侧壁者占 13%，起自前壁者占 7%，尚可起自股深动脉、旋髂深动脉或旋股外侧动脉。

旋髂浅静脉（superficial iliac circumflex vein）1 支者占 96%，2 支者占 4%。单独注入大隐静脉者占 4%。旋髂浅静脉位于同名动脉的内下方，两者常互相伴行或平行，相距 3.5 cm（0.3~5.5 cm）。

股外侧皮神经（lateral femoral cutaneous nerve）的纤维来自 L_2、L_3 神经前支的后股，在腰大肌外缘斜向外下方，至髂嵴前面，沿髂嵴内侧走行，在髂前上棘内侧穿经腹股沟韧带深面至股部。穿经部常在缝匠肌起始部，穿出后分为前、后 2 支，前支在髂前上棘下侧约 10 cm 处穿出阔筋膜下降，分为 2 支或数支，支配股外侧皮肤，其下端可达膝关节处。后支在前支的上方穿出阔筋膜，分支分布于大转子至股中部外侧皮肤。髋关节前侧切口有损伤该神经的可能，故手术时应寻找并牵开之，以免遗留股外侧麻木。

股内侧皮神经（medial femoral cutaneous nerve）在大隐静脉前后走行，分布于股内侧下 1/3 皮肤及小腿上部内侧皮肤。

股中间皮神经（intermedial femoral cutaneous nerve）在腹股沟韧带下 7~10 cm 处，约在股前中 1/3 交界处，在股中间部位穿出阔筋膜分为内、外侧 2 支，分布于股前内侧下 2/3 皮肤。

隐神经（saphenous nerve）在股部为一独立主干进入收肌管与股动脉伴行，在收肌管下端与膝最上动脉伴行穿出该管，然后在缝匠肌与股薄肌腱之间穿出深筋膜，沿大隐静脉之前下行至膝内侧，沿小腿内侧走行至内踝及足内侧缘，分布支配小腿内侧及足内侧部皮肤。

闭孔神经皮支（cutaneous branch of obturator nerve）是闭孔神经自大收肌与长收肌之间穿出后分出的分布于股内侧面中 1/3 皮肤的一皮支，有时无此皮支。

（二）深层结构

深筋膜（deep fascia）亦称阔筋膜，包被整个股部。阔筋膜向下延长至股四头肌及膝关节囊，在股外侧有臀大肌腱和阔筋膜张肌腱纤维加强，所以阔筋膜最为强劲、坚固，其纤维纵横交叉，是全身最为厚韧的筋膜。该筋膜的外侧部分尤其厚韧，称为髂胫束。

肌腔隙（lacuna musculorum）较大，前界为股沟韧带外侧部，后外侧界为髂骨，内侧界为髂耻弓。腔隙内有髂腰肌、股外侧皮神经和股神经通过。髂腰肌与髂耻隆起之间有一滑液囊，称为髂耻囊，此囊多与髋关节相通。

血管腔隙（lacuna vasorum）较小，前界为腹股沟韧带内侧部，后界为耻骨肌筋膜和耻骨梳韧带，外侧界为髂耻弓，内侧界是腔隙韧带。腔隙内有股动脉、股静脉、生殖股神经及淋巴管通过。动脉在外侧，静脉在内侧，动脉外侧有生殖股神经股支，静脉内侧有一空隙为股环。

股动脉（femoral artery）是髂外动脉的直接延续，在腹股沟韧带中点的后方经血管腔隙至股三角，沿髂耻沟从股三角的底到达尖端，继经收肌管下行，出收肌腱裂孔移行为腘动脉。股动脉全长为31.9 cm。其外径自起点向下逐渐变小：起始部为8.5 mm，发出股深动脉后为6.0 mm，在收肌管上口处为5.6 mm，在收肌管下口处为5.4 mm。股动脉在血管腔隙的部分，位于股静脉与髂耻韧带之间，与静脉包在共同的血管鞘中。股动脉在股三角内位置较浅，走行于股鞘的外侧部，其前面有阔筋膜、浅筋膜、腹股沟淋巴结。旋髂浅静脉在浅筋膜内跨过股动脉，生殖股神经股支在股鞘外侧部行走一短距离后，从动脉的外侧转到前面。股动脉和髋关节囊以髂腰肌腱间隔，和耻骨肌以股静脉和股深血管间隔，和长收肌以股静脉间隔。股动脉在收肌管的部分，其前面为收肌管的前壁及缝匠肌；前外侧有股内侧肌；后面与长收肌和大收肌相接。靠近股三角尖端处，其前面尚有股内侧皮神经从外向内跨过，隐神经初居动脉的外侧，继而越过其前方至内侧。股动脉外侧是股神经，至耻骨肌神经从动脉上部后面行向内侧。股静脉在股三角近侧位于股动脉内侧，在股三角尖远侧位于股动脉后部。在股三角内，股动脉分支有旋髂浅动脉、腹壁浅动脉、阴部外动脉、股内侧浅动脉等浅动脉和股深动脉、旋股内侧动脉、旋股外侧动脉及各种肌支等深动脉。

股静脉（femoral vein）由腘静脉向上延续而成，起自收肌腱裂孔，全程与股动脉相伴。在股三角尖处，位于股动脉后方，至股三角底部则转至股动脉内侧，向上至腹股沟韧带中点稍内侧深面延续为髂外静脉。股静脉的属支有浅静脉及深静脉两种：浅静脉除大隐静脉外，腹壁浅静脉、旋髂浅静脉及阴部外静脉等亦可汇入股静脉；深静脉主要有股深静脉及其属支。

股神经（femoral nerve）是腰丛的最大分支，由第2~4腰神经前支的后股组成，沿腰大肌下行，在该肌下部的外侧缘穿出，在髂筋膜深面于腰大肌和髂肌之间下行到达腹股沟区，经腹股沟韧带中点稍外侧从深面穿经该韧带，于股动脉的外侧进入股三角区。于股三角内，主干很短，先分为前、后股，然后再分为肌支、皮支和关节支。股神经在腹股沟韧带上方即分出前、后股的较少见。

（三）股部肌肉

缝匠肌（sartorius）为身体最长的肌，由髂前上棘斜越股全长，至下端变成一扁平的肌腱，越过股薄肌及半腱肌浅面，止于胫骨转子的内缘及胫骨前缘上端的内侧，其止点部为缝匠肌腱下滑囊，该滑囊多与鹅足囊相通。缝匠肌由股神经支配，该肌收缩时使髋关节、膝关节屈曲，股外旋、外展，小腿内旋。缝匠肌为股部重要肌性标志。

股四头肌（quadriceps femoris）由股直肌（rectus femoris）、股内侧肌（vastus medialis）、股外侧肌（vastus lateralis）及股中间肌（vastus internus）组成。各肌均有单独的起点，在下部各部互相融合成一坚强的股四头肌腱，止于髌骨并向下延长成为髌韧带，止于胫骨结节，所以股四头肌的主要作用是伸膝关节。

股直肌为长而厚呈纺锤形的双羽状肌，起点为一短而坚强的分叉腱，直头起始于髂前下棘，反折头起始于髋臼上部，覆盖髂股韧带的侧部，与直头相交成钝角。髋关节前侧手术，须将股直肌直头切断向下掀起来显露关节前面。所以在股四头肌中，只有股直肌同时跨越髋关节和膝关节。股直肌挛缩是股四头肌挛缩的主要部分。

股内侧肌为一扁平而肥厚的肌，位于股的前内侧部，其起点自股骨粗线至下端粗线内侧唇和内侧肌间隔，与内收肌的附着点相连。其外缘与股中间肌相融合，下端形成扩张部至膝关节内侧，股内侧肌的绝大部分在股部下1/3，股内侧肌远端斜行止于髌骨内上部分，由于此处肌缺乏筋膜覆盖，故收缩时特别明显。

股外侧肌亦为大而强壮肌，是构成股外侧轮廓的主要部分，较股内侧肌更为坚强。其起点在大转子之下，覆盖股骨干前面及侧面，由转子间线上部环绕大转子基部，自臀肌转子至粗线的外侧唇，并起自外侧肌间隔，下端也发出一扩张部到膝外侧。股外侧肌上部较下部坚强，主要位于股部上 1/3 及中 1/3。

股中间肌为一扁平肌，其前面呈腱性凹陷，以容纳股直肌。其侧缘与股内侧肌、股外侧肌密不可分。股中间肌起于股骨前面及外侧面上 2/3，肌纤维由后上向前下紧贴在股骨干前面，位于股内侧肌与外侧肌之间。在中间部位，股中间肌的一部分纤维止于膝关节的髌上囊，有固定和牵拉髌上囊的作用，此部分肌称为膝关节肌。

股内侧肌群包括耻骨肌（pectineus）、长收肌（adductor longus）、短收肌（adductor brevis）、大收肌（adductor magnus）和股薄肌（gracilis），均起自闭孔周围的耻骨支、坐骨支和坐骨结节等骨面，分层排列，至于股骨粗线内侧唇和胫骨转子内侧。此肌群的功能为内收大腿和使大腿旋外。

股后肌群包括股二头肌（biceps femoris）、半腱肌（semitendinosus）和半膜肌（semimembranosus），均起自坐骨结节，跨越髋、膝两个关节。

股二头肌分两个头，长头起于坐骨结节，短头起于股骨粗线外侧唇下部的外侧肌间隔，至下端两者融合为一个腱，止于腓骨头。股二头肌构成腘窝的外侧界，股二头肌腱腓侧副韧带之间有一恒定的股二头肌腱滑囊相隔。在股二头肌腱的内后方有腓总神经与之紧密毗邻，所以在手术寻找腓总神经时，可沿股二头肌腱内侧纵行切开阔筋膜，并以股二头肌腱作为参考标志。股二头肌的主要功能为屈曲膝关节，该肌受坐骨神经支配。

半腱肌亦起始于坐骨结节，肌腹向下走行，在缝匠肌及股薄肌腱深面及下方止于胫骨内侧髁，该肌受坐骨神经支配。

半膜肌起于坐股结节的上外压迹，止于胫骨内侧髁后的横沟及腘肌筋膜，并向上外发出一扩张部，其上部为腱膜，下部为肌性部，与半腱肌共同形成腘窝上内侧界，该肌受坐骨神经支配。

四、股骨

（一）股骨髓腔角度

在矢状位上，髓腔上部弯曲向后，下部弯曲向前（相当于股骨上段），这在内斜位片和外斜位片上也可以显示说明股骨上段并非直筒形，而是有一定弧度，这在人工假体设计时有参考意义。

（二）髓腔的形态

髓腔在小转子附近较宽且弓向后，股骨干部分髓腔则弓向前，整体上呈"S"形。内斜断面标本观察，髓腔呈"S"形，上部弓向后，下部弓向前，髓腔上部分可见后内方的股骨距及前方的有效髓腔，下部髓腔前后径较一致。外斜断面标本观察，上部可见主、次压力骨小梁及主、次张力骨小梁，髓腔无明显变窄，前内及后外侧骨皮质厚度相近。正常股骨髓腔从侧位 X 线片可见到在股骨上段存在两个弯曲，上部弯曲是由股骨颈和股骨转子部位形成，其开口向前，而股骨转子部和股骨转子下髓腔则形成开口向后的弯曲。在股骨中段，由于股骨弓向前，股骨髓腔呈开口向后的弧形，故整个髓腔形态从侧位上呈"S"形。说明髓腔并不是直的，所以目前直柄的假体有时难以匹配，在设计时应考虑到这个特点。根据在 45°内、外斜位片上也可以看出两个弯曲，说明股骨上段髓腔的两个弯曲在不同的投影位片都能显示。目前临床通用的股骨柄多为直柄，这种柄与股骨髓腔多不匹配。术中用直柄形的髓腔锉多损伤股骨骨皮质，结果则导致股骨髓腔不适合的扩大或股骨骨皮质的破坏。骨质疏松患者，其骨皮质变薄，手术时则更易受到损伤，这可能是手术失败的原因之一，也可能是晚期假体松动、下沉的原因之一，还可能是造成股骨骨折、假体穿出股骨的原因之一。

（三）股骨干骨皮质厚度

股骨干皮质厚度在相同水平面上，其前后、内前和内后、外前、外后骨皮质厚度相近，而其前侧骨皮质略薄于后侧骨皮质。在同一水平面，小转子下方 2 cm 处其内侧骨皮质和前外侧骨皮质较厚，而外侧、前侧、后侧骨皮质，内前、内后皮质较薄。在峡部近端，内、外侧骨皮质厚度相等，前侧骨皮质小于后侧骨皮质。内后、外后、外前骨皮质较厚，而内前骨皮质较薄，其形态为椭圆形。在峡部四周骨皮质相等，此部位髓腔呈圆形。在峡部远端呈椭圆法，四周骨皮质较小。在峡部明显的标本，峡部皮质最厚，上、下皮质均较薄，自上而下逐渐增厚。在侧位片，前、后皮质无明显增厚，较为一致，前侧骨皮质较后侧骨皮质薄。手术中应注意股骨皮质变薄的情况，以免假体穿破皮质。

（四）股骨段上段髓腔特点

人工股骨柄假体的设计重点在于股骨上段髓腔的形态特点，在一些标本中，正位片可显示出峡部，而侧位片和双斜位片均未见到相应部位的髓腔变窄。股骨髓腔的峡部只是在一个平面出现，而其前后径及双斜径并无明显变细。这可能是股骨的形态特点之一。对于拟行股骨头置换术的患者，术前拍摄股骨全长的正侧及双斜位片，观察髓腔特点，以选择更合适的假体。股骨髓腔内外部分并非对称，以峡部髓腔平分线为中心线，内侧所占比重较大。因此在设计人工股骨柄时，可根据股骨髓腔形态设计对称型、外侧偏大型和内侧偏大型三种类型。

（西安交通大学第二附属医院·王坤正）

参·考·文·献

[1] Barrett T, Arthurs O J. Adductor magnus:A Post-operative Illustration of its Dual Nerve Supply[J]. Clinical Anatomy, 2010, 23(1):115–119.

[2] Carai A, Fenu G, Sechi E, et al. Anatomical Variability of The Lateral Femoral Cutaneous Nerve:Findings from a Surgical Series[J]. Clinical Anatomy, 2010, 22(3):365–370.

[3] Kosiyatrakul A, Nuansalee N, Luenam S, et al. The Anatomical Variation of The Lateral Femoral Cutaneous Nerve in Relation to The Anterior Superior Iliac Spine and The Iliac Crest[J]. Musculoskeletal Surgery, 2010, 94(1):17–20.

[4] Robinson P, White L M, Agur A, et al. Obturator Externus Bursa: Anatomic Origin and MR Imaging Features of Pathologic Involvement[J]. Radiology, 2003, 228(1):230–234.

[5] Sinna R, Hajji H, Qassemyar Q, et al. Anatomical Background of The Perforator Flap Based on The Deep Branch of The Superficial Circumflex Iliac Artery (SCIP Flap): A Cadaveric Study[J]. Eplasty, 2010, 10:e11.

[6] Stiehl J B, Jacobson D, Carrera G. Morphological Analysis of The Proximal Femur Using Quantitative Computed Tomography[J]. International Orthopaedics, 2007, 31(3):287–292.

[7] Tubbs R S, Miller J, Loukas M, et al. Surgical and Anatomical Landmarks for The Perineal Branch of The Posterior Femoral Cutaneous Nerve: Implications in Perineal Pain Syndromes. Laboratory investigation[J]. Journal of Neurosurgery, 2009, 111(2):332–335.

[8] Waligora A C, Johanson N A, Hirsch B E. Clinical Anatomy of The Quadriceps Femoris and Extensor Apparatus of The Knee[J]. Clinical Orthopaedics & Related Research, 2009, 467(12):3297–3306.

[9] Woodley S J, Mercer S R, Nicholson H D. Morphology of The Bursae Associated with The Greater Trochanter of The Femur[J]. Journal of Bone & Joint Surgery American Volume, 2008, 90(2):284–94.

[10] Zlotorowicz M, Szczodry M, Czubak J, et al. Anatomy of The Medial Femoral Circumflex Artery with Respect to The Vascularity of The Femoral Head[J]. Journal of Bone & Joint Surgery British Volume, 2011, 93(11):1471.

[11] 安永胜，杜心如，李桂萍，等．内斜位 X 线片显示股骨距影像特征及其临床意义 [J]. 中国临床解剖学杂志，2004(5):503–506.

[12] 安永胜，杜心如，石友民，等．外斜位 X 线片显示股骨距影像特征及其临床意义 [J]. 中国临床解剖学杂志，2005(4):393–395.

[13] 杜心如，卢世璧．股骨上段髓腔解剖学研究进展 [J]. 中国临床解剖学杂志，2004, 22(6):674–676.

[14] 李锋．股骨颈前倾角 CT 测量方法的比较研究 [J]. 医学影像学杂志，2004, 14(10):833–835.

[15] 刘君，周永连，吴曙军．成人坐骨神经及其主要分支的超声图像特征 [J]. 南京医科大学学报：自然科学版，2010(2):216–217.

[16] 陆利冲，骆旋，王东进，等．髋关节外旋外展对股动、静脉解剖关系的影响 [J]. 实用医学杂志，2013, 29(15):2485–2487.

[17] 马信龙，张清功，马剑雄，等．应用三维重建测量股骨颈前倾角的计算机方法研究 [J]. 生物医学工程与临床，2009, 13(5):382–386.

第三章

髋关节置换小切口后入路手术技术

自 1874 年 Von Langenbeck 首先描述髋关节置换后入路以后，至今约有多达 13 种改良方式，其中包括 Kocher、Gibson 和 Moore 入路。1997 年创伤科医师 Dana Mears 与 Zimmer 公司一起提出了微创设想。到 2001 年后路微创手术开始进入临床试验阶段，并于 2003 年初该项技术进入国内。一般认为小切口全髋关节置换术皮肤切口应小于 10 cm，其初始目的虽然是追求美学效果，但是近来的研究都倾向于强调它的功能效果，着重于在保证安全的前提下减少深层软组织创伤。

后入路小切口的优势在于关节外科医师对常规后路全髋关节置换的理念相对熟悉，因此学习曲线较短。而且在手术进程中具有一定的弹性，可随时根据需要改变切口长度。随着熟练程度的增加，甚至可以使用普通器械完成。因此对于大多数关节外科医师具有较强的可操作性。

一、操作技术

（一）患者体位

患者取侧卧位，手术侧在上，双侧髂前上棘的连线须垂直于手术床，腰骶部与髂前上棘或耻骨联合部准确支撑以保证手术过程中不会产生骨盆前倾或后倾，引起假体的安装角度判定误差。此外同侧上肢的支撑摆放也对体位有一定影响。支撑腿摆放

在屈髋屈膝 45°。但是笔者体会这一普遍应用的固定体位在涉及内收肌或缝匠肌等松解时要做相应的改变，因此消毒铺手术巾时应留出足够大的视野，以利于术中对骨盆平面的辨识以及对身体水平面的确认。

（二）软组织分离

对于后入路 MIS 的皮肤切口位置设定，不同的医师略有不同，但基本都以股骨大转子的顶点作为标志性参照点来设计。Zimmer 在早期推出后路小切口全髋的切口描述是：骨盆最高点向后下两横指为 A 点，指向大转子中心的 B 点向下，切口的轴线位于 A 和 B 的连线上，约为 7.5 cm 长。以大转子顶点水平计，切口的 70% 位于远侧，30% 位于近侧（图 3-1）。典型的后入路是在髋屈曲 45° 切口以大转子顶点为中心，向近、远端各延长 5 cm，近端部分的切口线向后微弧指向髂后上棘，远端沿大转子后缘至大转子的股肌转子水平或以远，但必须要沿股骨干向下走行。对于后来发展的典型的小切口，通常会要求切口位置有些许后移。Dorr 认为小切口的位置应该位于大转子的后 1/3，患者体型越大，切口越短，切口位置越靠后方（图 3-2）。

后路小切口的切口线设定与分布对手术操作的影响不容小视。如欲在有限的显露下准确而安全地完成手术，就必须追求合理的分布切口的位置，切口布局的差异时常会让初学者感到困惑。所以相关

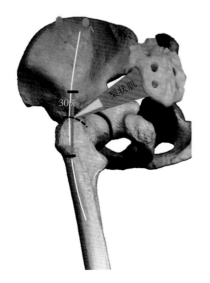

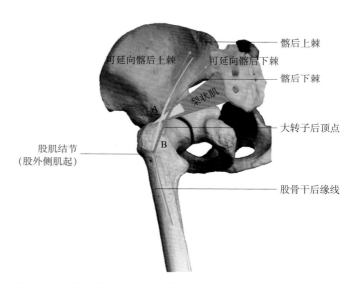

图 3-1　Zimmer 早期推出的后路小切口位置分布示意
A. 为骨盆最高点向后下两横指，B. 为大转子中心点。
切口位于 A 和 B 连线上

图 3-2　两种后路小切口示意图
向上，切口 A 可向髂后上棘任意延长，切口 B 可向髂后下棘任意延长。向下两切口都可以延股骨干后缘线任意延长

临床研究从未中断过。本文作者认为，小切口应在从容操作的前提下设定，向上有利于髋臼刨锉，向下便于股骨髓腔准备，同时又可避免对软组织特别是皮肤的挫损。根据长达 15 年的小切口后路全髋关节置换手术应用体会，我们总结出了所谓"一掌式小切口设定法"，即：术者立于患者后方，伸出与患侧相反的手，将中指轻抵股肌结节的后部，示指尖触股骨干后缘线，五指自然伸展如同休息位，

这时示指与小指间的直线或微向上弧的连接线就是理想的切口线（图 3-3）。一般这样设定的切口长度为 7~10 cm。

切开皮肤，皮下组织向下切至臀筋膜，随后于大转子后顶点紧后方顺着切口方向切开阔筋膜全层并向后上切开臀筋膜，然后顺臀大肌纤维走行，钝性分离开臀大肌，其长度可略长于皮肤切口长度。此时可以直视转子后脊以及附于其上的小外旋肌群浅层的脂肪

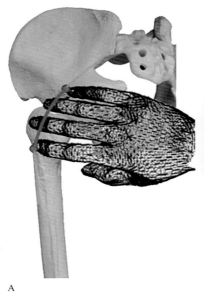

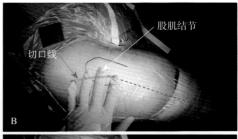

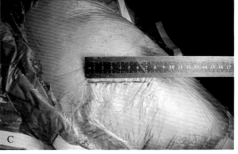

图 3-3　第一种后路小切口"一掌式切口定位法"示意及实术中操作示意
图 A 和图 B 示一掌式切口定位方式，图 C 示该法切口长度

筋膜层（图 3-4），注意坐骨神经即位于其内后方深部的小外旋肌群的浅面，除有髋关节外旋僵直或发育畸形，一般情形下无须显露坐骨神经。

（三）暴露关节囊

沿转子后嵴切开脂肪筋膜移行部，并用骨膜剥离器或纱布将之向后轻轻推开，用"S"形拉钩轻轻牵向后方。注意拉钩顶端不可深扣，以防伤及后方的坐骨神经（图 3-5）。牵开上方的臀中肌后即可完整地直视小外旋肌群在转子区的附丽（图 3-6）。电凝小外旋肌群内浅在的小血管，沿其于转子后脊下的止点部切断上孖肌、闭孔内肌、下孖肌，距股骨止点约 0.5 cm 切断股方肌上 1/2 以

利显示股骨颈基部及窥视小转子以作为截骨水平参考，注意切断时要层层凝切，尤其是股方肌内的血管如不及时电凝，肌肉断端回缩后会有较多出血，再止血时费时较多。至于梨状肌，常规体型的患者基本都可以保留或做部分切断松解，尤其是对于外展肌力较弱或高龄患者，保留梨状肌对于髋关节的稳定性是有意义的。当然，如果对手术显露影响较大则可于止点切断，任其回缩，因为其腱性部分明确，修复时很容易触及。所有的小外旋肌切断后，顺关节囊表面使用骨剥器一同向后推开至髋臼缘以外（图 3-7）。由于保持层次分明，这样便无须做梨状肌等的标记，也利于接下来的操作中减小牵开关节囊时的阻力。也有术者偏好于小外旋肌与关节囊同层切开（图 3-8）。

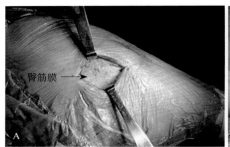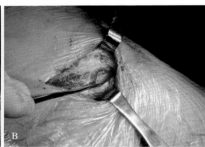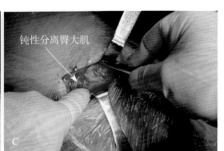

图 3-4　第二种后路小切口
A. 切开皮肤皮下；B. 于大转子后顶点紧后方切开阔筋膜全层并向后沿切口方向切开臀筋膜，注意不要切断其下的臀大肌纤维；C. 顺臀大肌纤维走向钝性分离

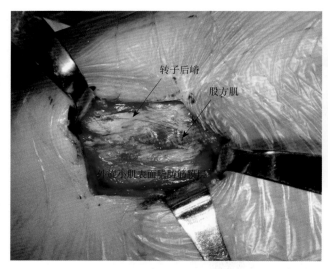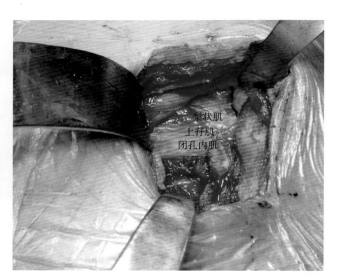

图 3-5　转子后脊及覆于其后的小外旋肌浅层脂肪筋膜，注意层次，勿混切其下的小外旋肌

图 3-6　小外旋肌群

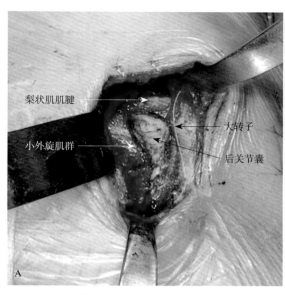
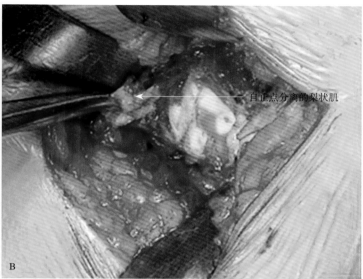

图 3-7 髋关节囊暴露
A.沿转子后脊切断小外旋肌止点，保留梨状肌附丽；B 如对显露影响明显，可以自止点切断梨状肌

这应该仅是技术细节上的差异。

牵开小外旋肌后，其下的关节囊完整可视，注意置于臀中肌下的拉钩只能做轻拉以免造成损伤。

（四）切开关节囊

顺转子后脊，由梨状肌窝至小转子前上方充分

切开关节囊，以防牵拉时撕裂不利于修复。再与之垂直向后上方呈倒"T"形切开（图 3-9），至髋臼后上缘以上 0.5~1 cm，并向两侧稍做紧贴骨面的潜行剥离松解。由于关节囊在髋臼缘的纤维附着极其牢固，直接用骨膜剥离器不易剥离，且易撕损其与骨膜移行部。笔者喜欢使用止血钳尖部，自较厚实的髋臼盂缘与骨性边缘交界处刺入后轻轻撬起，

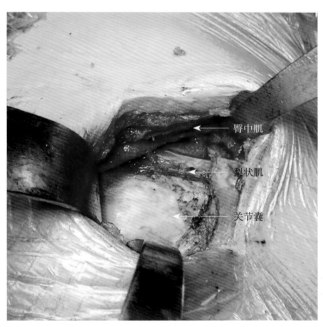

图 3-8 完整显露关节囊
注意本例梨状肌腱清晰可见附丽于梨状肌窝

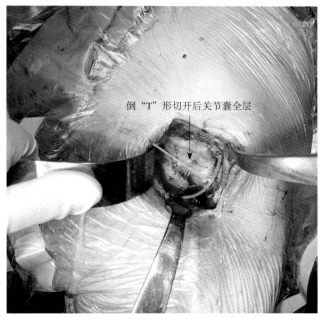

图 3-9 倒"T"形切开关节囊

即可轻松掀起关节囊，这样既可以避免在关节内清理和盂缘切削时切穿关节囊，给后续修复造成困难，更可以在安装臼杯时防止边缘软组织阻挡，充分显露骨性髋臼。

（五）股骨颈截骨及股骨头取出

有人主张完全脱位后截骨。但笔者认为股骨头完全脱出后占用了有限的手术野，会增加软组织的牵拉，所以屈髋，将股骨内旋、内收，即可将股骨头及颈的后方完整地递送到术野内。用两把 Hofmann 置于股骨头后上、前下，轻轻牵开关节囊及肌肉。股骨颈截骨平面的确定有两种方法比较便捷，也可以相互印证。一种是自梨状肌窝的股骨颈基部起始处向内、向下做 45° 倾斜标记线，再以手触摸小转子上缘至此线的股骨矩保留高度应为 1~1.5 cm。另一方法是直接向下剥离股方肌并向远侧牵开，直视下确定小转子上股骨颈截骨高度，然后斜向外上方的梨状肌窝凹点做连线标记（图3-10）。顺此线全层截断即可（图3-11）。需要注意的是，由于切口小，大转子难以完全直视，向外上锯时要避免损伤大转子，尤其是骨质疏松患者，如不控制好锯速与力量易造成误伤。此外，要确定股

骨颈前侧皮质是否彻底切断，否则在加大髋屈曲、内收、内旋时有可能造成前方劈裂。保留股骨近端入口的解剖结构完整与充分对于近端固定性生物假体的早期稳定性极为重要。此外要重视的是，在使用电锯截股骨颈时，于小转子平面的内侧一定要用 S 拉钩或其他拉钩将内侧的软组织牵开，以防电锯摆动时伤及走行在邻近软组织内的坐骨神经。

将大腿做内收内旋，并同时稍用力向远侧牵引即可让截骨端脱离并张开，再适当撬拨股骨头使其断端朝向术者，术者用手指触摸股骨头主体方向，再于其中央部轴向拧入股骨头拔除器。此操作中，需要重视的是要将截骨端脱离足够充分，以免在用力旋转外拨时意外磨损股骨侧截骨面。其他细节同经典后入路取头技巧。图 3-12 显示了取出的股骨头与切口的比较。

（六）髋臼准备及安装

保持前述体位，以一个拉钩置于髋臼前壁外侧，连同股骨近端牵向前下以显露髋臼前部。另置一双齿钩于髋臼切迹偏后方向后下牵开。髋臼上方以 1~2 根斯氏针自关节囊内面上撬并打入髂骨体，这样可以减少手术野内的占位。如有必要可再辅以

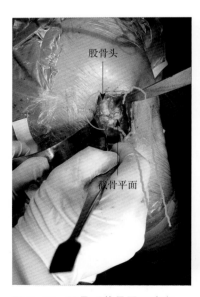

图3-10 股骨颈截骨平面确定

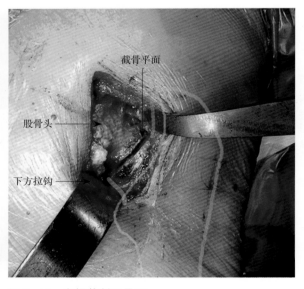

图3-11 电锯截断股骨颈

一把 S 拉钩将后侧的软组织牵开，有人主张此处使用 Hoffmann 拉钩，但后壁倒齿的安放受限，且易过度牵张软组织。如此，便可以直视完整的髋臼（图 3-13）。

于关节囊内将超出髋臼缘内壁的软组织清理干净，但不要切透关节囊。这样就可以在无障碍条件下磨锉髋臼。如没有偏心臂的臼锉，则须在操作时将两侧拉钩松弛下来，利用有限的切口长度，使髋臼锉的柄向远端倾斜 40°~45°，如仍不能有足够的角度则应略向下延长切口，直至可以锉出正确的髋臼外展角至渗血面（图 3-14）。

需要注意的是，在很多退变严重的髋关节，不易锉出骨出血面，而且由于骨性增生严重，可以形成卵圆窝及切迹周围的硬化夹层，以至于在锉锉时将锉推顶向上方，形同髋臼中心上移且不易被发现。所以在锉锉前可使用骨凿凿除夹层或硬化骨赘，以确保生理的髋臼位置（图 3-15）。还要强调，由于显露有限，锉锉的方向要随时调整，切不可损坏后壁及后上壁。一旦达到合适的大小，取出髋臼锉时便在臼内有一种明显的负压吸力，此时

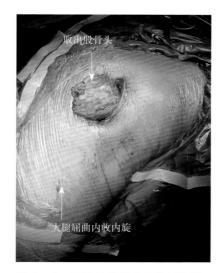

图 3-12 取出的股骨头与伤口比较

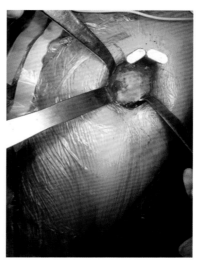

图 3-13 完整的髋臼显露

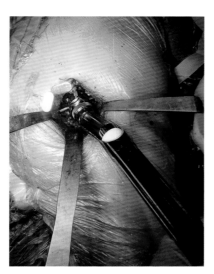

图 3-14 髋臼刨锉

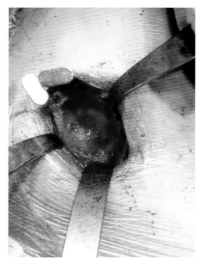

图 3-15 锉刨后的髋臼，以锉出出血性的骨面为最佳。但在骨质增生硬化严重时，不易看到明显的出血面

即为所需选择的臼杯大小。如不确定，则应使用髋臼杯试模。

同样，可使用带偏心矩的臼杯打入器或普通打入器，安装金属杯。注意合适的外展角及前倾角。小切口后路全髋最易犯的错误便是臼杯的安装误差，由于切口小，如利用不当，易限制杯的外展角度，尤其是使用直柄打入器时。笔者建议二步式打入臼杯，即先初步打入稳妥，然后取出打入器，再以活动的打入器不受限制的打压紧，同时还可以调整击打力的方向，对杯的方向做微小校正（图3-16）。如使用螺钉杯，钉孔预钻时使用的钻头不宜过长，因后方软组织阻挡会使钉道方向偏差，拧入螺钉后钉尾外凸。

当臼杯安装固定后，清洁干燥臼杯内壁，安装内衬（图3-17）。

（七）股骨侧处理

去除拉钩及固定牵引钉。屈膝90°，适当加大股骨屈曲、内收、旋前并向近端挤推，直至股骨近端被充分的"递入"并显露在切口内。以一双齿拉钩置于小转子及股骨矩下，另一顶端稍尖的拉钩置于大转子顶部牵开臀肌，即可360°显露股骨近端（图3-18）。充分可视股骨近端对于后续操作过程中

防止入口的骨劈裂具有意义。

良好的显露有利于后续的髓腔准备。同样，扩髓和锉髓腔时最好是使用有偏距的手柄，如系直柄如图3-19所示，则应注意拉钩的力度变化，以免在进出髓腔时锉伤近端伤口的皮肤。锉髓前应彻底清理大转子侧的股骨颈基部残留，尤其是使用有肩的直柄假体时，它会限制假体的入髓方向，最终导致柄的外翻或内翻。对于前倾角的确定，在正常发育的股骨与截骨平台长轴保持一致即可，但多数都必须参照股骨髁通髁线以获得15°前倾角。少数情

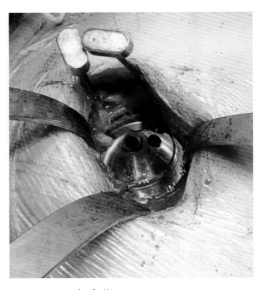

图3-16 臼杯安装

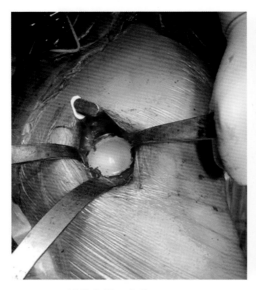

图3-17 衬垫直视下安装

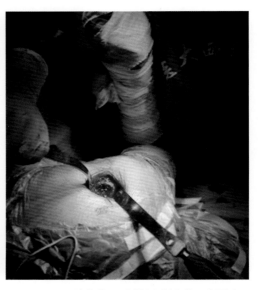

图3-18 下肢体位及股骨近端被递入术野内

形下，如先天性髋关节发育不良，尚会考虑联合前倾角的设定。

当扩锉至髓腔壁有硬抵抗感或呈实音时应停止扩髓，用止血钳伸入髓腔探知内外侧内壁呈硬质感时即为最终试模柄型号，在使用表面有喷涂或摩擦力高的假体，同时骨质又比较硬的时候，最好是将髓腔锉锉至预定平面深进 0.5~1 mm，以防假体打入时爆裂（图 3-20）。

安装股骨头试模，复位后测试关节在屈、伸、收、展各向运动时的稳定性（图 3-21），同时调整身体平面绝对垂直于手术床，双下肢处于同一上立面下，比较双侧髌骨及足跟位置来基本判断双下肢是否等长。如仍缺少自信，则应透视比较双侧小转子相对于坐骨结节的高度有无差异。此后，彻底冲洗关节腔及术野，选择合适的颈长，选用股骨头假体安装复位。值得注意的是，对于高龄或骨质疏松患者，小切口下关节的复位一定要助手先行牵引，术者向尾侧按压股骨头。当股骨头上缘低于臼杯上缘时可做复位动作，否则易因扭力造成股骨近端甚至股骨干骨折。

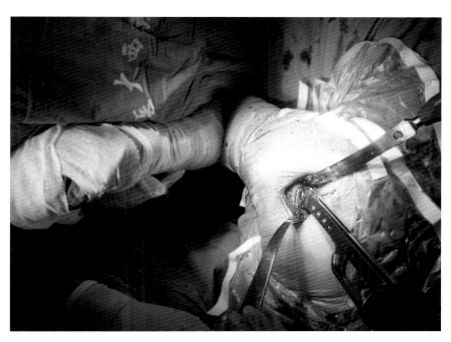

图 3-19 扩髓时注意保护近端软组织

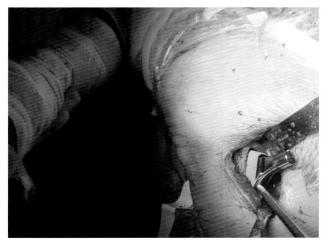

图 3-20 假体柄打入，在遇到难以撼动的阻力时切记不可暴力打入以免股骨近端劈裂

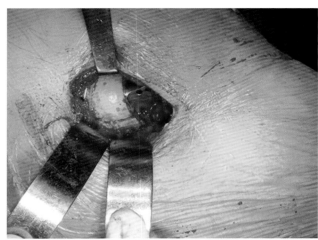

图 3-21 试模安装后复位

（八）缝合

再次冲洗伤口，整理关节囊上下瓣并钳夹对位，10号丝线或可吸收线间断缝合2~4针，梨状肌如有切断，可重新将之附丽于臀中肌止点附近。股方肌断端与残存止点或转子后脊下方钻孔后重新附丽。剩余的小外旋肌可不处理（图3-22）。

连续缝合深筋膜及阔筋膜，关闭伤口（图3-23），术后拍X线片（图3-24）复查，术中透视非必须。

二、手术技巧和陷阱

小切口全髋关节置换的操作技术与经典手术相比，既有相似之处又有特别之处。手术医师宜在充分理解髋关节置换手术理念并积累了相应经验的背景下逐渐开展。过程中要注意：

（1）不要过分强调切口的长度，要按需取长，按能力缩短，否则会造成操作不便，增加组织损伤，影响假体安装位置。

（2）小切口的分布位置很重要，有限的切口必

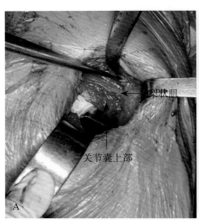
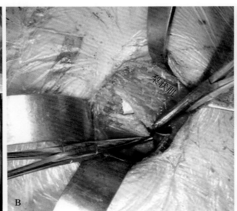
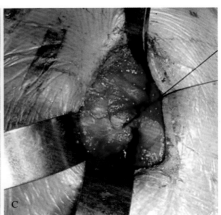

图3-22　髋关节深层组织修复
A. 确认并找出关节后方各组织结构；B. 对合关节囊；C. 修复缝合关节囊及梨状肌

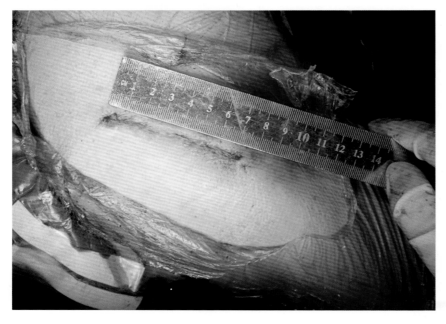

图3-23　缝合伤口

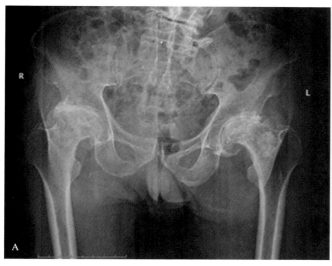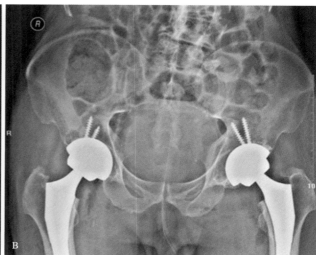

图 3-24　患者 X 线片
A. 术前；B. 术后

须得到充分利用。如切口过于偏向头侧，则髋臼侧处理时就不能从容；反之，股骨侧处理会很别扭。同样，切口偏前、偏后都会减小术野显露范围，我们推出的"一掌式定位法"简化了这种切口设定难度，减少了误差，使长度得到高效利用。

（3）微创理念不仅体现在皮肤切口的长短，更重要的是讲究深层组织的保护。作者强调的由皮至骨层次分明的程式化显露及操作有利于减小手术损伤。

（4）髋臼拉钩安放通常影响全臼的直视显露，固定钉可从前上和后上方有效阻挡软组织进入视野而且不占用视野内的空间。

（5）小切口全髋手术刨锉髋臼时，旋转中心与外展角极易产生误差。解决的方法是放入髋臼锉后两侧的拉钩要适当放松，以降低切口远角的软组织张力。此外，臼杯打入过程中，在初步取得稳定感后，由于软组织的弹性易向上对打入器的柄形成较强的推力，有可能改变起始位置，所以可推压保持杯的稳定下取出打入器的柄，在分体的情况下相对自由地调整柄的角度，充分击牢臼杯。如仍然困难建议适当延长切口。

（6）股骨侧的处理关键是通过屈曲、内收、内旋髋关节，屈膝90°给股骨轴向上的推力，将股骨入口"递入"伤口内，操作过程中易对切口造成挫伤，应注意髓腔锉等出入股骨开口时保护软组织。

（7）因小转子易被软组织遮挡，确定股骨柄的前倾角要随时参考股骨髁的通髁线，所以在铺手术巾时不应过度臃肿，以免影响解剖标志识别。

（8）对选用的假体柄要有清楚的了解，特别是表面处理及与髓腔的早期固定形式。如表面摩擦力高的假体，根据骨质状况有时要适当预留髓腔空间，将同型髓腔锉向远端多打入 0.5~1 mm 将是不错的选择，减少了股骨劈裂之忧。

（9）复位时术者用手推股骨头观察杯的上缘相对位置，应待股骨头完全进入臼杯上缘以内水平时才可旋转复位，否则在视野不充分的前提下强行扭转，同样可导致股骨近端劈裂。

（10）关闭伤口时关节囊可以很方便地修复，梨状肌、股方肌属必修复组织，因为这样有利保持髋关节的张力，有助于防止术后脱位，同时减少术后出血。

（11）术后只要患者全身情况允许，麻醉清醒后即可完全下地负重。

三、总结

后路小切口全髋关节置换技术，是微创观念引入人工关节外科以后最早的践行，它与经典后入路关系紧密，具有可弹性延长手术切口，改变手术模式的特点。而且在一定的学习曲线完成后，可以用普通手术器械来进行。在"小"的前提下，切口的长度实际上决定于切口的合理位置分布，要充分利用切口的长度，保证操作准确。要真正做到减少深部组织的创伤，就必须显露及操作层次分明，术中具有良好的器材和位置空间感，并对操作过程及理念了然于胸。牢记手术的目标是精准安装髋关节假体，同时保证髋部周围软组织张力平衡，获得关节及假体的稳定。我们在文中推荐的"一掌式定位法"也许不是最佳的，但实践证明是行之有效的简便切口定位法。

（空军军医大学西京医院·吴尧平）

参·考·文·献

[1] Hartzband M A. Posterolateral Mini-incision total Hip Arthroplasty[J]. Operative Techniques in Orthopaedics, 2006, 16(2):93-101.

[2] Procyk S. Initial Results with a Mini-posterior Approach for Total Hip Arthroplasty[J]. Int Orthop, 2007, 31(Suppl):17-20.

[3] Palan J, Manktelow A. Surgical Approaches for Primary Total Hip Replacement[J]. Orthopaedics and Trauma, 2017, 32(1):1-12.

[4] Dorr L D. Hip Arthroplasty: Minimally Invasive Techniques and Computer Navigation[M]. Philadelphia: Elsevier, 2005.

[5] Dorr L D, Long W T, Inaba Y, et al. MIS Total Hip Replacement with a Single Posterior Approach[J]. Seminars in Arthroplasty, 2005, 16(3):179-185.

第四章

全髋关节置换直接前侧入路手术技术

在过去的几十年里，骨科手术尤其是关节外科手术越来越强调微创的概念。当然，微创并不仅仅是指缩短手术切口，它还包含了术后早期康复，尽量避免术中肌肉、神经、血管的损伤，减轻患者术后疼痛，降低术后并发症发生率等一系列问题。本章介绍的全髋关节置换直接前侧入路 DAA 手术就是在这种趋势的推动下开始流行的一种微创手术入路方式。其实 DAA 已经算不上是一种新型手术方式了，它最早由 Hueter 在 1881 年提出，1917 年由 Smith Petersen 进行了改良，经过了 100 多年的发展与进步，目前已经是一种比较成熟和完善的手术方式，尤其是近十几年来，随着手术床和手术器械的改良，DAA 被越来越多的关节外科医师所采纳。据美国髋关节和膝关节外科医师协会（American Association of Hip and Knee Surgeons，AASAS）统计，在 2008 年，只有不到 1% 的关节外科医师使用 DAA 进行全髋关节置换，而到了 2014 年，短短十几年时间，已经有超过 20% 的医师会将 DAA 作为他们全髋关节置换时的第一选择。全髋关节置换直接前入路从阔筋膜张肌及缝匠肌的自然间隙进入关节囊，从而完成手术操作，因此，该手术方式完整地保留了髋关节的外展及外旋肌群，这样做到了真正的"微创"。有文献报道称，DAA 与其他手术入路相比，患者术后 3~4 个月内疼痛评分更低，髋关节活动范围更大，同时缩短了患者住院时间和降低了术后髋关节假体脱位率。另外，由于直接前入路手术时采用平卧位，术中使用 C 臂机评估

假体位置时更加准确、方便。以上都是该手术方式逐渐被关节外科医师所采纳的重要因素，但是，直接前入路手术相比其他手术方式而言，有一条较为陡峭的学习曲线，需要 30~50 例手术操作才能熟练地完成 DAA 手术。在学习曲线内，手术者可能会遇到各种各样棘手的问题。因此，为了帮助初学者更加平稳地度过学习曲线，我们对全髋关节置换直接前入路术的手术操作要点、手术中可能遇到的问题和陷阱以及如何正确处理这些问题做一个详细的介绍。

一、操作技术

（一）患者体位

将患者置于标准的仰卧位，保持骨盆的中立位，避免倾斜。为防止患侧上臂影响手术操作，可将患侧上臂悬吊固定（图 4-1）。因为该手术的操作特点，为了术中更好地暴露股骨侧，我们需要手术床能够远端下降至少 30°（图 4-2）。手术床远端下降时的旋转轴线与患者耻骨联合保持同一水平。在手术过程中，我们不需要再改变患者体位。

（二）手术切口的选择

手术切口使用髂前上棘定位，起始点位于髂前

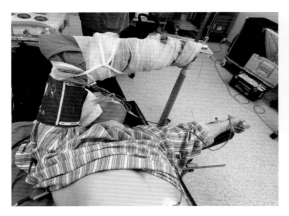

图 4-1 患者取仰卧位，患侧上臂悬吊

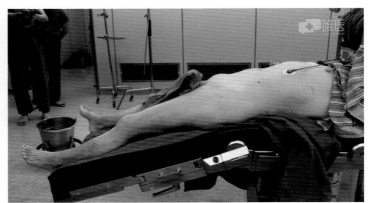

图 4-2 手术床能够远端下降至少 30°

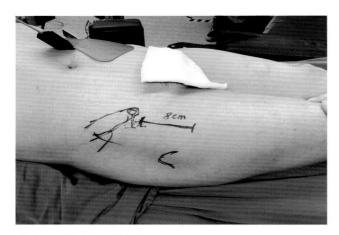

图 4-3 手术切口的选择

上棘外侧 2.5 cm、远端 2.5 cm，与阔筋膜张肌平行，向远端延伸 8~10 cm（图 4-3）。起始点也可选用髂前上棘与股骨大转子连线的中点定位。

（三）软组织的分离及关节囊的暴露

常规消毒铺巾后，沿着预先设定的手术切口切开皮肤，使用电刀分离皮下软组织。在使用骨膜剥离器拨开脂肪层后，可见阔筋膜张肌表面散在分布数支细小的穿支血管，电凝止血。将阔筋膜张肌表面的筋膜彻底暴露，在肌腹的中间部位，顺着阔筋膜张肌的走行，切开筋膜。再次使用骨膜剥离器将阔筋膜张肌的肌肉与筋膜钝性分离（图4-4）。将第一把尖头 Hoffmann 拉钩置入股骨颈外上方，第二把尖头 Hoffmann 拉钩置于大转子外侧，嘱助手使用钉耙拉钩将缝匠肌及阔筋膜张肌的筋膜轻轻拉向内侧，充分暴露手术视野。在手术视野的中上 1/3 处，可见旋股外侧动脉的深支，因个人变异，有 1~3 组不等。切断血管后充分电凝止

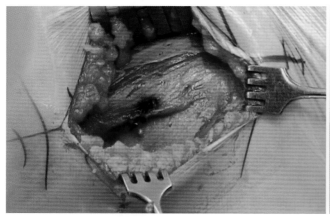

图 4-4 切开阔筋膜张肌的筋膜

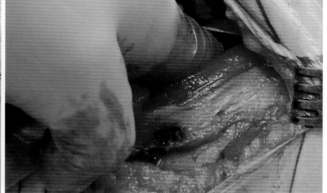

血（图 4-5）。使用电刀分离股直肌和阔筋膜张肌之间的深筋膜层后，就可以看到髋关节囊前方的脂肪层。松开钉耙拉钩，将第三把尖头 Hoffmann 拉钩置于股骨颈内侧。第四把尖头 Hoffmann 拉钩向着与腹股沟韧带垂直方向，沿着股直肌下方，置于髋臼上缘。剥离脂肪后即可充分暴露髋关节囊。

（四）切开关节囊

沿着股骨颈方向，使用电刀"T"形切开关节囊（图 4-6）。关节囊切口范围约为股骨颈纵轴方向 2.5 cm，垂直股骨颈纵轴方向 4 cm。为了更好地暴露视野及方便后期缝合关节囊，可使用慕斯线将两侧切开的关节囊悬吊，血管钳固定。使用两把钝头 Hoffmann 拉钩分别替代上述第一把和第四把尖头 Hoffmann 拉钩，置于关节囊的内侧。稍许清理软组织后可充分暴露股骨颈及马鞍区。

（五）股骨颈截骨及切除股骨头

在股骨大转子上方 1 cm 左右，与股骨颈保持垂直，使用摆锯进行第一道截骨。截骨完成后，与第一道截骨平行，在距离第一道截骨 2 cm 左右的近端进行第二道截骨（图 4-7）。为避免误伤后方的肌肉，使用宽骨刀完整凿下截骨块。嘱助手下肢牵引，用咬骨钳取出骨块。然后将取头器插入股骨头内，旋转取出股骨头。若圆韧带与股骨头连接紧密，可以用骨膜剥离器辅助剥离或用电刀切断卵圆窝韧带。

（六）髋臼准备

将三把钝头 Hoffmann 拉钩分别放置于髋臼的上、内、外侧缘，在适当松解后方的关节囊后，将一把双齿 Muler 拉钩置入髋臼后缘。使用电刀清理

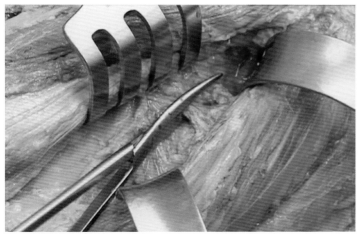

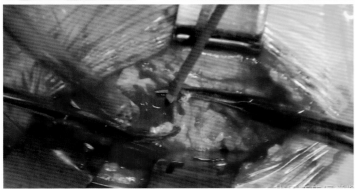

图 4-5　结扎电凝旋股外侧动脉

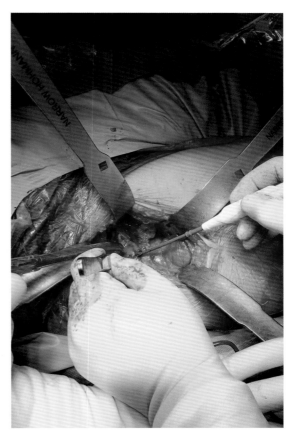

图 4-6　"T"形切开关节囊

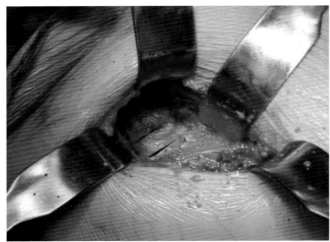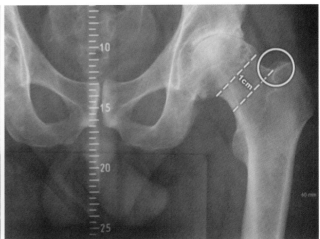

图 4-7 股骨颈两道截骨

增生的盂唇，切断卵圆窝韧带。充分止血后生理盐水冲洗髋臼窝，将卵圆窝底暴露清晰。使用带偏心距的髋臼锉，调整好髋臼外展角及前倾角后，从合适的大小开始打磨髋臼。髋臼锉由小到大，打磨至卵圆窝底，髋臼侧有少量渗血为宜。生理盐水冲洗后，置入髋臼假体试模，测试大小合适。将髋臼杯把持器拧入髋臼杯的顶孔，固定牢靠后将臼杯放入髋臼。把持器手柄与患者身体长轴保持40°左右，与地面保持10°~15°，使用鼓槌击打把持器，直到

髋臼杯完全打入。在髋臼杯上选定理想位置，使用螺钉钻钻孔至所需深度后用螺丝刀拧入1~2枚螺钉。然后将内衬置入髋臼杯，使用打击器将内衬打入合适位置（图4-8）。

（七）股骨侧准备

将患肢摆成"4"字位（图4-9），使用电刀适当松解股骨距前方的关节囊。松解前方关节囊之

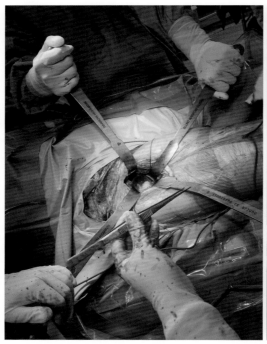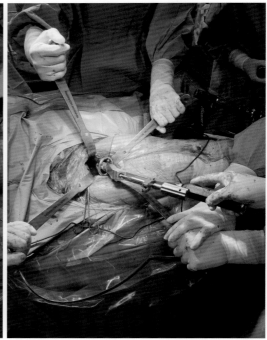

图 4-8 髋臼侧显露及置入假体

后，可以使用骨钩勾住股骨髓腔，轻轻向上提拉，以测试关节囊松解程度。若关节囊仍然较紧，使用电刀松解大转子后方的关节囊。一般以大转子尖为12点方向，在1点至3点方向内松解关节囊（图4-10）。将手术床远端下降30°左右，嘱助手将患肢极度内收、外旋，充分暴露股骨髓腔断端。在用咬骨钳及刮匙去除大转子尖部分松质骨后，用髓腔开口器对髓腔行开槽处理。然后将刮勺深入股骨髓腔，探明髓腔的方向及角度。将髓腔锉连接到带

双偏心距的把持器上，从髓腔开口处开始，由小到大，逐级扩髓。扩髓时应注意把持器手柄的方向应该与股骨距方向保持一致，且扩髓过程中扩髓器要紧贴大转子的骨皮质（图4-11）。

（八）试模的复位与拆卸

扩髓至适当大小后选取合适的股骨颈和股骨头试模，复位时，探明髋臼假体的位置后，右手中

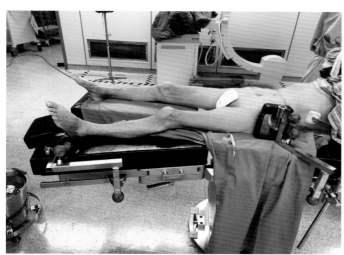
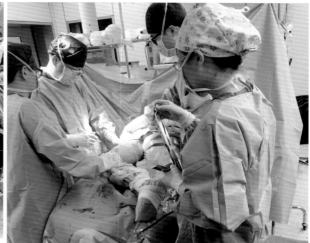

图4-9 "4"字体位

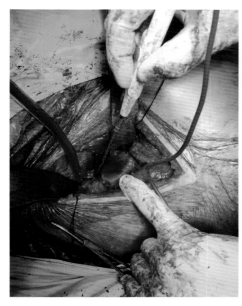

图4-10 松解关节囊

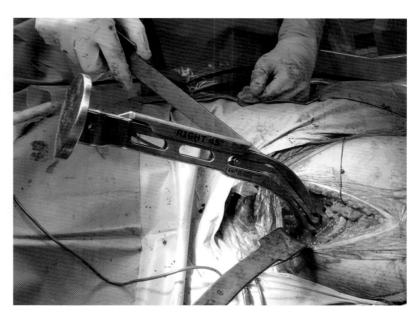

图4-11 股骨试模的置入

指和示指控制股骨颈，双手同时用力向外牵引。此时，应注意避免过度牵拉，防止股骨头试模落入髋臼后方。复位后，比较两侧下肢长短（图 4-12）。术中 C 臂机下透视，观察髓腔锉大小是否满意，同时可以测量髋臼外展角及前倾角。术中透视得到满意的结果后，用骨钩钩住股骨颈试模，嘱助手轻轻牵引下肢，将试模取出。

（九）假体置入

将打击器与股骨柄假体连接，击打至合适位置后，使用平头锉将股骨距打磨光滑。生理盐水彻底冲洗，用干净纱布清洁股骨颈，使其保持干燥。将股骨头假体安装至股骨颈上，使用打击器击打牢靠。按上述方法复位假体。假体复位后再次比较两侧下肢长短，在直视切口的情况下嘱助手向各个方向活动患侧髋关节，以此来验证关节稳定程度。

（十）缝合

伤口清理干净后，以悬吊的慕斯线为定位标志，将髋关节前方的关节囊缝合。然后逐层缝合阔筋膜、皮下及皮肤层。

二、手术技巧与陷阱

因直接前入路手术与传统的后外侧入路手术路径不同，所以当手术者在改变手术方式的初期，或初次学习全髋关节置换术，对解剖入路和解剖结构的理解不够透彻，在手术时常常会遇到困难，笔者根据自己的临床经验以及与其他学者探讨得来的心得体会，将手术中可能遇到的陷阱及可以提高手术效率的手术技巧分享给大家。

1. 体位　患者采用常规的仰卧位，摆放时要注意骨盆不能倾斜，以免造成假体位置摆放时出现偏差。对于患有严重的脊柱侧弯等容易造成骨盆倾斜疾病的患者，可在术前根据 X 线片来调整身体纵轴与骨盆的方法及角度。为了更好地显露股骨端，我们需要手术床的远端可以自由下降，当然专门的 Hana 床或者牵引床也是很好的。

2. 切口　我们已经在上文详细地介绍过切口的选择及定位，选择合适的切口对于手术的顺利进行及定位术中可能会遇到的肌肉、血管、神经极其重要。粘贴手术无菌薄膜时，要尽量避免牵拉皮肤，使得切口发生偏移。初学者可以适当将切口向两端延长，以更好地显露髋臼及股骨髓腔。切勿为追求切口的"微创"，造成更严重的肌肉和神经损伤，甚至导致手术失败。

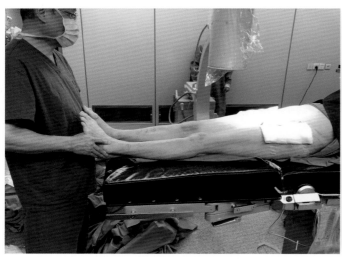
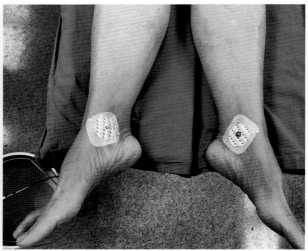

图 4-12　下肢长短的比较

3. 手术视野的暴露　该手术一般需要 2~3 名手术助手，站在患肢对侧的助手在拉钩时，可能无法看到手术视野，此时应避免向手术区域张望从而造成过度牵拉，导致肌肉的损伤。

4. 重要血管的显露　在分离股直肌与阔筋膜张肌深筋膜，暴露髋关节囊之前，一定可以见到至少一组旋股外侧动脉深支，有时可以见到 2~3 组。若切口及入路选择准确，该组血管一般位于手术视野的中上 1/3。如果没能将该组血管彻底电凝止血，极有可能回缩至肌肉内导致大量出血，从而影响手术进程。

5. 切开关节囊　一般选择"T"形切开关节囊，切开后穿慕斯线悬吊固定，不仅有利于手术视野的暴露，也为之后缝合关节囊提供了参考依据。但是初学者为了更好地暴露，也可以选择将前方的关节囊完全切除。

6. 髋臼侧准备　在使用髋臼锉打磨髋臼时就应注意控制髋臼的外展角及前倾角，髋臼锉把持器与身体长轴形成的夹角即为外展角，一般为 40° 左右；髋臼锉把持器与地面形成的夹角及前倾角，一般为 10°~15°。我们会在髋臼侧常规置入两枚横纹螺钉，分别长 20 mm 及 25 mm。螺钉一般选择在 2 点及 3 点位的安全区。通常我们不选择带有高边的内侧，如果内侧带有高边，一般将高边放置在外侧，避免造成对股直肌的刺激。

7. 股骨侧的准备　在暴露股骨髓腔之前，要先进行前方关节囊的松解，用骨钩测试关节囊的松紧度。一般而言，我们都需要再次松解股骨大转子后外侧的关节囊，以达到充分暴露股骨髓腔的目的。在松解后外侧关节囊时，应注意避免松解范围过度从而损伤短外旋肌群。通常我们可以边用骨钩提拉股骨边松解，直到满意为止。

8. 股骨髓腔扩髓　在扩髓之前，应适当去除大转子尖部分的松质骨。扩髓时，扩髓器应紧贴大转子尖。若扩髓过程中感觉到阻力较大，可再次适当去除大转子尖的松质骨，以确保扩髓器与髓腔轨迹更适合。

9. 缝合　在缝合阔筋膜张肌的筋膜时，一定要注意避免损伤股外侧皮神经。若切口选择准确，股外侧皮神经一般位于筋膜切口内侧 2~3 cm。股外侧皮神经的损伤是直接前路全髋关节置换术术后最常见的并发症之一。

三、总结

近年来，随着全髋关节置换术不断地发展与成熟，涌现了越来越多的微创手术方式。当然，每一种标准的手术方式最终都能获得手术的成功，但是手术成功已经远远不能满足西医学追求的目标。研究者们在考虑减少手术并发症的同时，对"快速康复"这一概念越来越重视。因此，直接前入路全髋关节置换这样一种不损伤任何肌肉的手术入路，赢得了越来越多关节外科医师的青睐。有学者对直接前路全髋关节置换与其他手术入路方式（包括后外侧入路、外侧入路等）进行了回顾性的对比研究，研究表明，直接前路全髋关节置换相比于其他手术方式而言，住院时间明显缩短，短期内的临床疗效也得到了显著的提高。但是，直接前入路全髋关节置换也不是一种十全十美的手术方式，术者在操作过程中应当注意其中存在的陷阱，特别是在学习曲线的早期。只有熟练掌握了该种手术入路的各种手术技巧，才能将其优势发挥到最大，得到满意的手术效果。希望以上笔者的经验和建议可以对读者有所帮助。

（上海交通大学附属第一人民医院·马金忠）

--- 参·考·文·献 ---

[1] Hueter C. Die Verletzungen und Krankheiten der Hüftgelenksgegend[M]. Grundriss der Chirurgie, Leipzig, Verlag von F. C. W. Vogel, 1882:870–945.

[2] Smith–Petersen M. Approach to and Exposure of The Hip Joint for Mold Arthroplasty[J]. J Bone Joint Surg Am, 1949, 31(1):40–46.

[3] Rachbauer F, Kain M S H, Leunig M. The History of The Anterior Approach to The Hip[J]. Orthopedic Clinics of North America, 2009, 40(3):311–320.

[4] Zawadsky M W, Paulus M C, Murray P J, et al. Early Outcome Comparison Between The Direct Anterior Approach and The Mini–incision Posterior Approach for Primary Total Hip Arthroplasty:150 Consecutive Cases[J]. The Journal of Arthroplasty, 2014, 29(6):1256–1260.

[5] Nakata K, Nishikawa M, Yamamoto K, et al. A Clinical Comparative Study of The Direct Anterior With Mini–posterior Approach: Two Consecutive Series[J]. Journal of Arthroplasty, 2009, 24(5):698–704.

[6] De Steiger R N, Lorimer M, Solomon M. What Is The Learning Curve for The Anterior Approach for Total Hip Arthroplasty?[J]. Clinical Orthopaedics and Related Research, 2015, 473(12):3860–3866.

[7] den Hartog Y M, Mathijssen N M, Vehmeijer S B. The less invasive Anterior Approach for Total Hip Arthroplasty:A Comparison to Other Approaches and An Evaluation of The Learning Curve – A Systematic Review[J]. Hip International, 2016, 26(2):105–120.

第五章

SuperPATH 微创髋关节置换入路

自 20 世纪 60 年代被提出以来，全髋关节置换术在临床中应用越来越广泛，这得益于手术医师不断进行手术技术的创新，而手术入路始终是医师们关注的热点。任何手术入路都需要手术者熟练掌握髋关节的解剖，以便术中最佳显露股骨和髋臼视野，减少并发症及优化术后髋关节功能。临床实践表明，手术暴露、解剖分离和软组织损伤是导致血管及肌肉、肌腱损伤的主要原因，除增加出血外，这些损伤还直接影响患者术后的全身反应、局部疼痛及功能康复。因此，在不影响手术疗效的前提下如何最大限度地减少手术对关节周围软组织和生物学环境的干扰，一直是手术医师追求的目标。近 10 年来，学者们提出了多种保留肌肉的微创全髋关节手术入路，包括 SuperCap 入路和 PATH 入路，这些技术能够减轻术后疼痛，保留步态运动学，促进髋关节早期无限制的功能锻炼。本章介绍的 SuperPATH 入路，即经皮辅助上方关节囊入路全髋关节置换是 James Chow 博士在 2011 年结合 SuperCap 入路和 PATH 入路两种技术的优势，提出的手术入路技术。其特点是使用了 PATH 技术经皮辅助工作通道完成髋臼的操作，同时使用 SuperCap 技术上方关节囊入路原位完成股骨侧操作，设计并改良了工具和操作流程，建立了一套比较完整的手术操作方案。短期临床报道，该技术具有术后并发症低、输血率低、术后步态优良及住院时间减少等优点。

一、操作技术

（一）患者体位

将患者置于便于手术医师操作的标准侧卧位。因为本技术的特性，不需要将患者置于手术台前缘，因为下肢无须进行最大限度的内收。

为了确保合适的骨盆旋转，将髋关节稍向后倾。术侧髋关节屈曲 45°、内旋 10°~15°，让大转子朝上。将术侧足部抬高或放置在 Mayo 架上，下肢稍内收，术侧下肢的重量可使骨盆置于平衡旋转中立位。这是手术的基本体位，在大部分手术时间里，患肢都将保持在此位置（图 5-1）。

（二）软组织分离

切口始于大转子尖部后角，沿股骨轴线向近端延伸 6~8 cm。切口止于臀大肌表层筋膜水平。然后使用电刀切开筋膜，切口范围始于大转子顶部，并与主切口平行延伸。可以屈曲、伸直，或内收术侧下肢，以调整在主切口中的术野。使用翼尖剥离器（P/N 20070038；也可以使用直角翼尖剥离器，P/N 20070040）分离臀大肌，暴露覆盖臀中肌的滑囊。沿着臀中肌后缘仔细切开一薄层的滑囊组织。

将 Cobb 调位器插入臀中肌下方，然后使用钝头 Hoffmann 拉钩（P/N 20073114）替换。让手术

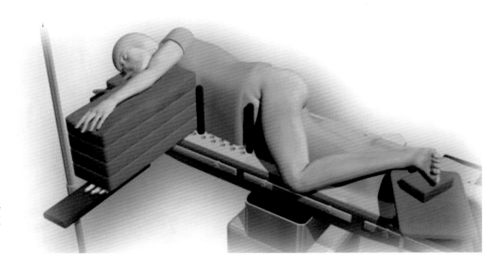

图 5-1 标准健侧卧位，允许患侧髋关节可以屈曲及内收 45°以上

助手轻压拉钩，在保护臀中肌的同时维持拉钩的位置。不应过度按压钝头 Hoffmann 拉钩，使其叶片与伤口的成角超过 90°，对于髋关节肌肉紧张的患者可能需要松解短外旋肌。在学习曲线过程中可以逐渐减少切口长度和对短外旋肌的破坏，直至保留全部的短外旋肌（图 5-2）。

（三）暴露关节囊

一名助手外展、外旋髋关节（抬高膝关节同时将足部固定在 Mayo 架上），以减少外旋肌的张力，将 Cobb 调位器从后方放置在梨状肌腱和臀小肌之间。外旋肌可以保护坐骨神经。然后使用

钝头 Hoffmann 拉钩替换 Cobb 调位器，现在钝头 Hoffmann 拉钩位于后关节囊和外旋肌之间。钝头 Hoffmann 拉钩的叶片弯曲角度应不超过 90°，并且 Hoffmann 拉钩的手柄应互相平行。然后放下膝关节，下肢回复至基本体位。如果梨状肌腱产生了过多的牵拉力，此时可以在直视下对其进行松解（图 5-3）。

（四）切开关节囊

使用 Cobb 调位器轻轻将臀小肌后缘向前推，暴露下方的关节囊（图 5-4）。然后用电刀沿主切口方向切开关节囊。应使用长头电刀切开转子窝，防

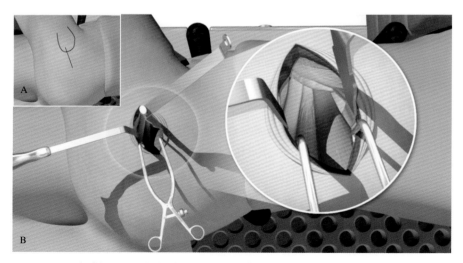

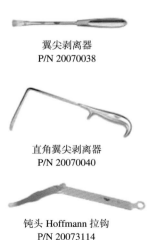

翼尖剥离器
P/N 20070038

直角翼尖剥离器
P/N 20070040

钝头 Hoffmann 拉钩
P/N 20073114

图 5-2　A. 皮肤切口；B. 沿臀大肌肌肉纤维分离臀大肌，显露其深层的臀中肌和梨状肌、臀小肌

止股骨颈基底部周围出血。确保使用电刀对整个股骨颈鞍部和大转子进行完整准备。在减少此区域众多血管出血方面,过度准备比准备不足好得多。关节囊切开范围从股骨颈鞍部延伸至髋臼近端 1 cm 处。仔细从髋臼边缘将关节囊附着点进行 1 cm 的骨膜下剥离,剥离范围向前、后各延伸 1 cm。此区域剥离在各个方向上仅限 1 cm,并且让助手通知您任何足部运动,因为坐骨神经就位于此区域后方 2 cm 处。关节囊切口应为简单直线,并且在手术结束时进行缝合。

让助手抬起膝关节以减少外旋肌张力,并在关节内将 Cobb 调位器插入后关节囊和股骨颈后方之间。然后用之前插入后关节囊的钝头 Hoffmann 拉钩替换 Cobb 调位器,再将下肢恢复基本体位。以

相似的方式在关节内重新插入前方钝头 Hoffmann 拉钩。对关节囊进行标记以便于在修复过程中进行识别,然后分离梨状窝、大转子尖部和股骨颈前方(鞍部)。

(五)股骨准备

对股骨进行扩髓和锉髓腔,保持股骨头完整,以最大限度减少股骨骨折的风险。

助手对膝关节稍施加内收压力,股骨颈鞍部即可出现在切口中。使用开髓钻(P/N PRR00080 或 4700R09000;未包含在 SuperPath® 手术工具盒中),通过转子窝插入股骨髓腔中。可以使用干骺端铰刀(P/N PTMR0001)扩张股骨近端开口,确

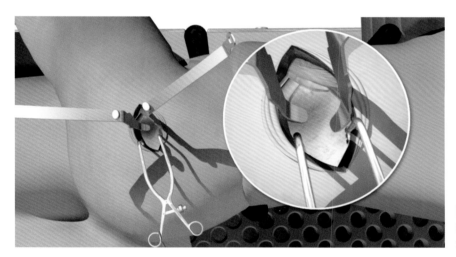

图 5-3 分别使用拉钩向前后方向牵开梨状肌和臀小肌,显露髋关节上方关节囊

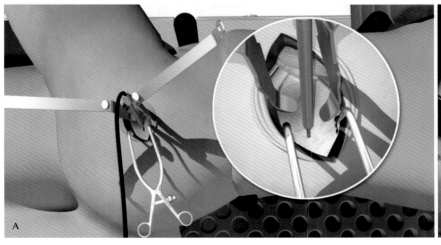
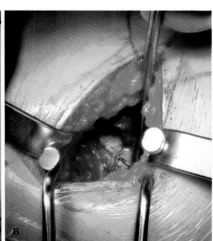

图 5-4 A.沿股骨干方向切开关节囊;B.显露股骨头

保之后的手术工具能够正确对线，并且不会置于内翻位。

为了更简便地插入股骨髓腔锉，可以使用合适型号的圆形股骨距开口器（P/N 20070052、20070053和20070054）和击打器手柄（P/N 8000010）。从扩髓钻开口处开始，打开股骨颈，并朝向髋臼缘开槽。让助手施加额外的内收压力，最大限度进行暴露。然后将股骨距刮勺（P/N 20071006）插入股骨中，准备股骨髓腔近-中段，确保髓腔表面可以提供良好的皮质接触，以促进骨长入，同时可以防止假体下沉和微动（图5-5）。

（六）锉髓腔

为了准备股骨髓腔，根据选择的合适的铰刀＋股骨髓腔锉，对于股骨柄仅使用股骨髓腔锉。带

槽股骨髓腔锉手柄（P/N SLBROHAN；未包含在SuperPATH手术工具盒中）包括便于测定从股骨髓腔锉顶部到大转子尖部深度的测量标记。深度通常为15~25 mm，并且根据患者解剖结构和术前的下肢长度不对称情况而有所不同，可以使用股骨髓腔测量器（P/N 20071008）进行检查。在打入最终的股骨髓腔锉后，取出股骨髓腔锉把手，并将股骨髓腔锉用作内部股骨颈截骨导向器（图5-6）。

（七）切除股骨头

为了让股骨颈截骨平面与手术切口平行，让助手抬起膝关节，使髋关节稍外展。使用窄片摆锯沿着股骨髓腔锉顶端（例如，P/N PLSB0015）进行股骨颈截骨，也可使用往复锯完成截骨（图5-7）。

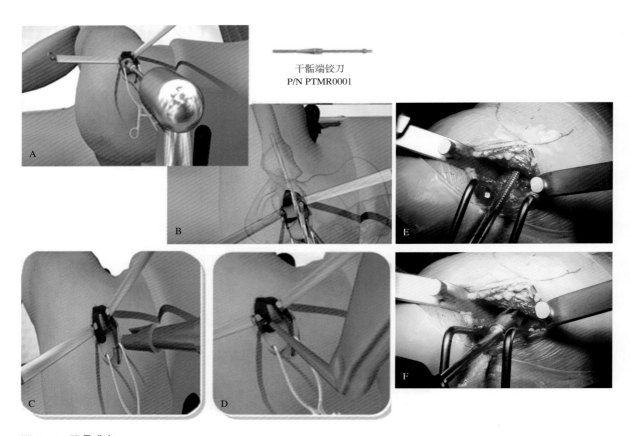

干骺端铰刀
P/N PTMR0001

图5-5　股骨准备

A、B. 股骨开髓；C、D. 干骺端铰刀锉磨股骨近端；E. 圆形股骨距开口器切除股骨颈和部分股骨头骨质；F. 刮匙刮除近端松质骨至股骨距皮质

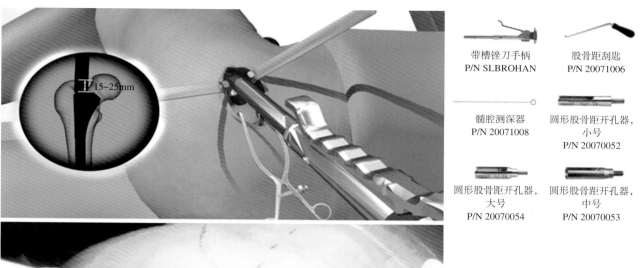

带槽锉刀手柄　　　　　股骨距刮匙
P/N SLBROHAN　　　　P/N 20071006

髓腔测深器　　　　　圆形股骨距开孔器，
P/N 20071008　　　　　　小号
　　　　　　　　　　P/N 20070052

圆形股骨距开孔器，　圆形股骨距开孔器，
　　大号　　　　　　　中号
P/N 20070054　　　　P/N 20070053

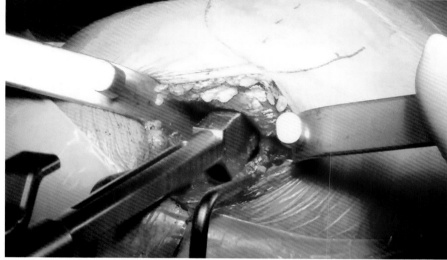

图 5-6　髓腔锉准备股骨髓腔

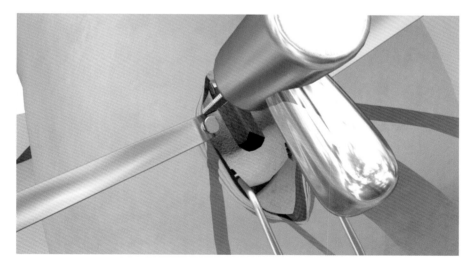

图 5-7　股骨颈截骨

（八）取出股骨头

将带螺纹斯氏针（P/N 20070057）插入股骨头的硬质部分，撬动斯氏针，旋转股骨头至最大限度

内收。然后将第二根斯氏针插入股骨头另外的硬质部分，使用仍处于连接状态的钻头夹，将股骨头从主切口中取出。

如果股骨头取出困难，可以取下第一根斯氏

针，继续向内收位旋转股骨头，然后再插入第二根斯氏针。可以将股骨头不断旋转至最大内收位，直到圆韧带断裂或可以用电刀切断圆韧带（图5-8）。

（九）髋臼准备

将下肢保持在基本体位，然后将两个尖头Hoffmann拉钩从髋臼正面和反面插入关节囊和髋臼唇之间。在直视下，切除所有髋臼和髋臼唇上的残留组织。注意后方的闭孔动脉。在切除软组织之后，可以使用电凝控制出血（推荐使用长头电刀）。

在近端切口髋臼边缘的骨膜下放置一个Zelpi牵引器（P/N 20071004），在远端关节内放置一个Romanelli牵引器（P/N 20071001）。联合使用这些自动牵引器可提供旋转稳定性，并形成了髋臼锉和假体置入通道。现在，移除尖头Hoffmann拉钩（图5-9）。

（十）经皮工作通道建立

将下肢仍置于基本体位，让助手将骨钩（P/N 20071011）尖部插入股骨髓腔锉顶部，并向前方

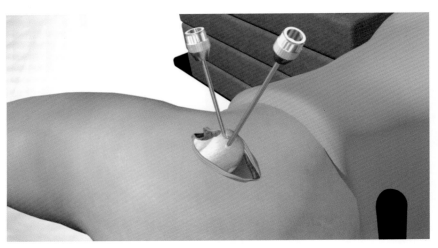

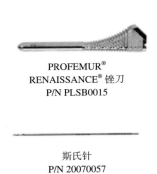

PROFEMUR®
RENAISSANCE® 锉刀
P/N PLSB0015

斯氏针
P/N 20070057

图5-8 取出股骨头

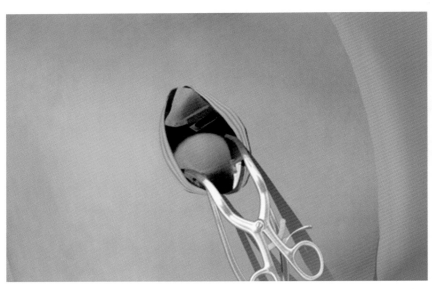

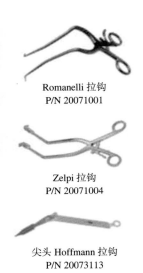

Romanelli 拉钩
P/N 20071001

Zelpi 拉钩
P/N 20071004

尖头 Hoffmann 拉钩
P/N 20073113

图5-9 髋臼显露

牵拉股骨。然后将对线手柄（P/N 20071009）、导向器（P/N 20070015）、带螺纹髋臼杯适配器（P/N 20070013）和髋臼杯试模（P/N 20070146）组合，并将其放入髋臼。使对线手柄顶部与患者躯干垂直，导向器杆与垂直轴倾斜 10°~15°，可与患者在手术台上的骨盆倾斜角度相对应。

此时可以插入带套管（P/N 2007ST20）的钝性穿刺器（P/N 20070116），直到穿刺器尖贴近术侧下肢。在钝性穿刺器与下肢的交点处，垂直做一个 1 cm 的皮肤切口。然后通过此切口插入套管和钝性穿刺器，朝向股骨后方插入 1~2 cm，直到可以从主切口中看到套管。然后取出对线手柄、导向器、带螺纹髋臼杯适配器和髋臼杯试模组合，保留套管在位。通过改变下肢位置，可以容易地改变套管方向，进行多方向的锉磨（图5-10）。

（十一）锉髋臼

使用髋臼锉把持器（P/N 20070048），将合适型号的六角形髋臼锉（P/N PATHRM40-PATHRM64；未包括在 SuperPath® 手术工具中）插入主切口放入髋臼内。髋臼锉连杆（P/N 20070011）插入套管后在髋臼内与六角髋臼锉连接。使用医师偏好的锉髋

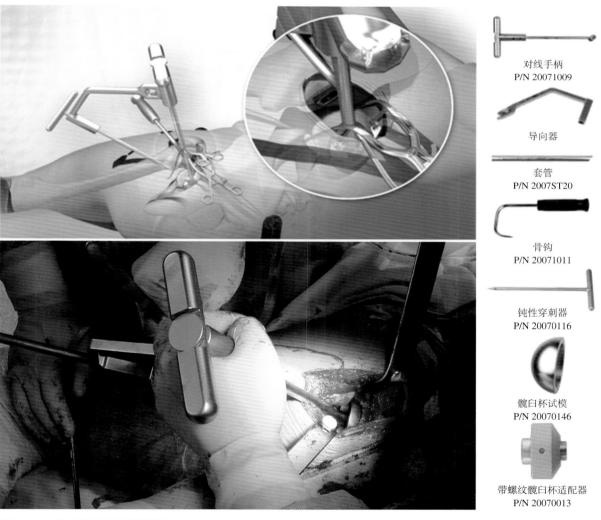

对线手柄
P/N 20071009

导向器

套管
P/N 2007ST20

骨钩
P/N 20071011

钝性穿刺器
P/N 20070116

髋臼杯试模
P/N 20070146

带螺纹髋臼杯适配器
P/N 20070013

图 5-10　经皮髋臼工作通道建立

臼方法进行髋臼准备（图 5-11）。

（十二）置入髋臼杯

将带螺纹臼杯适配器拧入髋臼杯顶孔，并固定在对线手柄上。对线手柄的设计在与患者躯干垂直时可以提供 25° 前倾，在与地面垂直时可以提供 40° 的外展。将臼杯放入髋臼，直接击打对线手柄，使髋臼杯置入髋臼底部。通过套管插入对线手柄顶部，直至固定在带螺纹臼杯适配器窝中。再次将对线手柄与垂直方向倾斜 10°~15°，以补偿患者置于手术台上的骨盆倾斜，然后击打臼杯打入器，直

到髋臼杯完全打入与髋臼压配。可使用对线导向器（P/N 33330080，可见于工具盒 DNFLKIT1 中）连接臼杯打入器。

臼杯牢固固定后，使用臼杯打入器的六角头将带螺纹臼杯适配器从臼杯上拧下，并用髋臼锉把持器将其取出（图 5-12）。

（十三）置入螺钉

将钻套（P/N 20071012）插入套管，为髋臼螺钉打导向孔，直到在髋臼杯上确定理想钉孔。然后将螺钉钻（P/N 20071007）插入钻套，并用螺钉钻

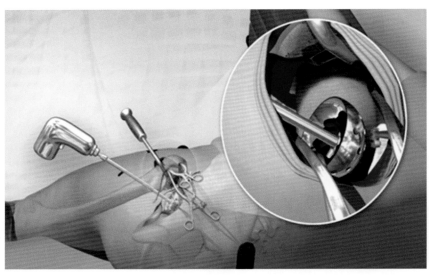
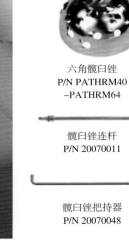

六角髋臼锉
P/N PATHRM40
–PATHRM64

髋臼锉连杆
P/N 20070011

髋臼锉把持器
P/N 20070048

图 5-11　髋臼锉磨

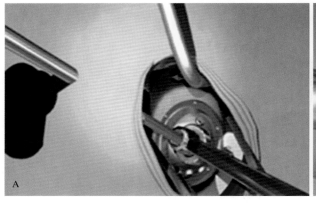
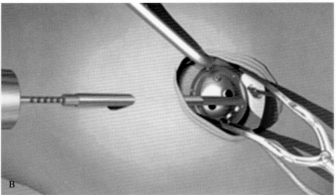

图 5-12　A. 髋臼杯置入；B. 髋臼螺钉固定

末端的测深标记，钻孔至所需深度。取下螺钉钻和钻套。

另外，也可以使用钻套（P/N 20071005）和一枚斯氏针以类似方式打导向孔。在使用这种组合时，将斯氏针插入钻管底部。随着斯氏针的不断旋转，骨被旋出逐渐剥离，逐渐形成 30 mm 深的导向孔。

可以使用一套螺钉固定钳（P/N 4820SH0000；可见于工具盒 8400KIT1 中）通过主切口将螺钉固定在位，然后球形螺丝刀（P/N 20071002）或直形螺丝刀（P/N 20071003）连接到棘轮螺丝刀手柄（P/N 2002QCRH；可见于工具盒 8400KIT1 中），并穿过套管，咬合并拧紧螺钉（图 5-13）。

（十四）试模复位

通过测量截骨面或使用术前模板测量确认的假体组件，可以选择股骨头和股骨颈试模。将股骨颈试模安装到已插入的股骨髓腔锉上，同时控制下肢位置。将股骨头试模置入髋臼窝中，并将其开口旋转至后上位置。

钝性穿刺器头部插入髓腔锉顶部，然后将股骨颈试模装入股骨头试模中。在进行此步操作过程中，外科医师通过主切口直视下推移髋关节控制下肢，同时助手通过抬高或降低足部或膝关节来控制髋关节内旋和外旋（图 5-14）。

（十五）拆卸试模

将下肢仍置于基本体位，让助手将骨钩尖部插入髓腔锉顶部，并向外侧牵拉下肢。将钝性穿刺器头部插入股骨颈试模的上方孔中。将钝性穿刺器侧边接入靠近骨钩尖端附近的凹槽，并将两件工具互相撬动，即可从髓腔锉上拆下股骨颈试模。然后取

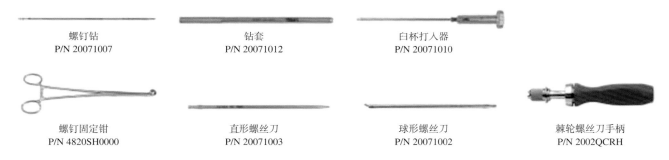

图 5-13　髋臼螺钉置入所用器械

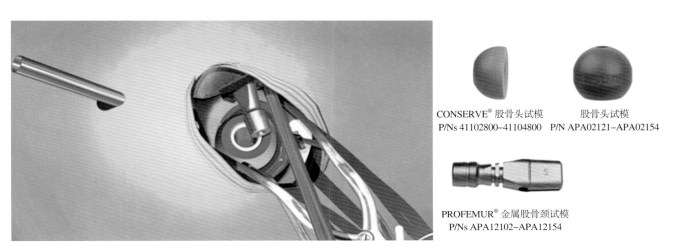

图 5-14　试模复位

下假体试模，包括股骨髓腔锉（图5-15）。

（十六）置入假体

擦干假体锥部连接处后，可以使用臼杯打入器（通过套管）和合适的内衬打入器（P/Ns 20070023-20070025）将髋臼杯内衬打入合适的位置。然后将股骨柄打入合适的位置。可以使用髓腔测深器末端的测深标记确认股骨柄距离大转子尖部的深度。将股骨头假体放入髋臼杯中，开口朝向后上方（图5-16）。

如果选择组配式股骨柄，可以使用带保护套的钳子将组配式股骨颈假体置入股骨柄套袖中，以保护股骨颈锥形结构。

注意：为了适当安装并打入组配式股骨颈，应确保组配式股骨颈和股骨柄套袖的锥形结构清洁、

干燥，并使用骨锤重敲偏心型股骨颈打入器（P/N 20073009），将组配式股骨颈假体完全打入。将钝性穿刺器插入股骨柄假体顶部，清洁并擦干股骨颈和股骨头锥形结构之后，将组配式股骨颈装入股骨头中。在进行假体复位的过程中，外科医师通过主切口直视下推移髋关节控制下肢，同时助手通过抬高或降低足部或膝关节来控制髋关节内旋和外旋。可通过检查关节活动度来验证关节稳定性，同时还要确认合适的下肢长度。

（十七）缝合

关节囊保留完整，并可以与切口平行接近。缝合从接近关节囊上下端的位置开始。如果之前对梨状肌进行了松解，可以将梨状肌重新附着在臀中肌后缘上。逐层缝合臀大肌肌膜、皮下组织和皮肤。根据术

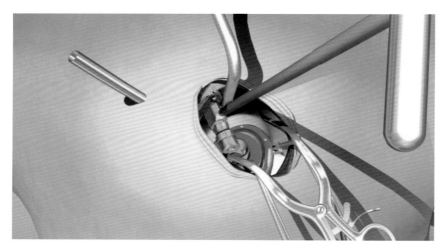

图5-15　拆卸试模

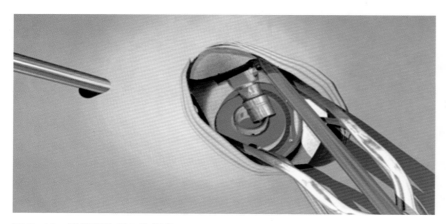

图5-16　股骨假体置入和复位

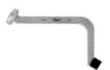

内衬打入器
P/Ns 20070023-20070025

带偏心距组配颈打入器
P/N 20073009

CONSERVE® 股骨颈套管
P/Ns APA0TSS3-APA0TSL3

中创面渗血情况选择是否放置引流（图5-17）。

二、手术技巧和陷阱

为了方便读者更好地学习使用这一手术技术，笔者根据自己临床实践以及和有经验的医师的讨论，分享手术的技巧和陷阱。

1. 体位　SuperPATH 使用常规的健侧卧位，需要患髋在术中能够有屈曲、内收和内旋的活动。骨盆的固定比较重要，建议前方固定耻骨联合或髂前上棘，后方固定骶骨。可允许骨盆略后倾，必须避免前倾。因为在术中可能因为股骨的牵拉导致骨盆前倾。同时，术前检查骨盆与身体纵轴的方向以及调整手术床的水平有助于帮助术中确定髋臼的外展角度。

2. 切口　SuperPATH 采用的切口基本为后入路切口的近端部分，建议患髋屈曲60°，沿股骨干纵轴方向做直切口，这样当髋关节处于中立位时，切口呈向后弯曲的弧形切口。初学者可以先将切口做长些，显露到大转子最高点，以利于术中判断股骨锉磨的方向和深度。随着手术技术提高逐步缩短远端的部分直至不显露阔筋膜张肌腱性部分，这样可以进一步减轻术后的疼痛。

3. 髋关节的显露　在沿臀大肌肌纤维进入显露臀中肌外旋肌层后，必须让助手抬高患肢，做外展轻微外旋髋关节的动作，使臀中肌和外旋肌处于松弛的状态，有利于在外旋肌和关节囊之间插入拉钩进行显露。避免使用暴力强行插入拉钩而造成肌肉和肌腱损伤。待拉钩放入后再让患肢处于自然内收内旋屈曲状态进行操作。

4. 关节囊的切开　由于 SuperPATH 是纵向切开上方的关节囊，如果不适当地进行前后方向的松解，显露或比较局促。对于关节囊有挛缩的患者，可以在髋臼侧向前后剥离1 cm 关节囊，更好显露髋臼，也有利于清除骨赘。

5. 股骨的准备　股骨开髓类似于股骨髓内钉的置入，一般选择在梨状窝股骨颈前后中央。插入髓腔后一般因为股骨存在前弓，会使扩髓杆向后方移动。建议使用近端锉锉磨股骨近端，特别是靠近大转子部分的股骨颈皮质务必去除，避免因为皮质阻挡造成股骨锉和假体置入的内翻。

6. 股骨柄前倾的确定　可根据原股骨颈和头的解剖前倾确定，如果是髋关节发育不良（DDH）前倾异常的髋关节，可参考膝关节屈曲90°时小腿轴线做15°前倾。

7. 股骨大小的确定　根据术前模板测量以及股骨锉打入时的进入情况决定。如果股骨锉大小和术前计划相差较大，必须在术中透视确定股骨柄的大小，防止假体位置不佳或骨折。由于 SuperPATH 入路不能直视小转子，一般将大转子尖端作为股骨柄置入深度的参考，打入连接工具上有标记供参考（图5-18）。

8. 股骨颈截骨和股骨头取出　股骨颈的截骨可

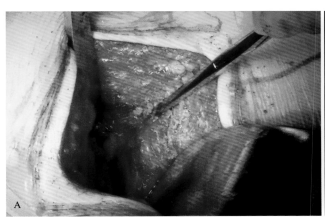
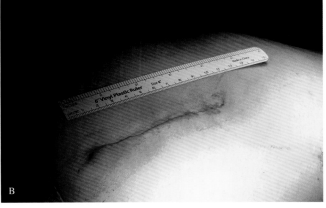

图 5-17　A. 后方结构完整保留；B. 缝合切口

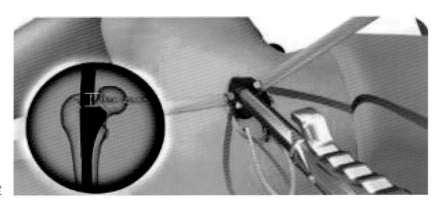

图5-18　股骨锉大小的确定

以使用窄的摆锯，笔者更推荐使用往复锯。当股骨头取出困难时，推荐用骨刀切除一部分股骨颈，取出后将大大方便股骨头的取出。

9. 髋臼的显露　用好关节囊内的点状撑开拉钩能很好地显露髋臼前后壁，助手用骨钩向前下牵开股骨能显露髋臼下缘及髋臼横韧带。

10. 经皮工作通道的建立　工作通道尽可能在紧贴股骨干后方，穿刺器一定从股骨后侧穿刺进入，这时导向器下的杯试模看上去好像是后倾，但是没关系，这只是为了确定套管通道的位置。在真正磨锉时，通过调整股骨位置使髋臼锉连杆置于正确位置，再进行磨锉。这时从皮肤外观上看可能套管位置和股骨位置是有距离的（非紧贴）。相反如果从皮肤外观看是紧贴股骨后侧，可能在切口里面就没有紧贴了。

11. 髋臼锉磨　必须让助手帮助向前方牵拉股骨并同时屈曲髋关节，保证工作同道没有被股骨阻挡。股骨阻挡会使髋臼的偏心锉磨影响安装。锉磨大小以去除所有软骨保留软骨下骨为佳。由于没有髋臼试模，可以使用髋臼锉判断大小是否合适，若锉到合适型号，将髋臼锉留在髋臼内，将取出器插入髋臼锉中心的六角接口中，若取出器不会前后左右倾倒，即判定髋臼锉在臼窝中已紧实。

12. 髋臼置入　SuperPATH通常可以使用解剖定位判断髋臼置入的位置。在确定臼杯最后的位置时有两个重要参数：①臼杯下缘和髋臼横韧带平行。②臼杯前唇在髋臼前骨缘下2~3 mm，也就是术者可以看到髋臼前壁边缘。

13. 假体的选择　SuperPATH只是一种手术入路，如果有合适的工具应当适用于目前大多数的假体，包括一体和组配型假体，作为一种微创的术式，使用组配型工具进行操作更加便捷。如果医师有对高组配假体较多界面的担忧，可以选择一体柄。

三、总结

为改善全髋关节置换术的短期临床疗效，研究者提出了多种微创手术入路，尽管有些是成功的，但是许多入路都存在特有的缺点或并发症，包括假体周围骨折、假体位置不佳、脱位、步态改变、出血、假体种类限制、费用增加、学习曲线陡峭和切口缺乏延伸性等。为克服这些困难，在后外侧入路的应用广泛性和切口可延伸性的基础上，研究者提出了一类后侧微创入路，保留髋关节周围的肌肉，特别是外旋肌群，以限制髋关节向后脱位。这些入路为手术者提供了从标准后侧入路，到后侧小切口（不保留短外旋肌），再到后侧微创切口（保留短外旋肌）的连续学习曲线。

PATH入路是一种后侧微创入路，从大转子上松解梨状肌，利用臀中肌和外旋肌联合腱的间隙进行全髋关节置换术，按传统方式进行股骨准备，而髋臼侧是在特殊的导向器辅助下经皮隧道磋磨髋臼成形，置入假体。另一种后侧微创入路是Stephen Murphy提出的supercapsular入路，该技术在原位进行股骨髓腔成形，髓腔锉留于髓腔内指导股骨颈截骨，减少髋关节脱位操作带来的潜在危险；髋臼准备采用特殊工具进行，无皮下隧道。这两种技术经过长期临床随访，报道并发症极低，脱位率极低且能加速康复。

全髋关节置换术 SuperPATH 入路结合了上述两种技术的优点，经梨状肌和臀小肌的间隙进入关节囊，在原位进行股骨准备，在导向器辅助下经皮隧道进行髋臼准备及假体置入，不切断梨状肌和短外旋肌，几乎保存髋关节周围所有的肌肉功能，又不影响关节假体的置入；具有切口小、创伤小、术后疼痛轻、恢复快等优点。

一项纳入 450 例患者的多中心研究发现接受 SuperPATH 入路全髋关节置换术的患者输血率和 30 天再住院率分别为 3.3% 和 2.3%，平均住院天数为 1.6 天，深静脉血栓、假体周围骨折、脱位的发生率分别为 0.2%、0.8%、0.8%。同时，SuperPATH 技术沿用多数临床医师熟悉的后外侧手术入路，手术切口具有可延伸性，降低了初学者的学习难度。

（上海交通大学附属第六人民医院·陈云苏）

参·考·文·献

[1] Petis S, Howard J L, Lanting B L, et al. Surgical Approach in Primary Total Hip Arthroplasty:Anatomy, Technique and Clinical Outcomes[J]. Canadian Journal of Surgery Journal Canadien De Chirurgie, 2015, 58(2):128–139.

[2] 张先龙，沈灏，眭述平，等. 双切口微创人工全髋关节置换术 [J]. 中华骨科杂志 , 2005, 25(5):268–270.

[3] Murphy S B. Technique of Tissue–preserving, Minimally–invasive Total Hip Arthroplasty Using A Superior Capsulotomy[J]. Operative Techniques in Orthopaedics, 2004, 14(2):94–101.

[4] Penenberg B L, Bolling W S, Riley M. Percutaneously Assisted Total Hip Arthroplasty (PATH): A Preliminary Report[J]. J Bone Joint Surg Am, 2008, 90, Suppl 4:209–220.

[5] Roger D J, David Hill PA‐C. Minimally Invasive Total Hip Arthroplasty Using a Transpiriformis Approach: A Preliminary Report[J]. Clinical Orthopaedics & Related Research, 2012, 470(8):2227–2234.

[6] Chow J, Penenberg B, Murphy S. Modified Micro–superior Percutaneously–assisted Total Hip: Early Experiences & Case Reports[J]. Current Reviews in Musculoskeletal Medicine, 2011, 4(3):146–150.

[7] Della Torre PK, Fitch DA, Chow JC. Supercapsular Percutaneously–assisted Total Hip Arthroplasty: Radiographic Outcomes and Surgical Technique[J]. Ann of transl med, 2015, 3(13):180.

[8] Gofton W, Chow J, Olsen KD, et al. Thirty–day Readmission Rate and Discharge Status Following Total Hip Arthroplasty Using The Supercapsular Percutaneously–assisted Total Hip Surgical Technique[J]. Int Orthop, 2015, 39(5):847–851.

[9] Jewett B A, Collis D K. High Complication Rate with Anterior Total Hip Arthroplasties on A Fracture Table[J]. Clin Orthop Relat Res, 2011, 469(2):503–507.

[10] Restrepo C, Mortazavi S M, Brothers J, et al. Hip Dislocation: Are Hip Precautions Necessary in Anterior Approaches[J]. Clin Orthop Relat Res, 2011, 469(2):417–422.

[11] Van O J, Hoogland P V, Tuijthof G J, et al. Soft Tissue Damage After Minimally Invasive THA[J]. Acta Orthop, 2010, 81(6):696–702.

[12] Parratte S, Pagnano M W. Muscle Damage During Minimally Invasive Total Hip Arthroplasty: Cadaver–Based Evidence That It Is Significant[J]. Instr Course Lect, 2008, 57:231–234.

[13] Meneghini R M, Pagnano M W, Trousdale R T, et al. Muscle Damage During MIS Total Hip Arthroplasty: Smith–Petersen Versus Posterior Approach[J]. Clin Orthop Relat Res, 2006, 453:293–298.

[14] Ogonda L, Wilson R, Archbold P, et al. A Minimal–incision Technique in Total Hip Arthroplasty Does Not Improve Early Postoperative Outcomes. A Prospective, Randomized, Controlled Trial[J]. J Bone Joint Surg Am, 2005, 87(4):701–710.

[15] Bertin K C, Rottinger H. Anterolateral Mini–incision Hip Replacement Surgery: A Modified Watson–Jones Approach[J]. Clin Orthop Rel Res, 2004, 429:248–255.

[16] Murphy S B, Ecker T M, Tannast M. THA Performed Using Conventional and Navigated Tissue–Preserving Techniques[J]. Clin Orthop Relat Res, 2006, 453:160–167.

[17] Woolson S T, Mow C S, Syquia J F, et al. Comparison of Primary Total Hip Replacements Performed With Standard Incision or A Mini–incision[J]. J Bone Joint Surg Am, 2004, 86:1353–1358.

[18] Wright J M, Crockett H C, Delgado S, et al. Mini Incision for Total Hip Arthroplasty: A Prospective, Controlled, Investigation With 5 Year Follow–up Evaluation[J]. J Arthroplasty, 2004, 19:538–545.

[19] Rasuli K J, Gofton W. Percutaneously Assisted Total Hip (PATH) and Supercapsular Percutaneously Assisted Total Hip (SuperPATH) Arthroplasty: Learning Curves and Early Outcomes[J]. Ann Transl Med, 2015, 3(13):179–185.

[20] 华莹奇，张治宇，蔡郑东. 快速康复外科理念在骨科的应用现状与展望 [J]. 中华外科杂志 , 2009, 47(19):1505–1508.

[21] Gofton W, Chow J, Olsen KD, et al. Thirty–Day Readmission Rate and Discharge Status Following Total Hip Arthroplasty Using The Supercapsular Percutaneously–assisted Total Hip Surgical Technique[J]. Int Orthop, 2015, 39:847–851.

[22] Chimento G F, Pavone V, Sharrock N, et al. Minimally Invasive Total Hip Arthroplasty: A Prospective Randomized Study[J]. J Arthroplasty, 2005, 20:139–144.

[23] Widmer K H, Zurfluh B. Compliant Positioning of Total Hip Components for Optimal Range of Motion[J]. J Orthop Res, 2004, 22:815–821.

[24] Ranawat C S, Maynard M J. Modern Techniques of Cemented Total Hip Arthroplasty[J]. Tech Orthop, 1991, 6:17–25.

[25] Lewinnek G E, Lewis J L, Tarr R, et al. Dislocations After Total Hip–replacement Arthroplasties[J]. J Bone Joint Surg Am, 1978, 60:217–220.

第六章

侧卧位微创 OCM 前外侧髋关节置换入路

髋关节置换手术是骨科最为成功有效的手术之一，目前临床最常用的手术入路包括外侧入路与后外侧入路。传统外侧入路需要自大转子部位分离部分前侧的外展肌（臀中肌与臀小肌）止点，所以可能会导致术后外展力量及旋前力量的减弱，从而增加脱位风险并增加跛行的概率。传统后外侧入路由于需要切断外旋肌，增加了早期术后脱位的风险。近年兴起的微创入路髋关节置换由于手术创伤小、术后功能恢复快、手术住院天数短、患者满意度高，为发展的方向之一，但在应用过程中需要经历较长的学习曲线，且需要一定的传统入路手术经验，故而应用受到一定的限制。微创入路代表性的有微创直接前方入路、微创前外侧入路、微创后外侧入路以及双切口入路，大多为经典髋关节入路的改良。

微创前外侧入路（minimally invasive anterolateral approach）来源于经典的前外侧 Watson-Jones 入路，2004 年由 Röttinger 最早报道了改良的前外侧微创入路全髋关节置换手术方法。手术自臀中肌与阔筋膜张肌之间进入，不切断任何肌肉，从而保留了外展肌的功能，具有创伤小、恢复快的优点，另外由于没有损伤后方关节囊和外旋肌肉，比后外侧入路具有更小的后脱位风险。由于阔筋膜张肌与臀中肌均为臀上神经支配，所以此入路并非神经肌肉间隙，故而也被称为保留肌肉技术（muscle-sparing technique）。

自 OCM 入路报道后，越来越多的医师开始了微创手术的尝试，很多医师将其作为常规初次髋关节手术入路，国内对于前外侧微创入路的报道始于 2006 年，张先龙教授等则对入路进行了细致的解剖研究并进行了临床应用，近年，随着厂家工具及假体的改进，微创入路再次受到追崇，对于入路的了解也逐渐加深。

本文作者在外侧改良 Hardinger 入路（切断前方 1/3 的臀中肌止点，术闭予以缝合）基础上，于 2013 年起采用 OCM 入路进行全髋关节置换手术，进行了入路解剖研究及改良，并进行了工具的改进，目前已经有 500 例前外侧微创入路手术经验，已将此入路作为常规手术入路，顺利地在 I、II、III 型先天性髋关节发育不良、陈旧性股骨颈骨折、髋内翻、骨性强直的强直性脊柱炎、翻修等复杂病例中进行了使用，大大降低了患者术后疼痛，获得了极高的患者满意度，手术后当天或第二天即可下地活动，降低了血栓发生风险，同时具有极低的跛行与脱位率。

一、操作技术

（一）假体及特殊工具准备

假体准备：髋臼假体无特殊需求，股骨假体尽可能选择合适做前外侧微创切口的假体，比如 Stryker 公司的 Accolade 系列柄、DePuy Synthes 公司的 Corail 柄、施乐辉公司的 SL-PLUS MIA 柄、Link 公司的 L. C. K 柄、捷迈公司的 ML 柄、国产春立公司的 155 号柄等，另外一些短柄假体也可适用，这些假体多有一个共同特点，股骨近端肩部较小，不需要进行大转子过多的开槽，需要注意的是各种柄均有不同的设计特点，需要有所了解，并结合患者的股骨形态进行选择。当然，一些公司的标准直柄也可以选择，但很多时候这样选择可能需要做相对多的松解，并可能会导致外侧臀中肌锉伤概率增加。

特殊工具准备：很多时候，普通髋关节置换工具及拉钩也可以用作微创前外侧手术，但是一般都需要配备一些特殊的手术器械以防止意外情况，基本所有的公司都配备有适合微创前外侧入路的偏心髋臼锉、偏心股骨髓腔锉及弧形或犬腿式臼杯安装器（图 6-1）。

手术拉钩准备：在厂家提供拉钩器械的情况下，仍建议使用自己适合的拉钩，好的拉钩可以使得手术流程简化并习惯化，有利于手术的常规化。以下为笔者常用的手术拉钩（图 6-2）：7 号髋臼 Hoffmann 拉钩，十分有用，可以备用两把，拉钩便于显露髋臼及股骨颈；臀中肌保护拉钩，笔者在临床实践中自行设计了分左右侧的"麻花"扭弯拉钩，可以在显露髋臼时作为臀中肌保护使用，尤其在牵拉显露股骨时，"麻花"拉钩与臀中肌走向十

分吻合，有利于保护臀中肌，从而降低其牵拉损伤概率；股骨矩拉钩，可使用窄的眼镜蛇拉钩或双齿拉钩方便翘拨牵拉股骨矩；门形拉钩，软组织保护用；其他备用特殊拉钩，如带光源的拉钩可以增强术野深部髋臼的显露效果。

（二）患者体位、消毒及术者位置

可以采用标准平卧位或者侧卧位体位，笔者采用侧卧位，摆放要点如下：去除后方的手术床腿板（图 6-3），患者取全侧卧位，身体纵轴方向与手术床一致；大转子部位位于后侧床板远端上方约 10 cm（图 6-4），保证患侧大转子向上凸起，同时术中方便进行髋关节后伸、内收、外旋动作；骶尾部、耻骨联合部位分别行支撑垫牢固固定，避免在术中摆放下肢时导致固定体位失效；健侧肢体处于屈膝屈髋位置，膝关节上方放置软枕，使得患肢放在健肢上时处于轻度的内收位，踝关节位置放置软垫避免压疮，将健侧肢体绑缚在手术床腿板上，防止术中健腿掉落；调节手术床位于水平位（也可根据习惯调整手术床于头低脚高位，方法有：透视法，使得双侧髋臼中心或股骨头中心重合；采用特殊的定位工具使骨盆处于标准侧位）；有条件使用真空固定垫的，可以在体位固定后将真空垫抽空使得体位完全固定。

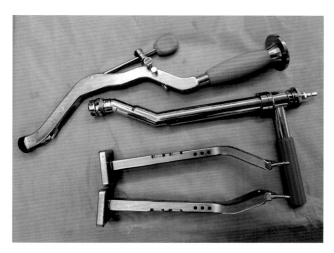

图 6-1 上起：犬腿式臼杯安装器，偏心髋臼锉，偏心股骨髓腔锉

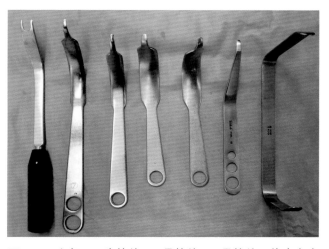

图 6-2 左起：双齿拉钩，7 号拉钩，7 号拉钩，徐志宏麻花拉钩，徐志宏麻花拉钩，眼镜蛇拉钩，门形拉钩

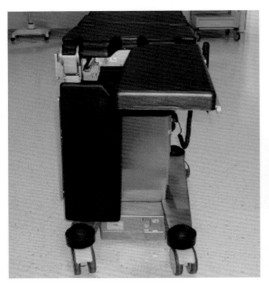

图 6-3 将手术床后侧腿板垂下或者去除

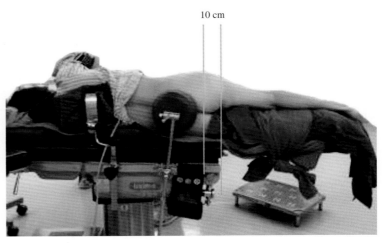

图 6-4 大转子位置距离后侧床板远端上方约 10 cm

消毒范围包括会阴部，向前至患侧腹中线、上至脐上 5 cm，后侧过背部中线，下至膝下 15 cm，铺无菌单，露出患侧髂前上棘至大转子下方约 15 cm，会阴部使用手术膜封闭，膝关节与小腿使用无菌防水袋或无菌中单包裹（图 6-5）。术者根据各自习惯可站在患者右侧，也可站在患者前方。两位助手一前一后站立，如有三位助手，保证前后侧各有两人。在处理股骨侧时候需要有一位助手维持患肢放置于床边，另一助手扶持拉钩。

（三）软组织分离

切口方向略有不同，经典入路位于髂前上棘和大转子顶点连线，切口走向可以有各种变化，可始于髂前上棘后侧 3 cm，指向大转子前结节，对于肥胖患者，预计可能向两端延长切口时，切口近端尽可能往后，使得切口线与身体中轴更为平行，可略呈弧形的切口，一般切口长 7~9 cm（图 6-6）。

锐性全层切开皮肤及皮下软组织，直至显露髂

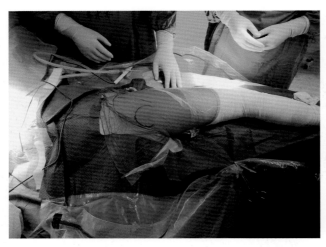

图 6-5 消毒铺单后照片，主刀可站在患者前方也可站在患者右侧，后侧塑料袋为术中做股骨时放置用

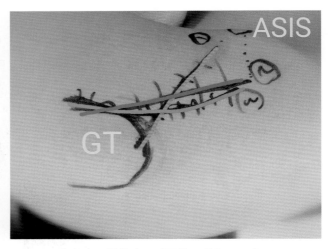

图 6-6 临床实际操作中可采用的三种切口示意

胫束，皮肤撑开器向两侧撑开，自切口线近端寻找阔筋膜张肌的外侧界线，髂胫束位于下方，阔筋膜张肌位于上方，髂胫束颜色灰白，而阔筋膜张肌呈红色，一般比较容易分辨，特殊病例难以分辨的可以寻找血管标记，可看到固定的血管从髂胫束下方穿出至表面（图6-7）。

髂胫束的切开线对于手术操作方便与否十分重要，有多种切开方式，可以自近端沿髂胫束纤维方向向远侧切开，或沿着切口线方向切开，也可略呈"L"形切开髂胫束，电刀或剪刀切开后（图6-8），甲状腺拉钩将臀中肌及髂胫束向后方拉开，前侧拉钩将阔筋膜张肌向前侧拉开，此时即显露出臀中肌与阔筋膜张肌之间的间隙（图6-9），自远端向近端钝性分离，可以发现穿行于臀中肌与阔筋膜张肌之间的穿支，长镊子夹持并电凝止血，一般有2~3根穿支，越靠近近端越需注意保护支配阔筋膜张肌的臀上神经终末支，此终末支一般位于髂前下棘下方约3 cm，直径约3 mm，使用示指轻微地向上钝性游离间隙。

（四）暴露关节囊

此切口内无重要血管神经，显露清楚的情况下，均可以使用电凝进行止血。进入间隙后，手指即触及髋关节囊，一把7号髋臼拉钩自臀中肌、臀小肌下方插入关节囊外股骨颈后侧，也可使用宽的大弯拉钩保护臀中肌，另一把7号拉钩自阔筋膜张肌及股直肌直头下方，插入至关节囊外股骨颈前方，将下肢外旋，可清晰显露髋关节囊，臀中肌发达者，可在髋臼后上方插入一把"麻花"拉钩，电刀清除髋臼前方脂肪，注意可能会有滋养血管需要进行止血，骨膜剥离器向前方推开股直肌反折头，将拉钩插入髋臼前缘向前拉开并牵拉，显露出前方及外侧的髋关节囊（图6-10）。

（五）切开关节囊

关节囊可行切除或保留，根据关节囊本身质量及个人手术习惯。安全起见，可沿着股骨颈中轴线方向切开关节囊（图6-11），显露并辨别股骨头颈及髋臼位置后，再行准确的关节囊处理，电刀切除前外侧关节囊（髂股韧带，股骨外侧束股骨转子止点需要尽量的游离为后续手术准备），下方尽可能地切至股外侧肌（图6-12），注意前侧的关节囊比较菲薄，切除时候需辨别清楚，当发现肌肉或肌腱组织时及时停止，调整拉钩位置后再行切除，小心对血管、神经及髂腰肌保护。如果需要保护关节囊，可以将关节囊做"Z"形切开，并分别前、后拉开，上、下方尽可能沿着髋臼及股骨颈基底部切开，避免影响后续手术操作。

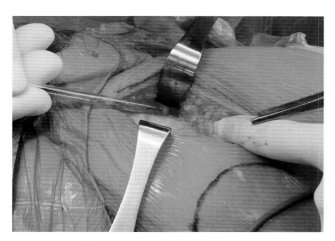

图6-7 吸引器所示为固定的血管从髂胫束下方穿出（右髋后上方视野）

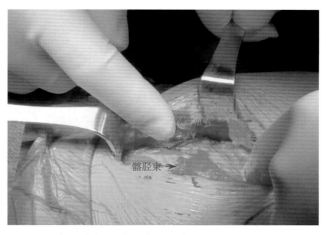

图6-8 电刀小心沿髂胫束纤维方向或呈"L"形切开髂胫束（右髋后上方视野）

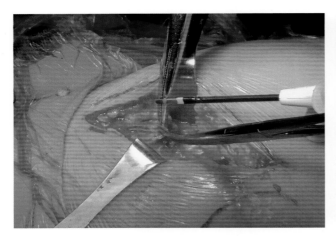

图 6-9　甲状腺拉钩将髂胫束与臀中肌牵向后方，阔筋膜张肌牵向前方，间隙内的穿支血管使用电刀止血，无须结扎（右髋后上方视野）

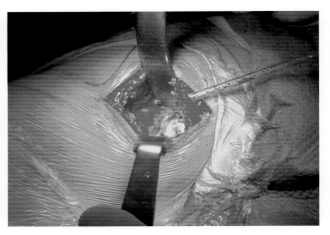

图 6-10　两把 7 号拉钩分别牵拉于股骨颈前后方，下肢外旋位，清理关节囊表面的脂肪，显露髋关节囊（右髋前上方视野）

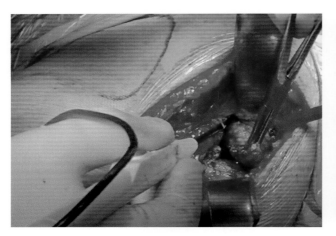

图 6-11　切开关节囊，切除前方及外侧髋关节囊（右髋前上方视野）

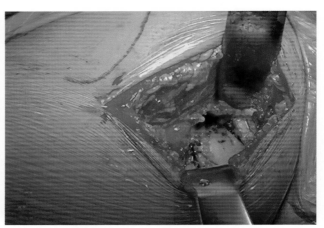

图 6-12　显露髋关节（右髋前上方视野）

（六）股骨颈截骨及股骨头取出

关节囊准备结束后，可以试行牵引后伸、外旋脱位髋关节，避免暴力脱位而影响体位，如果可以脱位，则行"一步法"截骨（图 6-13）：拉钩在股骨颈基底部前、后放置，摆锯在股骨颈预计截骨位置截骨后，使用取头器拧入股骨头或宽骨刀插入截骨线中间并击入股骨头后翘出。大部分情况无法脱出需要行"两步法"截骨（图 6-14）：将两把髋臼拉钩换至关节囊内，放置于股骨颈头颈交界区前、后方，分别前、后牵拉，下肢处于外旋中立或轻度外展体位，可以松弛臀中肌张力并使得股骨头颈恰

好在切口下方，方便摆锯进行操作。摆锯自股骨头下垂直股骨颈方向进行第一刀截骨（图 6-15），摆锯深度控制，可以保留少许骨连接而避免损伤下方的髋臼，用宽骨刀彻底凿开股骨头颈，后伸外旋患肢，使得下肢处于外旋 90° 位置（髌骨朝向正上方），这时候可以将两把 7 号拉钩放置在股骨颈基底部，行第二刀标准截骨（图 6-16），可以沿着转子基底部向内侧股骨矩，按照术前规划或者做相对于股骨干内翻 45° 的截骨，保留股骨矩约一横指，摆锯垂直手术床往下（垂直于股骨干），直至股骨颈完全切断，注意保护内侧血管神经束。骨刀分离并使用抓钳取出骨块，特殊粘连的病例可以分割成

小块取出，前、后拉钩重新放置于髋臼前、后方，切开残留的影响股骨头视野的关节囊，取头器取出股骨头（注意取股骨头时应该去除所有拉钩，避免股骨头过大取出时挤压损伤肌肉）（图6-17）。

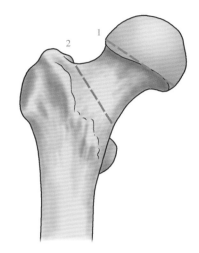

图 6-14　两步截骨法示意图

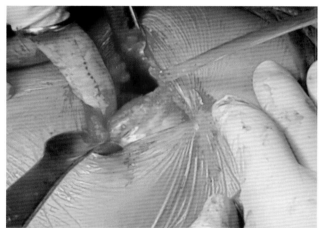

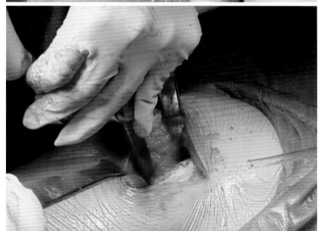

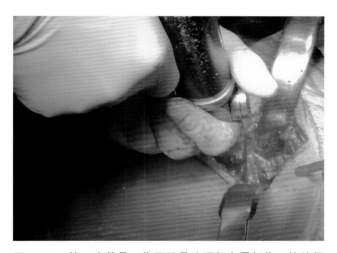

图 6-15　第一步截骨，位于股骨头颈部交界部位，拉钩保护下垂直股骨颈截骨（右髋前上方视野）

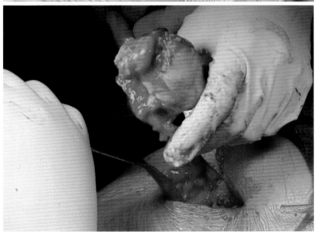

图 6-13　脱位后采用一步截骨法（右髋前上方视野）

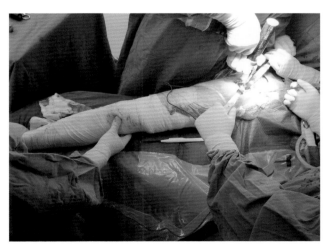

图 6-16　第二步截骨，助手维持下肢外旋中立位，髌骨朝上，股骨颈部位行垂直股骨干的标准截骨，助手拉钩分别撬在股骨颈前基底部后侧（右髋前上方视野）

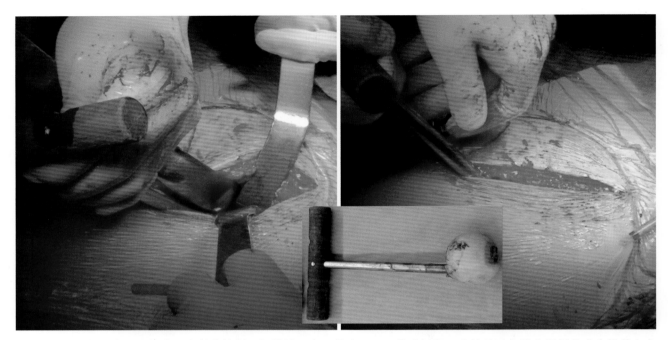

图 6-17　取头器旋入股骨头，剪断或拧断圆韧带并取出股骨头，取股骨头时候取出拉钩避免臀中肌损伤（右髋前上方视野）

（七）髋臼显露

三把髋臼拉钩分别置于前下、后下、后上方，显露髋关节，后下方 7 号拉钩置于髋臼后下方，牵拉股骨向后下方，前侧 7 号拉钩置于髋臼前下方，后侧麻花拉钩置于髋臼后上方牵拉臀肌（图6-18）。其中后下方的 7 号拉钩十分重要，主要作用为牵拉股骨往后下方，牵拉力较大，注意避免骨折，如显露困难，需要重新观察股骨矩是否保留过多，或者关节囊松解或切开不足。可以调节患肢位置，以便最理想的髋臼磨锉，可以抬高患肢放置于器械台上，或者在两腿中间垫高，处于轻度屈髋外展体位。长柄电刀或长刀片进行髋臼盂唇切除，圆韧带切除，髋臼窝内软组织清理，髋臼边缘骨赘清理，完整显露髋臼和横韧带，如有影响可以进行横韧带部分切除，但需要小心的是可能会引起不易止住的出血，可以采用电凝烧灼。完整处理后，对髋臼形态进行观察，包括前后倾、骨缺损、骨硬化髋臼下缘等的判断，以及安装臼杯位置的大致判断。

（八）髋臼磨锉

处理髋臼边缘增生的骨赘，初步了解髋臼前、后壁及上缘的骨质情况，根据切口及髋臼深度，髋臼锉可以使用直锉也可以使用偏心锉（图6-19），由于视野相对较小，初学者可以选用小号的髋臼锉逐步磨锉，对于髋臼发育正常的病

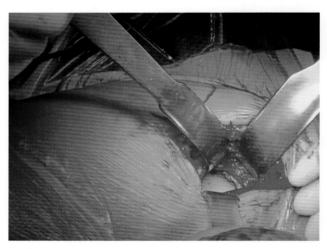

图 6-18　三把拉钩放置位置（右髋前上方视野）

例，可以选择比目标大小小 4 mm 的髋臼锉进行磨锉。按照 2 mm 或 1 mm 逐渐增加，目标角度 40°~45° 外展角，前倾 10°~25° 进行磨锉，最后一把锉完后，应该看到关节软骨完全磨锉干净并显露出软骨下骨，不同公司配备有角度控制器固定于磨锉的手柄上，可以对角度进行大致判断。

磨锉时固定手需要尽可能下压，抓持电钻的手需要进行纵向施压，对于正常髋臼，需要磨去髋臼软骨，出现软骨下骨的小点状出血即可。特殊情况可以根据术前判断进行深锉，但不能超越卵圆窝底，对于髋臼发育不良的，卵圆窝往往由于硬化骨而出现封闭，第一把髋臼锉可以定位置和深度，并找到卵圆窝，从而对磨锉深度进行判断，同时根据横韧带位置判断最终磨锉的下缘，逐渐加大，直至出现足够的骨床以满足髋臼杯的安放。髋臼上缘如骨量不足，可以取大块股骨头结构性植骨螺钉固定，或使用松质骨颗粒及骨泥植骨，对于软骨下骨的囊性变需要置入磨锉下来的自体松质骨泥。磨锉完毕后进行试模安放，观察假体周围骨床覆盖、前后倾及外展情况（图 6-20）。

（九）髋臼杯安放

根据个人习惯，可使用生物型假体或者骨水泥假体，根据公司推荐并综合骨床情况，使用磨锉同号或者加 1 mm/2 mm 假体。安放时将带直的螺纹

臼杯适配器拧入髋臼杯顶孔，如髋臼位置较深，可以使用特殊的犬腿式或弧形臼杯适配器（图 6-21），大部分情况并不需要，安装目标角度外展 40°~45°，前倾角度 15°~20°（图 6-22）（根据各自经验决定），为防止此前操作造成的可能的体位偏差，综合髋臼前、后缘以及术前的髋关节平片及 CT 等，进行前倾角度准确性的再判断。安装臼杯时前后的拉钩可予以放松，减少因为牵拉导致的骨盆位置改变，击打臼杯打入器，直到髋臼杯完全打入，前后上下晃动感受臼杯的稳定情况。

臼杯牢固固定后，拧下臼杯适配器，长血管钳探查髋臼底部及螺钉孔，髋臼杯是否与骨床完全接触，根据假体稳定情况决定是否增加髋臼杯固定螺钉，使用锋利的骨刀或尖嘴咬骨钳清理髋臼边缘增生的骨赘，以及可能导致撞击的多余骨质，装入陶瓷或聚乙烯内衬（图 6-23），特殊病例也可先装入试衬。由于前外侧入路髋关节前方稳定性相对于后侧稍差，往往臼杯的安放前倾角度较后侧入路要小些，可以在内衬安放时将高边放置于髋臼杯的后上方，左侧放置于 1~2 点，右侧放置于 10~11 点。处理完毕撤去所有拉钩。

（十）股骨准备

首先在中立位于股骨转子顶部插入 7 号拉钩，笔者更喜欢将"麻花"拉钩放置于大转子与臀中

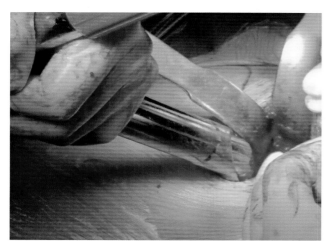

图 6-19　偏心锉行髋臼磨锉（右髋前上方视野）

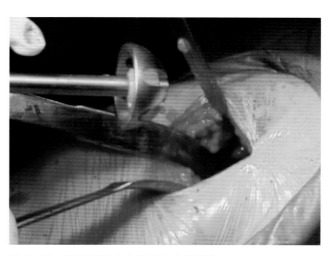

图 6-20　安放试模（右髋前上方视野）

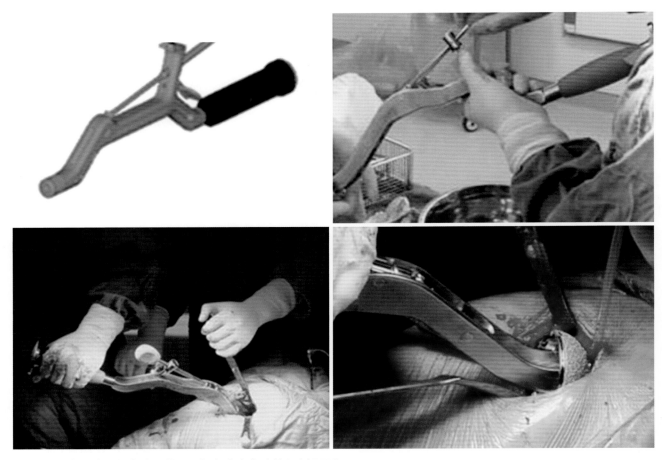

图 6-21　犬腿式臼杯安装器装上臼杯方法（右髋前上方视野）

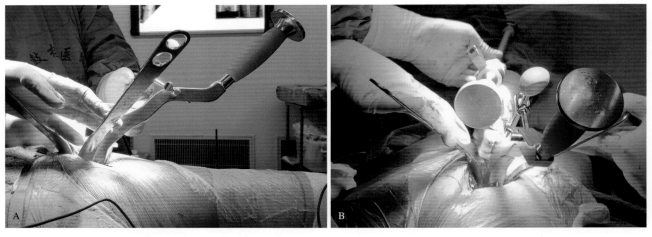

图 6-22　术中髋臼杯角度控制
A. 右髋后方视野显示髋臼外展角；B. 远端视野显示髋臼杯前倾角

肌之间进行牵拉，可避免对于大转子顶点的翘拨而导致的骨折，另一把眼镜蛇小拉钩或双齿拉钩插于股骨小转子处上方股骨矩位置。助手必须在主刀医师的指挥下，逐步内收及外旋放置患肢于后侧手术台边的无菌塑料套内（图 6-24），可以进一步松解后外侧的关节囊，使得患肢尽可能地

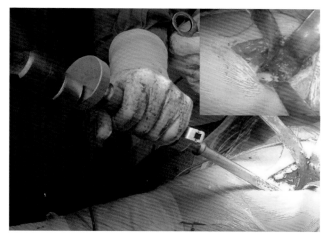

图 6-23 放入聚乙烯内衬并敲击使其与髋臼杯锁住（右髋前上方视野）

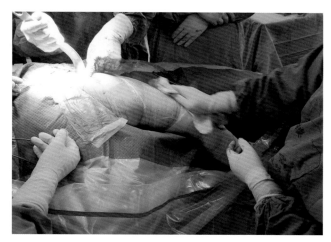

图 6-24 助手在主刀医师指挥下逐步放下患肢使其处于后伸内收外旋体位（右髋后方视野）

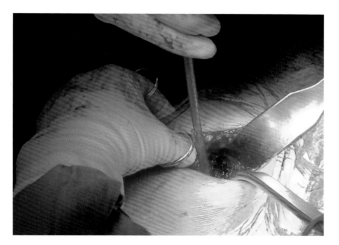

图 6-25 拉钩位置（右髋前上方视野）

处于后伸内收外旋位置（约 90° 外旋，30° 内收，15° 后伸），从而使得股骨近端完全暴露于切口中、股骨干轴线指向切口内，如果仍然无法显露，需要进一步延长切口或者松解紧张的髂胫束以及部分外旋肌止点，大部分情况无须做过多松解，可以通过近端切口的延长来避免过度松解而导致的后侧不稳（图 6-25）。

（十一）锉髓腔

选择公司提供的弯头髓腔铰刀，探明髓腔方向，锉磨至外侧骨皮质，松解到位的病例可以使用传统的直头髓腔铰刀进行髓腔方向判断（图 6-26）。

电刀标记大致股骨颈开槽方向，箱式髓腔开口器（box chisel）沿着股骨矩开槽方向进行开口（图 6-27）。大小合适的髓腔铰刀进行髓腔扩髓，偏心股骨髓腔锉（分左、右侧）由小至大进行扩髓（图 6-28）。生物型假体需要尽可能扩髓紧密，当髓腔锉与骨皮质贴近时，可感受到轻微的声音变化，另外可根据术前估计的假体大小、股骨矩部位是否与锉贴紧、连续敲击 10 次以上髓腔锉并不往下陷入等作为是否到位的判断，当然力量控制需要根据上述各经验以及骨质情况综合考虑。手术中可以通过助手前、后侧拉钩的松紧调节来获得一个移动的手术窗口，在髓腔锉放入髓腔内扩锉的时候，可以放松拉钩以减少肌肉牵拉损伤。

（十二）安装试模

卸下髓腔锉柄，安装合适颈干角的连接头，判断股骨头中心与大转子顶点的相互关系，选择大小合适的股骨头试模进行安装，并在中立位牵引内旋复位髋关节。检查关节活动度，验证关节稳定性，包括常见易于脱位的体位，如过度屈髋位、内旋内收位及外旋位，同时还要确认合适的下肢长度。根据习惯进行透视，如果发现髋关节不稳，可以调整股骨头长度或者试衬高边方向，再次测试稳定，必要时重新安装臼杯。

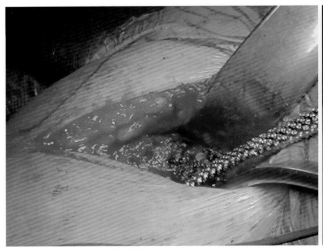
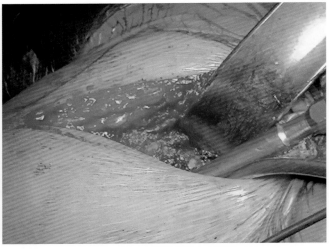

图 6-26　弯头髓腔铰刀或传统的直髓腔开口器探明髓腔方向（右髋前上方视野）

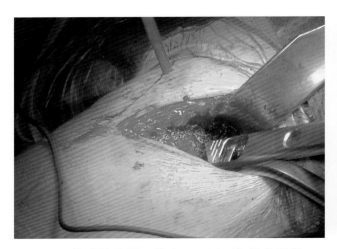

图 6-27　箱式髓腔开口器（box chisel）沿着股骨矩轴线开槽方向进行开口，股骨颈前倾角度控制于 10°~15°（右髋前上方视野）

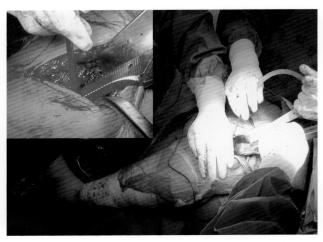

图 6-28　股骨扩髓及肢体位置照片（右髋前上方视野）

（十三）拆卸试模

牵引，股钩牵引股骨柄颈部，外旋脱位髋关节，取出股骨头试模，放入拉钩，并将下肢仍置于后伸内收外旋位，取出试模，冲洗。

（十四）置入假体

中立位根据试衬方向安放髋臼内衬，将下肢仍置于后伸内收外旋位安装真柄，观察与股骨试模位置是否一致，不一致可以再次安放试头进行测试。

直至选择合适长度的股骨头置入（图 6-29）。如果选择骨水泥假体，则需要在假体远端髓腔内放入髓腔塞，骨水泥枪往髓腔内打入骨水泥，再挤压骨水泥柄直至水泥硬化。安装时候需要注意麻醉监测。再次检查关节活动度来验证关节稳定性，同时还要确认合适的下肢长度。

（十五）缝合

根据创面出血情况，决定是否放置引流，关节囊保留的病例原位缝合关节囊，连续或间断缝合切

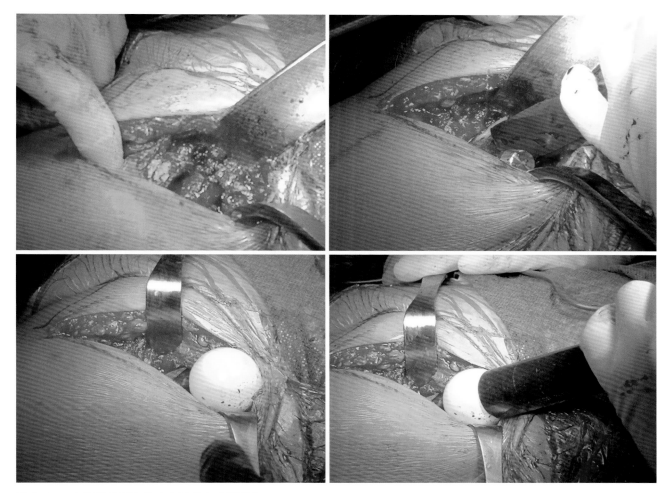

图 6-29　安装股骨柄和头（右髋前上方视野）

开的髂胫束与阔筋膜张肌筋膜，缝合皮下组织和皮肤。

二、手术技巧和陷阱

为了方便读者能够更好地学习、使用这一手术技术，笔者根据自己临床实践以及和有经验的医师的讨论，分享手术的技巧和陷阱。

1. 病例选择　选择好的病例为手术成功的关键，个人将此称为前外侧微创入路的特殊手术适应证。前外侧微创入路熟练掌握后，几乎适合所有年龄所有病种，但初学者选择病例需要注意以下一些要点。

（1）影像学的评估，骨盆平片的阅读，主要关注的点：大转子的位置和骨盆宽度的关系，一般而言，骨盆狭窄而大转子较为突出的病例相对较容易处理股骨；髂前上棘与股骨大转子距离大致判断，有些病例髂前上棘特别下垂，手术可能会难以操作，不宜选择；颈干角相对较大的比颈干角小的更容易显露髋臼。

（2）关节活动度的判断：对于长期屈髋位挛缩的病例，由于术中可能存在后伸困难，尽量不要采用此入路。

（3）肌肉强度判断：肌肉相对较为发达的病例，初学时不宜选择。

（4）肥胖病例判断：体重大的病例也并非手术禁忌，笔者所做过的最大 BMI 约为 34.1（95 kg，1.67 m，女性），文献报道最大的 BMI 甚至达到了 66.3。BMI 高的病例初学时尽可能不要选择，但是要综合（1）（2），如果（1）（2）条件优越，依然可以利用较小的切口顺利完成微创手术。

（5）最终判断是否选择微创手术，除了前述几点，手术体位摆放后需要再进行判断，包括大转子和髂前上棘的距离、关节活动判断、肌肉挛缩情况判断。

2. 假体大小的术前判断　初学时往往对于入路或工具掌握不到位，有可能出现假体内外翻或者前倾异常的问题，可能无法到达压配满意的位置而出现误判。所以需要在术前进行模板的大致估计，尤其是股骨侧假体大小及匹配度的判断，可以选择合适的假体，做到术中心里有数。手术中扩髓如果接近术前模板估计的大小，一般不易出现问题。

3. 体位摆放　由于在手术操作过程中，髋臼的显露与常规入路相比往往略差些，如果不是经验很丰富的医师，对于髋臼角度的控制可能存在误差，笔者经验是采用工具，保证骨盆的标准侧位，实际工作中，我们采用了特殊的体位钩（徐志宏设计发明）进行体位安放（图6-30），术中使得双侧髂前上棘远端紧靠在体位钩的球形点和竖杆，中间的弧形设计为避开腹部所用。摆放体位时，观察前后向及左右向竖杆，分别平行于手术室内墙面上的垂线，两个平面同时平行即意味着髂前上棘连线垂直于地面，这样可以在术中很容易判断髋臼杯的外展角度，同时也有利于前倾角度的判断。

4. 手术入路　笔者在实际手术过程中，大部分情况（90%）下，采取的是髂前上棘外侧约3 cm为起点，远端指向大转子前结节的入路，术中根据情况做髂胫束的部分切开，可以沿切口线呈现"L"形向远侧切开，此改良方法对于髂胫束肥厚的病例尤为有用，而对于髂胫束菲薄的病例，比如强直性脊柱炎的病例，可以沿着髂胫束与阔筋膜张肌间隙切入。

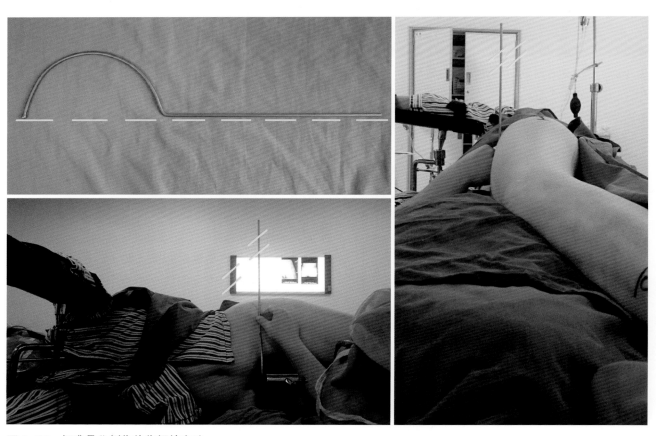

图6-30　标准骨盆侧位体位摆放方法

5. 术中的松解处理 新鲜股骨颈骨折、无长期肢体短缩且关节活动度正常病例一般无须特殊软组织松解，需要松解的是关节活动度严重受限以及肢体严重短缩的病例，需要贯穿整个手术，比如术前发现存在明显内收挛缩，一般在消毒结束铺单时候，即可采用尖刀片进行内收肌肉的松解，再行铺单；而对于一些复杂病例，如髋内陷、强直性脊柱炎、肢体短缩（DDH，陈旧性股骨颈骨折）病例，可提前对髂胫束及挛缩的臀大肌进行松解，一方面可以方便手术操作，另一方面也是为了改善手术后的关节活动度；术前存在屈髋挛缩的病例，可能需要进行对挛缩股直肌、缝匠肌、阔筋膜张肌的松解；对于 DDH 等肢体短缩病例需要做关节囊的彻底松解，而部分肢体短缩特别严重的，需要进行髂腰肌腱的松解等。

6. 关节囊的处理 笔者早期部分病例对关节囊进行了保留，手术结束时再行缝合，目前大多情况对于前外侧关节囊不做保留，否则术中髋臼显露可能会受到一定程度影响。

7. 股骨颈截骨 对于股骨头颈部增生特别严重的，可以先去除部分骨赘，然后再行股骨颈截骨，一般采取两步法，一步法往往需要较大幅度的脱位动作，在侧卧位时一般不采取，容易影响摆放正确的体位。对于股骨头较小的可以试行非暴力脱位，如果顺利旋出，则行一步截骨，个人一般保留股骨矩约 1 横指，可以根据假体特性进行调整。两步截

骨法最常用。对于关节骨性强直病例的处理，第一步截骨需尤为小心。需要对髋臼缘做到心中有底，避免伤及。

8. 髋臼显露 对于骨赘增生严重的病例，需要综合术前 CT 进行判断，可以在磨臼杯之前就进行部分骨赘的清理，这样做的好处是类似膝关节置换手术中的骨赘清理，可以改善髋关节的松紧度，使得髋臼磨锉更为简单，获得与常规外侧入路同样的显露。如果没有显露到位，可以再次对关节囊或者髂胫束、挛缩的肌肉进行判断，是否进行提前松解，根据髋臼的深浅进行切口的适度延长，由于后下方的髋臼拉钩尤为重要，需要将股骨牵向后下方，保证磨臼时候股骨矩不影响髋臼锉及髋臼杯安放。

9. 髋臼角度控制 与常规手术技术要求一样，个人经验是在体位正确的基础上，在对侧手术墙或者看片灯上放置合适角度的标记，可以避免磨锉的异常。偏心锉不是必须，但是对于一些髋臼特别大的病例将会十分有用（图 6-31）。

10. 股骨侧显露是关键 助手需要在主刀医师的指挥下逐渐放下患肢，根据情况进行后外侧关节囊松解，使得大转子逐步显露在切口内，可以顺畅地行髓腔铰刀探明髓腔，进行开槽后股骨磨锉，松解不到位则很容易出现大转子的撕脱骨折。大转子部位的拉钩力量不可过大，主要目的是保护臀中肌以及力量不大的大转子抬起作用。另一个可能出现的情况是髂胫束切开的不够，可能导致其对股骨上抬的阻挡，这时可以再做部分的髂胫束横向松解，否则极有可能出现股骨磨锉的偏差，而在所有松解都完成时仍无法在近端切口抬出时，可以将切口适当地向近端延长，从而避免皮肤挫伤和假体安放异常，特殊病例还可以做部分外旋肌（上孖肌、闭孔内肌、梨状肌）止点松解。总而言之，初学者进行股骨磨锉时，应当使得髓腔锉与常规入路同样便利下再进行，熟悉之后可以利用偏心工具降低松解范围。

11. 股骨假体周围骨折并发症的处理 对初学者而言，早期学习过程中的假体周围骨折有着较高

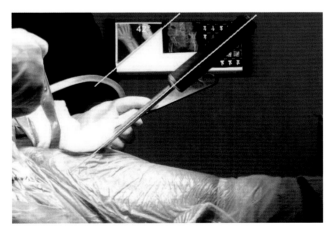

图 6-31 髋臼杯角度控制方法，参考角度 X 线片

的发生率，避免的关键是松解到位和避免暴力牵拉，大转子部位的撕脱骨折，如不累及臀中肌一般不需要特殊处理，大转子的臀中肌撕脱骨折，需要行大转子钢板与线缆固定，而对于股骨矩的劈裂骨折，可以将切口向远端纵向延伸，行捆绑带线缆或者钢丝固定，处理并不复杂。

三、总结

前外侧微创入路的术后并发症相对较低，总结本人500例前外侧微创入路全髋关节置换手术病例，仅1例出现脱位（1名帕金森病患者在术后一周活动时发生大转子撕脱骨折，后又在坐位时发生抽搐而导致髋关节后脱位，静脉麻醉后手法复位成功），1例坐骨神经损伤（1名有50多年病史的结核性骨性强直患者，考虑与术中后侧粘连松解相关，后行胫后肌转位），1例深部感染（患者术后出现切口愈合不良后发生深部表皮葡萄球菌感染，清创处理后控制），其他并发症如深静脉血栓及异位骨化发生率均较传统外侧入路要低。总结以往我们的OCM入路病例，术后异位骨化的发生率明显要比改良Hardinger入路发生率要低（13.6% vs. 36.0%），而Kutzner KP报道的2年随访发生率仅为7.8%。

对于微创前外侧入路与传统外侧入路的比较，大多认为前者早期的疼痛及功能相对较好，但是长期的功能并无差异，但最近Tudor A等研究发现，在术后7天、3个月、6个月及3年时行微创前外侧入路全髋关节置换的病例，功能都要优于传统的外侧入路，而在假体的安装方面，前外侧入路并无差异。对于不同微创入路的比较目前研究很少，由于不同手术医师大多只掌握一种微创入路，很难对不同入路进行客观的比较，Kawarai Y回顾比较了平卧位微创直接前路和前外侧入路对于髋臼杯和股骨柄安放的影响，结果显示，前外侧微创入路对于髋臼杯和股骨柄的安放位置都相对更好。来自挪威关节登记系统2008—2013年21 860例数据统计发现，2 017例微创前入路、2 087例微创前外侧入路、5 961例后入路、11 795例外侧入路的结果显示，2年和5年生存率比较，不同入路的假体生存率无统计学差异，微创前路和微创前外侧入路的脱位风险与外侧入路无差别，低于后侧入路的脱位率。

前外侧入路与前侧入路均自关节前方进入，但由于前外侧入路相比前侧入路更靠近外侧，处理手术并发症时也可以做外侧切口延长，相对容易处理假体周围骨折等并发症。由于皮肤较前侧入路更靠外侧，皮肤坏死发生率以及股外侧皮神经损伤相对较低，而对于阔筋膜张肌的牵拉或者神经支配的损伤，随访过程中确实有发现极少数病例出现阔筋膜张肌萎缩的情况，但并不影响髋关节功能。

在微创、快速康复的趋势下，相信微创前外侧入路一定会在关节外科越来越发挥其优势。尽管如此，仍需牢记"入路只是一种手段，而非目的"的原则，并非所有病例都适合微创。此入路的掌握需要漫长的学习时间，早期病例失败很可能导致最终放弃微创，需要尽可能在规范的关节中心学习或接受标准的尸体操作学习。

（南京大学医学院附属鼓楼医院·徐志宏／蒋青）

参·考·文·献

[1] Watson-Jones R. Fractures of The Neck of The Femur[J]. Br J Surg, 1936, 23:787–808.

[2] Bertin K C, Röttinger, Heinz. Anterolateral Mini-incision Hip Replacement Surgery: A Modified Watson-Jones Approach[J]. Clinical Orthopaedics and Related Research, 2004, 429:248–255.

[3] 韩一生，朱庆生，桑宏勋，等. OCM入路微创全髋关节置换术的初步报告[J]. 中华创伤骨科杂志，2006, 8(11):1017–1021.

[4] 张先龙，沈灏，王琦，等. 前外侧肌间隙入路微创全髋关节置换术的应用解剖与临床研究[J]. 中华骨科杂志，2007, 27(4):268–272.

[5] 徐志宏，陈东阳，史冬泉，等. OCM入路微创小切口全髋关节置换术后的深静脉血栓发生率[J]. 中国骨与关节外科，2014, 7(3):183–187.

[6] 鲍正远，郑科，茆平，等. 一种实用的侧卧位全髋关节置换术时臼杯安装方法[J]. 中国运动医学杂志，2017, 36(12):1038–1042.

[7] Grano G F, Pavlidou M, Todesco A, et al. A New Anterolateral Surgical Approach for Total Hip Replacement[J]. Joints, 2016, 4(3):148-152.

[8] Kutzner K P, Hechtner M, Pfeil D, et al. Incidence of Heterotopic Ossification in Minimally Invasive Short-stem THA Using The Modified Anterolateral Approach[J]. Hip Int, 2017, 27(2):162-168.

[9] Landgraeber S, Quitmann H, Güth S, et al. A Prospective Randomized Peri- and post-operative Comparison of The Minimally Invasiveanterolateral Approach Versus The Lateral Approach[J]. Orthop Rev(Pavia), 2013, 5(3):e19.

[10] Repantis T, Bouras T, Korovessis P. Comparison of Minimally Invasive Approach Versus Conventional Anterolateral Approach for Total Hip Arthroplasty:A Randomized Controlled Trial[J]. Eur J Orthop Surg Traumatol, 2015, 25(1):111-116.

[11] Tudor A, Ruzic L, Vuckovic M, et al. Functional Recovery After Muscle Sparing Total Hip Arthroplasty in Comparison to Classic Lateral Approach – A Three Years Follow-up Study[J]. J Orthop Sci, 2016, 21(2):184-190.

[12] Kawarai Y, Iida S, Nakamura J, et al. Does The Surgical Approach Influence The Implant Alignment in Total Hip Arthroplasty? Comparative Study Between The Direct Anterior and The Anterolateral Approaches in The Supine Position[J]. Int Orthop, 2017, 41(12):2487-2493.

[13] Mjaaland K E, Svenningsen S, Fenstad A M, et al. Implant Survival After Minimally Invasive Anterior or Anterolateral Vs. Conventional Posterior or Direct Lateral Approach:An Analysis of 21, 860 Total Hip Arthroplasties from The Norwegian Arthroplasty Register (2008 to 2013) [J]. J Bone Joint Surg Am, 2017, 99(10):840-847.

第二篇

全膝关节置换

第七章

微创膝关节置换手术历史和发展

20 世纪 60 年代末，英国的 Gunston 实施了第一例现代人工全膝关节置换手术（total knee arthroplasty，TKA），这一手术方式开始逐渐替代关节融合术和筋膜融合术成为治疗膝关节炎的经典方案。在早期，富有原创精神的设计者们设计了各种假体，如多中心假体、Freeman Swanson 假体、ICLH 假体等，力求仿生重建膝关节，但诸多的奇思妙想在临床上也导致了惨痛的失败教训。基于前人的经验，Insall 设计的双髁型假体于 1971 年开始应用于临床，1974 年发展为全髁型假体（TCP），构成了现代膝关节假体的雏形，随后膝关节置换手术进入快速发展时期。Insall-Burstein 后方稳定膝关节假体（IB Ⅰ~Ⅱ型）、LPS 假体、MBK（mobile bearing knee）假体相继问世，显著提高了 TKA 术后假体的生存率和手术疗效。与之相伴随的，就是手术技术的不断改进，包括 Insall 在内的 TKA 技术奠基者认为，卓越的外科技术，尤其是在假体位置、力线、软组织平衡方面的技术是获得 TKA 术后持续有效的必要条件。以这三要素为核心的经典人工膝关节置换技术不断发展并获得长足进步，全球范围内大量病例优良的随访结果令医师和患者对 TKA 树立并增强了信心。目前，全球范围内，TKA 的数量已经超过全髋关节置换术，成为位居第一的人工关节置换手术。

1977 年英国牛津的 O'Connor 和 Goodfellow 设计了活动平台的单髁型假体（Oxford 膝关节假体），膝关节单髁置换手术开始逐步发展。致力于发展和推广单髁置换手术技术的学者认为，经典的 TKA 技术确实能够确保患者获得良好的长期临床疗效，但是传统技术仍然存在着不足，包括：术后早期疼痛明显、术侧膝关节股四头肌力量受到显著削弱、功能锻炼受到较大影响、术后膝关节纤维化、近期和远期的功能障碍等。以膝关节单髁置换手术为代表的微创技术（minimally invasive surgery，MIS）能够很好地改善上述不足和缺陷，患者术中所受到的创伤更小，术后疼痛程度更低，膝关节功能康复更顺利。

因此自 20 世纪 90 年代 Romanowski 和 Repicci 两位学者将微创技术引入膝关节单髁置换并且获得显著提升的临床疗效以来，微创技术就备受重视。学者们尝试将微创手术的理念和原则更进一步地推广至全膝关节置换术中。变革来自一个朴素的观点：既然微创技术在膝关节单髁手术中能够获得成功，那么在全膝关节置换术中也应当有微创技术发展的空间和前景。通过尝试与推广、争议与思辨，微创 TKA 的先行者们逐步明确了，微创膝关节置换技术其核心价值在于"微创"。微创不仅是皮肤切口的大小，而且是通过减少手术创伤加快和改善康复的进程，包含了整个膝关节置换治疗全过程的一系列技术与处置，包括：微创化的手术操作技术、与手术方法匹配的手术操作工具和假体设计、计算机导航技术、机器人手术、无血化置换技术、手术治疗的无痛化管理、手术后的优良快速功能康复这一"系统工程化的微创治疗"新概念，微创应该涵盖了膝关节置换术的全过程。这一创新点吸引了全球的关节外科医师以及关节假体公司为之付出多方巨大努力并做出了切实的改进，并在多个领域内形成了一批成熟的代表性技术。

一、代表性入路与发展历史

（一）股四头肌下入路（MIS-subvastus, MIS-SV）

1929 年，TKA 手术还没有问世之前，德国学者 Erkes 就报道了这一手术入路。1991 年，Hofmann 将这一手术入路引入英文报道后逐步被学界熟知。MIS-SV 入路中，患者取仰卧位，术侧臀部垫高，膝关节屈曲 90°，以髌骨上缘至胫骨结节内侧 1 cm 做一凸缘向内侧弧形切口，切口长度在膝关节伸直位为 8~10 cm，屈曲位为 12~14 cm。切开皮肤及深筋膜，将其从股内侧肌筋膜浅面钝性分离，直至股内侧肌附着点。先确认股内侧肌下缘，沿股内侧肌内缘将股内侧肌肌腹牵开，在远端股内侧肌肌纤维走行方向将关节囊切开 1~2 cm，再经髌内侧支持带上股肌附着点和髌骨内缘向下行纵行切口至胫骨结节止点内侧 1 cm。Hofmann 认为股四头肌下手术入路的优点在于保存了伸膝装置的完整性，并且为髌骨保留了来自膝上内侧动脉的血供，减少了髌骨坏死的发病率。

作为最早出现的微创 TKA 入路，各家学者均显示出浓厚的兴趣，并于 1993 年开始陆续报道早期随访结果。2010 年 Michael G. Bourke 综合各家报道，系统分析了报道 SV 入路下 TKA 手术疗效的 788 篇文献，得出的结论是采用 MIS-SV 入路的临床疗效相比经典髌旁内侧入路（medial parapatella, MP），没有获得显著的疗效提升，手术并发症率未见明显增加。但作者表示，大量的文献不符合要求而被排除在外，实际能够用于分析的文献仅 16 篇。被排除的文献在 MIS-SV 入路能够减少手术切口长度、减少失血、加速股四头肌肌力恢复、减少术后

疼痛方面得出了大部分一致的意见。因此建议经验丰富的医师可以尝试 MIS-SV 入路，而初学者更需要掌握的是经典的 MP 入路。2014 年 Hong-Wei Liu 对 992 篇文献进行了 meta 分析研究，得出了近似的结论，术后疼痛评分（1 周、6 周、3 个月、1 年）无显著差异，KSS 评分无显著差异，患者膝关节活动范围无显著差异。但在优化术后直腿抬高时间、减少外侧支持带松解率方面具有明显的优势。2006 年，Pagnano 观察到股四头肌内侧头在髌骨侧的止点存在变异，部分患者髌骨侧止点可以到达髌骨中份。Tria 根据 VMO 止点相对于髌骨的位置，将其分为 3 型：Ⅰ型的止点位于髌骨上极的近端，Ⅱ型止点位于髌骨上极区域，Ⅲ型止点在髌骨内侧的中点部位。Pagnano 因此改良了 SV 入路，旨在增加 SV 入路下视窗的面积，同时把对股四头肌内侧头的损伤率从 70% 降低至 30%。其皮肤切口与 SV 入路一致，辨认出股内侧肌髌骨止点后，保护止点的完整性，沿股内侧肌腱膜边缘与股骨干长轴呈 50° 夹角方向切开关节囊，经过髌骨止点之后切口转向直下沿髌腱向下止于胫骨结节内侧。整个关节囊切口在髌骨侧大部分处于髌骨的中份，而髌骨的外上缘 VMO 止点需要保护。

MIS-SV 入路的优点为保留伸膝装置的完整、可使患者能够更快地恢复股四头肌力量、减少髌股关节的并发症并加速术后股四头肌功能恢复、保护髌骨血供、减少术后疼痛、增加术后患者满意度。其缺点为周围重要的神经血管多，对切口的延长有一定限制，显露局限、不适用于肥胖、股骨发育较短、肌肉较为发达、僵直膝、重度屈曲挛缩、既往膝关节截骨手术史、重度膝外翻、皮肤存在坏死风险、假体尺寸过大患者。骨质疏松症或者类风湿患者需要警惕出现术中骨折的风险较大。Tria 同时强调，沿股内侧肌边缘切开的长度需要严格的控制，进入肌肉组织过多会造成肌肉穿通动脉的出血，形成血肿，严重可导致内侧筋膜间室综合征。因而这一切口技术的使用需要谨慎，比选择相对容易的病例，更需要手术医师具备丰富的经验，这并非是一项可以广泛开展的

技术。目前在临床上的应用逐步减少。

（二）股四头肌肌中入路（MIS-midvastus）

1997 年，Engh 首次报道了股四头肌肌中入路技术。这一微创手术入路相比较 Subvastus 入路的区别在于切开了股内侧肌在髌骨侧的止点，但是髌骨以上的股四头肌肌腱完整性得以保留。

MIS-midvastus 入路中，患者取仰卧位，膝关节屈曲 90°，自髌骨上缘 2 cm 至胫骨结节做膝前正中切口，分离皮下脂肪组织，充分暴露股内侧肌及其在髌骨侧止点。在髌骨的内上角沿着股内侧肌的肌纤维方向纵向劈开。劈开的位点选择在股内侧肌远端 1/3 和近端 2/3 腱膜的连接处，锐性分离避免损伤股内侧斜肌（vastus medialis oblique，VMO）肌纤维，将深层的腱膜组织切开，直至显露髌上囊的脂肪组织，然后向下至胫骨结节内侧。完整保留来自股内侧肌参与形成股四头肌腱的部分。采用这一微创入路将显著增加膝关节暴露范围，同时不影响髌骨外侧脱位，在显露困难的情况下甚至可以对髌骨进行翻转处理。虽然和 SV 入路相比，在保留髌骨血供方面存在一定缺陷，但由于保留了全部股四头肌腱的完整性，因此术后股四头肌肌力、髌股关节的稳定性得到了很好的保护，有效地避免了髌股关节轨迹异常。

由于 midvastus 入路需要沿股内侧肌纤维方向进行劈开，因此对于神经血管损伤的发生率受到学者们的重视。Engh 研究显示，肌肉劈开路径距离隐神经在内侧肌肌间膜的分支较远，不会损伤隐神经及其分支结构。膝上动脉、膝上内侧动脉的分支（主要是肌间分支）在进行股内侧肌劈开时可能受到损伤。据 Cooper 等所述，股内侧肌有 4.5 cm 的区域属于神经、血管安全区，术中如有显露困难的情况可视需要进一步延长，锐性分离，但需要警惕血管损伤和血肿形成的潜在风险。2004 年 Hass 报道 midvastus 入路下微创 TKA 术后患者活动范围和康复速度均较传统手术有显著的改善。同年，Laskin 发表类似研究，midvastus TKA 术后膝关节功能评分高于传统 TKA，疼痛分数和疼痛用药低于传统 TKA。2010 年 Bonutti 对比 midvastus 和 subvastus 两种微创入路之后，认为 midvastus 能够显著改善术中的视野，subvastus 入路虽然在理论上对髌骨血供具有更好的保护作用，但在临床研究中无法显示出差异。

midvastus 微创入路是目前临床最广泛采用的微创入路。其优势在于兼顾了微创的优势，同时术中视野相对较好，而且不需要特殊的器械辅助。当术中出现显露困难的时候可适当延长股内侧肌切口，但是延长 2 cm 以上可能导致股四头肌肌力减弱。

（三）微创髌旁内侧入路

许多关节外科医师原本对微创 TKA 抱有极大的兴趣，但是由于切开关节囊的方式的转变，以及由此带来的手术困难和手术并发症的增加，又令多数的医师兴趣减少。微创髌旁内侧入路将股四头肌腱切开距离减少至 4 cm 以内，限制对膝关节术野的过度显露，术者可以根据术中情况进行股四头肌切口最小化处理，最小的切口可以缩短股四头肌腱切开范围在 2 cm 以内。

1971 年，Install 等改良了由 Langenbeck 介绍的经典的手术入路，具有切口简单、容易掌握、术区暴露清晰、操作安全的特点，但也是上述微创技术中创伤相对最大的一个入路。患者取仰卧位，以髌上 2~4 cm 为起点至胫骨结节内侧做膝关节前方皮肤正中直切口。切开深筋膜并适当分离显露伸膝装置，关节囊切口开始平齐于髌骨上缘，沿髌骨内缘至胫骨结节内侧，髌骨并不翻转而仅仅是向外侧牵开。如果显露范围不足，可向髌骨上方延伸 2~4 cm，延伸切口需要位于股四头肌腱内侧 1/3，而不是股内侧肌和股四头肌腱的移行部。此入路优点为入路简单、切口离重要血管较远、较好地暴露了 3 个关节间室，如果需要延长切口可以使用常规解剖入路。此入路缺点为在一定程度上损伤了伸膝装置、术后疼痛明显、恢复慢。Clarke 和 Scuderi 报道使用这一入路之后，患者可以获得更大的屈膝角度和更低的输血率。

（四）微创股四头肌保留技术（quadriceps sparing，QS）

2002 年 2 月，Tria 实施了第一例通过膝关节内侧平行髌骨的微创切口完成膝关节假体的安装，2003 年他和 Coon 合作率先报道了这一方法近期临床随访具备的优异结果。Tria 在最初并未命名这一手术入路为"quadriceps sparing，QS"，但在逐步传播的过程中，约定俗成了"quadriceps sparing，QS"作为这一技术的通用名。单纯从解剖结构上理解，这一命名并不完全正确。同前所述，股内侧肌在髌骨上的止点分为 3 种类型，而这一入路以髌骨内上极作为上限，从理论上讲部分患者的股内侧肌髌骨止点被切开和分离，在严格意义上并不能算作股四头肌保留（quadriceps sparing）。为了避免更名带来的混乱，学界延续了 QS 这一命名。

因为不干扰伸膝装置、术后疼痛较轻、肌力增强较快，QS 被认为是最符合生理解剖的一种入路，也是最为微创的入路，因而得到众多学者的推崇。手术切口不超过 10 cm，起自髌骨上缘，不超过髌骨内上角，不劈开股四头肌，不切开髌上囊，向下止于内侧关节线远端 2 cm。膝内翻患者，自髌骨上极至胫骨关节线做内侧皮肤弧形切口，与皮肤切口一致切开关节，必要时可在股内侧肌下 2 cm 处做一横行切口帮助显露。膝外翻患者，皮肤直切口位于髌骨外侧，其远端延伸至胫股关节线。关节切开方向与皮肤切口垂直，从胫骨平台关节线水平由前向后剥离髂胫束。

手术需要将髌骨进行截骨，增加可视面积，从最初的认识上看，翻转髌骨可能对伸膝装置造成影响，实际操作中，髌骨预截骨之后翻转并不困难，并不需要将关节的切口延长至股四头肌腱。这一入路需要配置专用的截骨器械，使用 Zimmer 公司四合一微创截骨导板，设计更加小巧，适应于有限的视窗。胫骨和股骨的截骨均由内侧入路下完成，由

于手术器械的改进，医师需要进行一定的尸体标本操作预演积累对于器械的熟悉程度。为了适应在更小的视窗内完成假体的安装，部分假体公司甚至设计了三片式组配型股骨假体，胫骨平台底座与延长杆分离式假体，但是最终均未能在临床上获得使用。

从随访的结果上看，QS 切口手术患者能够获得更快的康复和更大的膝关节活动范围，但是假体位置的正确性也受到一定的影响，失败率和术者的手术技术有着密切的关系。在手术时间上，使用 QS 入路也显著长于普通的膝关节入路。这一手术技术并不适用于所有患者和所有医师，患者的选择与医师的技术将对手术疗效产生重要的影响。2018 年 Gregory S 发表的 meta 研究结果显示：相对于经典的髌旁内侧入路，QS 入路在术后 2 年患者活动范围、KSS 膝关节评分结果、术后并发症发生率均无明显的差异。但是 QS 入路在术后股骨、胫骨假体对位不良，力线不良发生率显著高于 MP 入路。

上述 4 种微创全膝关节置换术均具有手术切口小、出血少、股四头肌功能干扰少等优点，可以减轻术后疼痛、尽早恢复下肢活动、减少住院时间。但同时也存在手术视野小、解剖标记不易辨认，容易造成术后下肢力线不良和假体位置安装不佳，会增加假体早期失败的可能并影响假体远期生存率。因此微创膝关节置换术的进一步发展有赖于辅助定位和对线调整技术的发展，使得医师能够摆脱对可视化视窗面积的依赖。因而，微创 TKA 的发展历史进入了计算机辅助导航阶段。

二、计算机辅助导航技术

当 TKA 微创技术经过长足的发展之后，要继续提高其适用性，尤其是对于学习曲线还处于初期的医师而言更加容易掌握，就需要采用计算机辅助技术。最为热点的问题就是如何提高假体安装的准确性。在手术中显露永远是第一位重要的因素。计算机辅助导航是一个有效的手段，但是目前不足

5% 的医师会使用导航技术。导航技术为初学者提供了可靠的保障，避免出现假体位置异常，但是增加了医疗费用和手术时间。从发展的历史上看，在既往 20 年中，计算机导航经历了图像依赖型导航、非图像依赖型导航、手持微型导航设备的不断发展。早期的导航系统需要在术前获得患者髋关节、膝关节、踝关节的 MRI 或者 CT 数据，然后通过术中关节面和力线的立体注册完成导航设置。非图像依赖型导航术前无须患者下肢影像数据，通过对膝关节面、髋关节、踝关节中点及周围结构的注册形成虚拟化的下肢力线，用于指导膝关节截骨和力线的矫正。手持式微型导航是近年来逐步发展起来的新技术，不需要大型的导航监视器或者电脑系统即可通过组装在截骨导向板上的导航模块实现下肢力线的矫正。

2004 年 Bath 报道了 160 例患者的回顾性研究结果，相对于传统技术 78% 的力线正常率，导航下力线的正常率可以增加到 96%；2005 年 Andersen 报道的 116 例导航下 TKA 患者获得了近似的随访结果。2013 年 Keyes 等非图像依赖型导航技术的临床随访研究结果显示，导航下患者力线、假体位置正常率显著高于传统技术。2015 年 De Steiger 对比了澳大利亚注册系统中 44 473 例导航下 TKA 与 270 545 例传统 TKA 术后 9 年生存率，在 65 岁以下的患者组中导航 TKA 假体生存率显著高于传统 TKA，尤其是术后无菌性松动率显著降低。究其原因，主要是导航下 TKA 假体安装的力线准确度更高。基于这一发现，澳大利亚的膝关节导航利用率从 2003 年的 2.4% 上升至 2016 年的 30.8%。

导航技术的缺点在于手术时间增加，医疗费用上涨，固定导航组间的钉子可能导致疼痛、感染，甚至骨折，针对这些不足，手持式微型导航应运而生，目前市场上主要有两家公司的产品可以采用：OrthAlign（OrthAlign Inc.，Aliso Viejo）以及捷迈邦美公司的 iASSIST（Zimmer CAS，Montreal），从临床随访结果来看，其导航准确性在 92.5%~96.7%，与此前的非手持式导航设备相比准确性无显著差异。OrthAlign（OrthAlign Inc.，Aliso

Viejo）更早面世，2011 年即开始在临床上使用，2014 年捷迈公司推出的 iASSIST 相对更先进和微型化。其优势在于：①通用性，可以对接多家公司的手术器械，置入不同的假体而并非一家公司。②易用性，和常规手术器械对接后，对手术医师的操作习惯基本没有影响。③便捷性，无须购置大型导航仪器台，不占用手术室空间。不足之处在于：①一次性使用，仪器浪费度高，平均医疗费用上涨明显。②无法对人工膝关节旋转定位提供导航帮助，无法对软组织平衡提供参数。③仅能对截骨的正确性提供导航帮助。

计算机导航辅助下的微创全膝关节置换术是一项非常具有挑战性的手术技术。对于初学者，建议先分别进行一定数量的计算机导航辅助下的标准全膝关节置换和单纯微创全膝关节置换，然后再结合计算机导航辅助下进行微创全膝关节置换。术中使用计算机导航系统可以弥补微创全膝关节置换技术存在的不足。计算机辅助 TKA 术后能够获得更好的力线，假体的长期生存率更高，这些理论上的优势是否能够在临床上实现尚缺乏更多的临床证据。持不同观点的学者通过系统分析随访结果显示：使用计算机辅助导航技术后，术后力线参数、松动率、膝关节功能评分、活动范围、假体生存率上和传统技术未见统计学差异，使用计算机导航技术导致的治疗费用增高与疗效提升之间并不呈正比。计算机导航辅助下微创技术的疗效最终尚须大样本和长期随访结果来说明，但其前景非常广阔。但手术时间的延长却是无法回避的缺陷，为了克服这一缺陷，个体化截骨导板（personal surgical instrument，PSI）技术应运而生，期待解决精准导航和手术时间延长之间的矛盾。

三、个体化截骨导板技术

个体化截骨导板技术是通过计算机软件将患者下肢影像学资料重建成骨组织的三维模型，通过模型确定股骨与胫骨截骨量、假体大小与位置，并在术前进行模拟手术及确定手术方案，最后通过快速成形技术，如 3D 打印技术生产个体化导板。计算机辅助手术（computer aided surgery，CAS）和患者个体化手术器械（PSI）使得全膝关节置换更加精准和可重复。计算机辅助手术和个体化定制截骨模块基于术前相对精准的影像资料并精心设计，术中可以减小术野的暴露范围、避免股骨开髓腔等带来的相关并发症，在熟练操作的前提下，理论上相对于传统手术器械是具有一定优势的。这一技术应用于临床的早期，导致了医疗费用的显著增加，但是目前 3D 打印技术日渐普及的趋势下，使用成本显著下降，个体化定制截骨模块应用前景更加广阔。为推动微创 TKA 技术进一步发展，大量的学者对这一技术不断地进行完善和改进。

PSI 技术可分为两代：第一代技术根据患者 CT 扫描数据，生成骨骼模型，通过与骨骼表面曲面的拟合设计出截骨导向器；第二代技术根据患者 MRI 扫描数据，生成骨骼和软骨复合模型，更加真实地还原患者膝关节表面形态，同时针对第一代 PSI 工具中的不足进行了改进，包括：①更大的股骨前髁接触设计，增加的股骨前方皮质防旋转翼，避免在定位时出现旋转不稳的情况。②增加胫骨平台接触点从 1 个变为 2 个。③增加胫骨平台后方防旋翼。④胫骨平台使用髓外定位杆进行力线的双重确定。从第一代到第二代，设计改进的重点在于增加 PSI 和骨骼表面的匹配度，比如使用 MRI 数据替代 CT 数据；防止旋转带来的误差；同时模拟传统器械，增加力线杆，用于双重确定。Pfitzner 等比较了基于 CT 和 MRI 图像的 PSI 辅助下 TKA 手术，发现两者准确度均超过传统 TKA 技术，但两组间准确性存在一定的差异。2017 年 Kwon 报道了使用 maiterlise 公司第二代 PSI 微创 TKA 的手术效果，相对于第一代的临床效果得到显著的提升。

目前应用于微创 TKA 领域的 PSI 技术理论基础和设计概念是领先的，如何在器械设计上体现出其领先的优势还需要不断地改进和提升。临床应用效果存在较大的争议，应用价值仍不确定。Blyth 等将 200 例全膝关节置换患者随机分成传统组或 PSI 组，发现 PSI 组可有效降低假体力线异常值。但是两组在股骨或胫骨端旋转（通过 CT 扫描评估）、临床结果（功能评分、患者满意度、并发症等）等无差异。Abane 等通过前瞻性随机将 140 例患者分为传统组和 PSI 组，发现在临床疗效、手术时间、影像学评估等方面均无差异。Ollivier 等发现个体化治疗可能作用有限，如果有的话，也仅仅是改善单髁关节置换患者的对位、疼痛和（或）功能。2017 年，Thienpont 报道了 2011—2015 年 2 866 例患者使用个体化截骨导板 TKA 手术的疗效 meta 分析结果，相对于传统 TKA 手术技术，使用 PSI 能够增加股骨侧假体截骨的准确性，尤其是在股骨外旋上改善效果显著，但是胫骨侧出现假体位置不良的发生率较传统器械高。同时在失血量和手术时间上，使用 PSI 技术比传统手术方式更低，但是差距很小。

PSI 简化了 TKA 手术步骤，但是其可靠程度和可重复性并不令人满意。尤其是在胫骨侧截骨时准确性较股骨侧低，并且同样增加了患者经济负担。新型的智能工具出现，旨在增加手术的准确性，减少器械的复杂性。一次性使用的压力传感器也能够有效地帮助医师在术中更好地平衡软组织张力。2015 年 Hommel 报道了 PSI 改进器械能够对膝关节内外侧张力进行量化和平衡，因此能够使用 PSI 技术完成间隙平衡法 TKA。根据其报道的 25 例患者的临床疗效优异。但这一结果依赖于手术医师具备丰富的手术经验，并且对于 PSI 器械的设计细节也能够充分的了解。总而言之，相对于目前计算机导航，PSI 在缩短手术时间、减少髓腔失血方面具备优势，在增加精准性方面还在不断地改良，其最大的优势在于个体化治疗方案，这一技术的成熟和发展，其原动力更在于个体化治疗，在未来微创 TKA 手术治疗的发展中，个体化手术方案将是发展的重点和目标，在这一点上，PSI 技术还有很大的发展空间和前景。个体化的截骨工具和个体化的关节面设计将在未来的表面膝关节置换中具有越来越重要的意义。

四、机器人技术

微创关节置换手术显著缩短患者住院、康复和重返社会时间，由此带来医疗成本降低。但微创关节置换手术对医师技术要求更高，操作在很大程度上依赖于术者经验、主观判断和即时发挥，难以做到手术效果标准化和可重复化。而通过关节手术机器人的辅助则有望克服微创环境下关节置换的人为不确定性，实现手术效果的一致性。

关节手术机器人分为三类：被动式、主动式、半主动式。被动式的机器人类似一个机械臂，操作完全由医师完成，出现在机器人研究的初始阶段；主动式机器人为所有操作均由机器人完成，无医师参与；半主动式机器人则是要求医师参与，通过提供反馈信息，对医师的操作进行精准化修正，增加医师对于机械臂操控的准确度，因而更加高效和安全。

从20世纪90年代起国际上就已开始关节手术机器人的研发，第一代关节手术机器人为主动式，由于带给人体损伤大，全自动操作缺乏足够的自我纠错能力、效率低下、在术中应用十分困难，导致了手术器械相关并发症的发生，而手术效果并未优于传统手术方式，因而没有实现广泛地推广。在经历了早期的CASPAR、Acrobot、ROBODOC以及KneeNav、HipNav、Galileo等主、被动机器人的探索和实践后，目前研究的主流为半主动式手术机器人。截至目前，已有数种商业化产品上市，累计近10万例手术记录。半主动式机器人是手术医师对机器人进行主动控制，基于术前CT扫描的信息，手术医师能够在术前对手术进行精准规划。然后在截骨的过程中，通过医师操作时进行半主动接管，能够有效地避免在复杂病变区域出现的失误，同时发挥机器人切割精细、导航精准的优势，通过视觉反馈、触觉反馈、听觉反馈三种反馈机制避免医师截骨的不精准，显著提高了手术机器人的效率，同时

也能够获得更加精准的力线，使得术前计划能够得以在术中实现。这一技术首先在微创膝关节单髁置换手术中得以实现和推广。

关节手术机器人和其他医学领域内的机器人最大的不同点就是需要一个计算机平台，在真实手术开始之前在这一平台上进行虚拟的术前计划。术前计划可以依赖于患者医学影像，也可以采用其他技术。机器人手术在开始之前，需要在患者的解剖结构上通过一些选点在计算机上进行注册，然后通过导航设备，让机器人感知骨骼和机械臂在空间中的相对位置关系。在图像依赖型机器人中，术前计划可以在CT或者磁共振图像所建立的三维模型上确定截骨的位置、深度，术后的对线，假体大小，股骨髁偏心距，畸形矫正的程度，骨组织切割的边界等信息，因此医师在进行手术之前，就知道这些信息，不用采取更大的显露范围去逐一确定解剖标记，只需要在特定区域进行空间匹配和注册就可以满足精确导航的要求，有助于微创手术的开展和成功。不足之处是增加了患者治疗的费用和放射检查的射线剂量。

非图像依赖型机器人需要医师在手术中完成膝关节显露后，对特定的解剖标记进行空间位置的注册，然后在计算机内形成一个虚拟的模型。这一虚拟的模型准确性来自医师输入数据的准确性。与此同时，在手术暴露膝关节之前，无法对膝关节力线、假体大小等数据进行测量，同时准确性较图像依赖型机器人低。

CASPAR（URS Ortho，Rastatt，德国）是早期研发的自主性机器人。其所采用的系统是图像引导型全膝关节置换主动式机器人。研发的初始动力是提高下肢力线的精准度。Siebert发表的研究结果显示：CASPAR能够提高TKA术后下肢力线的准确度。但这一系统需要预先在患者骨骼上置入皮质骨螺钉，用于CT扫描，然后才能在术中进行注册，同时大大延长了手术时间，平均耗时均在135分钟。上述缺陷使得该项技术的推广范围小、产品更新寿命低，无法引起临床医师的兴趣。

在CASPAR之后，具有里程碑意义的Acrobot

出现。Acrobot 是伦敦帝国大学研发出的一款半主动式机器人。使用术前 CT 扫描数据，在软件上进行术前计划，术中无须进行侵入式的解剖标记注册。医师通过一个小的机械臂即可进行手术操作，操作中对可能导致力线不正确、截骨不正确的动作进行了限制，使得医师在手术中的操作更安全。Cobb 等报道了 Acrobot 手术机器人的临床疗效，最大的改善是术前计划和术中操作的一致性，胫股关节对线误差能够全部控制在 2° 之内，而如果使用常规手术方法，只有 40% 的患者能够达到这一标准。这一机器人公司在 2010 年并入 Stanmore 公司，并在 2013 年被 MAKO 公司收购大部分的专利。可以说，Acrobot 是 MAKO 机器人的一部分前身，奠定了半主动式机器人发展的雏形和方向。

目前最具代表性的是美国 Stryker 公司推出的 MAKO 手术机器人，根据术前 CT 等影像信息，手术者通过机器人手臂完成切骨研磨和假体置入而无须传统手术中的截骨模块和试模工具。同时在导航系统上，MAKO 也有显著的改进，改变了既往导航系统需要在患者骨性标记物上进行光学靶标的固定这一缺陷，不依赖任何固定的骨性区域固定的靶标，手术机器人和患者在空间上是自由独立活动的两个个体，大大增加了手术操作的灵活性，同时避免了放置靶标所导致的医源性骨折、感染、切口延长、软组织损伤等一系列的并发症。同时 MAKO 系统中使用 72 000 rpm 转速的高速磨钻，能够在任一曲面上磨锉出适合假体安装的表面，这一点是目前所有传统工具所无法实现的。基于这一技术，可以保留患者骨表面的骨量。在不需要安装假体的区域完整地保留患者骨表面，实现真正的表面置换。这一优势在翻修中显得尤为重要。在 CT 图像基础上的精准导航下，微创的膝关节暴露范围不再成为影响假体位置不良的因素。2008 年该款机器人已被美国 FDA 批准用于单髁、全髋、全膝置换等领域，临床证据证明其显著提高了手术的精确度。

其他半主动手术机器人还包括 Navio PFS 手持式截骨机器人、iBlock 智能截骨模块机器人等，陆续应用于临床。关节手术机器人结合了机器人与数字手术技术，可以从根本上实现高精度、安全、精细手术操作，同时也能够利用机器人信息技术，实现机器人远程医疗，是关节手术未来的发展方向，具有特殊的意义和使命，因此近年来获得全世界广泛关注并呈快速发展势头。以美国 Makoplasty 关节手术机器人为例，截至 2014 年底，Mako ™ Plasty 关节手术机器人手术量已达 5 万例。2016 年 5 月，医疗器械巨头美敦力宣布入资手术机器人公司 Mazor，接着捷迈公司成功收购 ROSA 手术机器人。自此，五大骨科公司（强生、美敦力、捷迈、Stryker、施乐辉）都已实现了手术机器人领域的产业布局，不难想象骨科手术机器人技术将成为其人工关节置换的主力军。

目前，手术机器人的快速发展让人工关节置换手术的现状发生着深刻的变化。这一技术的引入将帮助医师以更快的速度、更友好的学习曲线让自己的膝关节置换手术更微创、更精细、更准确。术后疗效更佳，患者的满意度更高。熟练掌握机器人技术的医师，可以为患者提供更加个体化的微创膝关节置换术，从而实现膝关节解剖学重建、软组织平衡效果更理想、力线恢复更精确，以及膝关节动力学恢复更个体化。在既往的临床实践中，经验丰富的医师通常能够获得比初学者更好的手术效果，尤其是在一些高难度复杂病例和微创膝关节置换手术中。其原因在于经验丰富的手术医师能够通过自己的操作将个体化的手术设计方案在术中实现。手术机器人的不断发展使得手术技巧的学习曲线有望被机器人的精准操作克服。医师在学习微创膝关节置换手术技术过程中，在学习曲线的初期难免会出现假体位置不良、力线误差过大等手术并发症，关节手术机器人的发展使得这一困境可以被安全、有效地避免。

五、展望未来

MIS 为我们增加了一个角度去看待 TKA 技术，

在初始的阶段，更短的切口确实导致了临床疗效的降低。但是天才的外科医师和工程师一直致力于改良器械和技术。目前，患者对于关节置换术后的功能期望值越来越高，对疼痛管理的要求越来越高，微创TKA技术可以带来更少的疼痛、更少的失血、更快的康复、更大的活动范围，因此值得我们为之不断努力和前进。

在未来，微创膝关节置换术的发展必将和人工智能手术器械的发展紧密相关。作为这一领域内的代表性技术——关节手术机器人，将在未来微创膝关节置换领域发挥更大的作用。更优化的人机交互界面、更快速简洁的术前计划软件、更短的学习曲线、术中更灵敏准确的感应与数据反馈将是最近几年发展的热点。展望微创全膝关节置换手术的未来，机器人技术和假体设计的革命性改变将成为主角。基于人工智能技术下的膝关节假体设计也将超过目前我们的认知，其设计理念将基于置入假体技术的进步不断更新。现有的膝关节假体，即使是微创化设计的假体仍然是基于磨头、摆锯等手术器械的操作特点，基于术中必需的显露范围所限制。目前，人工关节假体公司业已致力于开发基于机器人置入假体技术，摆脱对术中可视化术野面积的依赖，真正实现保留骨量，仅需更微创移动视窗技术下的人工膝关节假体，实现真正全面微创化的人工膝关节置换。当这一技术难题被攻克之后，机器人、微创化、个体化膝关节置换将成为我们可以预期的未来。

（陆军军医大学附属西南医院·杨柳）

参·考·文·献

[1] Erkes F. Weitere erfahrungen mit physiologischer schnitt fuhrung zur eroffnung des kniegelenks[J]. Bruns Beitr Klin Chir, 1929, 147:221.

[2] Hofmann A A, Plaster R L, Murdock L E. Subvastus(Southern) Approach for Primary Total Knee Arthroplasty[J]. Clinical Orthopaedics and Related Research(1976-2007), 1991, 269(269):70-77.

[3] Bourke M G, Buttrum P J, Fitzpatrick P L, et al. Systematic Review of Medial Parapatellar and Subvastus Approaches in Total Knee Arthroplasty[J]. The Journal of Arthroplasty, 2010, 25(5):728-734.

[4] Liu H W, Gu W D, Xu N W, et al. Surgical Approaches in Total Knee Arthroplasty: A Meta-Analysis Comparing The Midvastus and Subvastus to The Medial Peripatellar Approach[J]. The Journal of Arthroplasty, 2014, 29(12):2298-2304.

[5] Pagnano M W, Meneghini R M. Minimally Invasive Total Knee Arthroplasty with An Optimized Subvastus Approach[J]. Journal of Arthroplasty, 2006, 21(4):22-26.

[6] Pagnano M W, Meneghini R M, Trousdale R T. Anatomy of The Extensor Mechanism in Reference to Quadriceps-sparing TKA[J]. Clin Orthop Relat Res, 2006, 452(452):102-105.

[7] Tria A J, Scuderi G R. Minimally Invasive Knee Arthroplasty:An Overview[J]. World Journal of Orthopedics, 2015, 6(10):804-811.

[8] Haas S B, Cook S, Beksac B, et al. Minimally Invasive Total Knee Replacement Through A Mini-midvastus Incision[J]. Clinical Orthopaedics and Related Research, 2004, 428:68-73.

[9] Laskin R S, Beksac B, Phongjunakorn A, et al. Minimally Invasive Total Knee Replacement Through a Mini-midvastus Incision: An Outcome Study[J]. Clinical Orthopaedics and Related Research, 2004, 428:74-81.

[10] Bonutti P M, Zywiel M G, Ulrich S D, et al. A Comparison of Subvastus and Midvastus Approaches in Minimally Invasive Total Knee Arthroplasty[J]. Journal of Bone & Joint Surgery American Volume, 2010, 92(3):575-582.

[11] Tria A J, Coon T M. Minimal Incision Total Knee Arthroplasty: Early Experience[J]. Clinical Orthopaedics and Related Research, 2003, 416:185-190.

[12] Kazarian G S, Siow M Y, Chen A F, et al. Comparison of Quadriceps-sparing and Medial Parapatellar Approaches in Total Knee Arthroplasty: A Meta-analysis of Randomized Controlled Trials[J]. Journal of Arthroplasty, 2018, 33(1):277-283.

[13] Kim Y H, Kim J S, Kim D Y. Clinical Outcome and Rate of Complications After Primary Total Knee Replacement Performed with Quadriceps-sparing or Standard Arthrotomy[J]. Journal of Bone & Joint Surgery-british Volume, 2007, 89(4):467-470.

[14] Jackson G, Waldman B J, Schaftel E A. Complications Following Quadriceps-sparing Total Knee Arthroplasty[J]. Orthopedics, 2008, 31(6):547.

[15] Bäthis H, Perlick L, Tingart M, et al. Alignment in Total Knee Arthroplasty. A Comparison of Computer-assisted Surgery with The Conventional Technique[J]. Journal of Bone & Joint Surgery British Volume, 2004, 86(5):682-687.

[16] Keyes B J, Markel D C, Meneghini R M. Evaluation of Limb Alignment, Component Positioning, and Function in Primary Total Knee Arthroplasty Using a Pinless Navigation Technique Compared with Conventional Methods[J]. The Journal of Knee Surgery, 2013, 26(02):127-132.

[17] Thienpont E, Schwab P E, Fennema P. Efficacy of Patient-specific Instruments in Total Knee Arthroplasty: A Systematic

Review and Meta-analysis[J]. Journal of Bone & Joint Surgery American Volume, 2017, 99(6):521-530.

[18] Kwon O R, Kang K T, Son J, et al. Patient-specific Instrumentation Development in TKA: 1st and 2nd Generation Designs in Comparison with Conventional Instrumentation[J]. Archives of Orthopaedic and Trauma Surgery, 2017, 137(1):111-118.

[19] Hommel H, Perka C. Gap-balancing Technique Combined with Patient-specific Instrumentation in TKA[J]. Archives of Orthopaedic and Trauma Surgery, 2015, 135(11):1603-1608.

[20] Siebert W, Mai S, Kober R, et al. Technique and First Clinical Results of Robot-assisted Total Knee Replacement[J]. Knee, 2002, 9(3):173-180.

[21] Robotics:A Brief History[EB/OL]. [2019-05-15]. https://cs. stanford. edu/people/eroberts/courses/soco/projects/1998-99/robotics/history. html.

[22] Jacofsky D J, Allen M. Robotics in Arthroplasty: A Comprehensive Review[J]. The Journal of Arthroplasty, 2016, 31(10):2353-2363.

第八章

膝关节置换手术实用解剖

一、概述

　　膝关节作为人体最大、最复杂、最精细、功能最重要的关节之一，也是人体最容易发生损伤的关节之一。广义上，由股骨远端、髌骨及胫骨和腓骨近端四个骨性结构，连同关节内的半月板、韧带、脂肪滑膜组织等，和相互连接的关节囊、关节外韧带、肌肉–肌腱、相应支配的血管神经淋巴，以及筋膜和皮肤等关节外结构共同构成人体膝关节。

　　传统上，膝关节被认为是铰链式关节，产生屈伸活动。承载人体进行与行走相关的活动（如跑、跳、上下台阶等），以及下肢运动中相应的活动（如踢、蹬踏等）。但进一步的研究表明，膝关节的运动方式包含了屈伸、旋转以及内外翻等更为复杂的活动，实际上膝关节允许在六个自由度上产生运动，即三个平面的平移（内–外、前–后，近端–远端）和三个平面的旋转（屈–伸、内旋–外旋、内翻–外翻）。因此为了保证活动的自由平稳，膝关节在发育学上需要更精细稳定的结构来适应其复杂的运动方式。在终末期的骨性关节炎、类风湿性关节炎等各种原因导致关节退变、破坏、畸形的膝关节病例中，各种结构可能产生病损并相互造成影响，故了解这些解剖结构，有助于在人工膝关节置换手术中保证手术的安全，实现微创、精准的手术疗效。

二、骨性结构

　　膝关节的骨性结构包括股骨远端、髌骨及胫骨近端，形成胫股关节与髌股关节。前者又分为膝关节内侧间室与外侧间室两部分。

（一）股骨

　　股骨是人体最长的长骨，而由于股骨颈干角的存在，使得股骨的形态与其承受人体上身负荷的力学传导具有一定的特殊性。通常将股骨干的长轴称为股骨解剖轴，股骨头中心点到股骨髁间中心点的连线称股骨机械轴（亦称股骨力线轴），股骨解剖轴与股骨机械轴之间的夹角（6°~8°）称为股骨生理外翻角。此角为人工膝关节置换术中股骨远端截骨时重要的参考角度。与股骨远端相切的平面和股骨机械轴所成夹角在冠状面上投影的夹角称为股骨远端外侧力线角，此角在膝关节大致中立位时为85°~90°，此角增大意味着股骨本身存在内翻畸形，而此角减小意味着股骨存在外翻畸形，可作为膝关节置换术中膝关节内外翻畸形原因的判断标准之一（图8-1）。

　　股骨远端呈弧形膨大并向后方突出，称为股骨髁（图8-2），分为内髁及外髁，内外髁之间的穹窿样结构称为髁间窝，股骨内侧髁较外侧更大，矢状面上的前后曲率较为一致。而股骨外髁相对内髁较

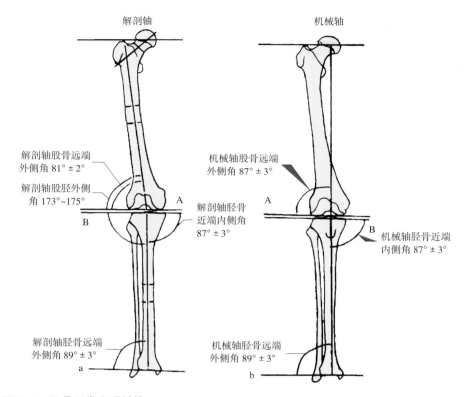

解剖轴

机械轴

解剖轴股骨远端
外侧角 81°±2°

机械轴股骨远端
外侧角 87°±3°

解剖轴股胫外侧
角 173°~175°

解剖轴胫骨
近端内侧角
87°±3°

机械轴胫骨近端
内侧角 87°±3°

解剖轴胫骨远端
外侧角 89°±3°

机械轴胫骨远端
外侧角 89°±3°

图 8-1　股骨正常生理轴线

小，矢状面上自前向后的曲率逐渐增大。内外髁表面的软骨与胫骨平台的软骨面形成关节面，称胫股关节。股骨内外髁在股骨前方相连接的部分形成一向后下陷的凹槽，称股骨滑车，股骨滑车的最深部称为股骨滑车沟，滑车沟较内外髁之间的正中平面稍偏向外侧。股骨滑车软骨面与髌骨的后软骨面形成髌股关节。故在全膝关节置换术中，需要精确实现上述解剖关系的重建，此有助于恢复髌股关节的正常生物力学关系。

股骨髁间窝的高度以其中部为最大，向远端及近端分别降低。髁间窝狭窄可能导致前交叉韧带（ACL）损伤。髁间窝的外侧壁较为平坦，ACL 近端即起于此处。后交叉韧带（PCL）则起于髁间窝内侧壁的广泛区域。行后交叉韧带保留型假体的膝关节置换术中尤其需要注意完整保留后交叉韧带的止点区域。

股骨外侧髁关节面近侧有一浅沟，腘肌腱即起于此处。这一腘肌腱沟将外上髁与关节间隙分开。股骨外上髁稍小但较为突出，为外侧副韧带的

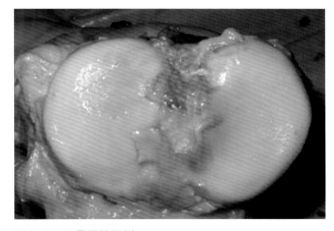

图 8-2　股骨髁的解剖

起点，人工关节置换术中易于触摸判断。股骨内髁上有较为隆起的收肌结节，大收肌即止于此处。股骨内上髁位于收肌结节的前侧远处，为一"C"形嵴状隆起。内上髁中央凹陷部分呈浅沟状，内侧副韧带即起于此沟处而非外缘隆起的最高嵴，人工关节置换术中判断内侧副韧带止点时尤其需要注意。股骨内外上髁连线是指通过内上髁沟中点与外上髁

最高点的轴线，此线是人工膝关节置换术中重要的参考轴线之一。如以与双侧后髁相切的连接线为参照，大多数膝关节置换操作技术默认的内外上髁连线平均外旋为3°，但实际上有些严重的骨性关节炎或膝关节外翻的患者，此外旋角度可达10°以上，而部分患者则可能表现为内旋。由于股骨内外上髁在术中触摸可能存在误差，此时可采用 Whiteside 线加以判断，该线为股骨髁前后向轴线，即股骨滑车最低点与股骨髁间窝中点连线，为判断股骨后髁外旋截骨的重要参考标志之一。术中应当以个体测量作为术中的精确参考值（图8-3）。

（二）髌骨

髌骨是人体最大的籽骨，包被于股四头肌腱内。由于髌骨及其连接的髌腱存在，大大延长了股四头肌的力臂，正面观髌骨大致呈一不对称盾形，上极稍扁平，下极略尖。髌骨的前方有髌前腱膜、髌前滑囊腔、深浅筋膜、皮下组织及皮肤。髌骨后方有软骨面，并形成两条纵向的嵴面。其中央嵴将髌骨面分为内、外侧两部分（图8-4），中央嵴与股骨滑车相匹配，内侧面较为窄厚，外侧面较宽扁。内侧嵴又将内侧部分分为内侧面及内侧偏面。髌骨下极通过髌韧带连续于胫骨结节。髌骨的关节面可分为7个接触面。Wiberg 与 Baumgartl 根据各面的形态不同将髌骨分为6种类型（图8-5），其中 I 型和 II 型被视为稳定型髌骨，其他各型均为不稳定型髌骨。髌骨的稳定性有多个影响因素，包括 Q 角、伸膝装置与肌力、髌骨内外侧支持带、髌骨高度、髌骨面 - 滑车沟匹配度等。膝关节置换术中维持稳定良好的髌骨稳定性极为重要。

（三）胫骨

胫骨上端发育膨大，称胫骨平台（也称胫骨髁，图8-6），其中内侧平台面积较外侧为大，略下凹，

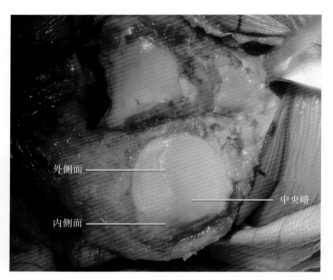

图 8-4 髌股关节面

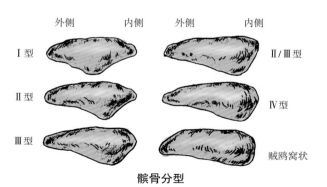

髌骨分型

图 8-5 各型髌骨示意图

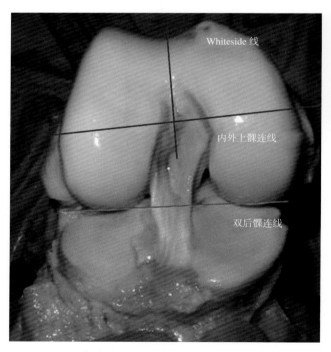

图 8-3 股骨的旋转解剖示意图

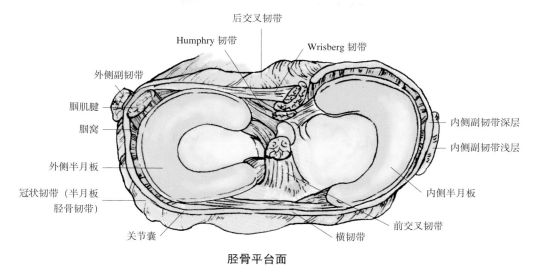

图 8-6　胫骨平台

而外侧平台略突起。胫骨平台面向后、向内侧略倾斜。胫骨内、外平台之间的骨质向上突起形成的两个隆突，称为髁间嵴，亦称髁间隆突。在外侧胫骨平台下方另有一关节面，与腓骨小头相接触，但不与膝关节相通。

股骨与胫骨的内、外侧髁关节面（分别形成膝关节内外侧间室）并非完全贴合，胫骨内侧平台宽大、平坦且稍下凹，平台后部向胫骨干后方悬出。而胫骨外侧平台较内侧平台稍窄小且向上稍隆起，胫骨内、外侧平台面相对股骨干具有 5°~10°（平均 7°）的后倾。在生理情况下，由于半月板良好的形和度大大改善了胫骨关节的吻合程度。胫骨内、外侧平台被胫骨上端中央的骨性隆起（髁间嵴）所分隔，髁间嵴前方有一小凹称为前髁间凹。前髁间凹内自前向后有：内侧半月板前角、ACL、外侧半月板前角附丽。前髁间凹后方为内侧与外侧髁间嵴，内、外侧髁间嵴之间为嵴间沟。通常内侧髁间嵴稍高于外侧髁间嵴，且更偏前方。在人工膝关节置换术中尤其需要注意髁间嵴尖并非交叉韧带或半月板的附着点。实际上，髁间嵴的生物力学功能在于容纳在髁间窝内，与股骨内外侧髁的内侧面发生阻挡作用从而增加膝关节内外侧方的稳定性。髁间嵴后方为后髁间凹，自前向后有：外侧半月板、内侧半月板的后角附丽。PCL 至胫骨内外侧平台中央后方的胫骨后上缘，可达距平台面以下 1.5~2 cm 的

区域。胫骨前方最突出的结构为胫骨结节，为髌韧带在胫骨上的附着点。胫骨结节外侧 2~3 cm 处的结节样突称为 Gerdy 结节，为髂胫束的附着点。

（四）腓骨

严格意义上的膝关节骨性结构并不包括腓骨小头。但在人工膝关节置换术中，腓骨小头具有重要的解剖参考价值。腓骨近端称为腓骨小头，与胫骨外侧平台有致密腱膜相连，称为上胫腓联合（亦称上胫腓关节），不产生运动功能。腓骨小头外侧缘有膝关节外侧副韧带附着，且腓骨尖一般距离外侧胫骨平台上缘约 13 mm，故腓骨近端是膝关节置换术中胫骨截骨的重要参考标志。上胫腓关节衬有滑膜，关节囊增厚为关节囊韧带，关节前、后方分别有前、后上胫腓韧带加强。上胫腓关节的前方及相邻的胫腓骨是胫前肌、趾长伸肌、腓骨长肌的起始部位，上胫腓关节的后方及相邻的胫腓骨是比目鱼肌的起始部位。腘动脉的终末支胫前动脉于上胫腓关节下方约两横指处穿过骨间膜上的裂隙进入小腿的前侧室，有一折返动脉自胫前动脉发出加入膝关节周围的血管网。胫前神经与腓总神经的终末支穿过趾伸肌和腓骨间的肌间隔与胫前动脉伴行，腓浅神经于腓骨颈外侧发自腓总神经，向下走行进入腓骨长肌。

（五）腓肠豆骨

腓肠豆骨也称小豆骨，是人体胚胎发育过程中在膝后方（多见于膝后外侧）形成的一个籽骨结构，变异较多，发生率各家报道差异也较大，多数位于腓肠肌外侧头的前方。多数为骨性，亦有报道发现约1/3为软骨性。外形多呈蚕豆状，故得名。其前面形成一浅弧面（多数具有透明软骨覆盖）正对股骨后外髁的中份。后面略呈锥状隆起。与毗邻的腓肠豆韧带、弓状韧带合称腓肠豆复合体，具有改善运动负荷（受力）传导、减小肌腱与骨面之间的摩擦、促进肌腱滑动、增加肌肉收缩效率和稳定膝关节的作用。在膝关节手术中时有被误认为是游离体或骨赘。但实际上因其被腓肠肌外侧头包裹粘连，术中并不易摘除；且由于外侧腓肠豆骨与腓总神经关系密切，绝大多数情况下均不宜摘除之。

三、关节内结构

膝关节内的主要结构为内侧与外侧半月板，前、后交叉韧带，以及关节内的滑膜脂肪组织。同时在股骨、胫骨和髌骨相互接触的关节表面尚有透明软骨覆盖。

（一）关节软骨

关节软骨是由胶原纤维基质与分布于其中的软骨细胞以及水化蛋白多糖构成的高度分化的结缔组织。正常软骨呈瓷白色、光滑、质地坚实。在骨性关节炎、类风湿性关节炎等各种原因导致关节软骨损伤退变时，肉眼及显微镜下外观均会产生显著改变。经典的Outerbrigde软骨退变分级共有五级：0级，正常，软骨呈白色，表面光滑完整；Ⅰ级，软骨连续性良好，但软骨表面出现肿胀及软化；Ⅱ级，软骨表面出现裂隙及纤维化但范围小于1.3 cm；Ⅲ级，病理表现同Ⅱ级但病变范围大于1.3 cm；Ⅳ级，软骨下骨裸露，该级别已无法与骨性关节炎相区

分，软骨可呈斑片样剥脱。

（二）内侧半月板

半月板是膝关节内外侧分布的两个近似呈半月形的纤维软骨，其主要作用是加深胫骨的关节面以更好地与股骨髁相匹配。半月板横断面呈三角形，此三角形三边即为半月板的三个接触缘，分别为关节囊缘、上关节缘与下关节缘。半月板又可自前向后大致三等分为前角、体部和后角三部分，但前、后部分并不对称，通常后角比前角宽大。半月板的关节囊缘附着于关节囊壁，半月板的上、下关节缘分别与股骨髁关节面和胫骨平台关节面相接触，而其最前缘与最后缘在胫骨平台上的附着部分又可称为半月板前脚和后脚。

内侧半月板大致呈"C"形，内侧半月板后脚附着在胫骨平台髁间窝的后部，通常在后交叉韧带的胫骨附着点前方。而前脚附着点变异较多，通常附着于胫骨髁间窝前部，大致在前交叉韧带胫骨止点最前缘的前方7 mm处，与胫骨髁间嵴的内侧嵴平齐。内侧半月板的整个关节囊缘均与内侧关节囊紧密附着并与内侧副韧带相连，因此内侧半月板在膝关节运动中的相对移动度较小。

（三）外侧半月板

外侧半月板大致呈"O"形，覆盖较多的外侧胫骨平台关节面，且在膝关节运动中的移动度较内侧半月板更大。外侧半月板前脚附着在胫骨髁间窝，为髁间棘外侧前缘，与前交叉韧带相邻。后角附着在髁间窝胫骨棘外侧缘的后方。与内侧半月板不同，其与外侧关节囊的附着被通过腘肌腱的裂孔分隔开。外侧半月板也并不与膝关节外侧副韧带直接相连。

（四）滑膜脂肪组织

膝关节腔内广泛分布有滑膜脂肪组织。正常情

况下滑膜组织为平滑、半透明的粉红色软组织，表面覆盖有一层滑膜细胞。滑膜包裹膝关节的几乎所有内侧面并延伸至髌上囊，髌上囊近端的股四头肌腱滑囊以一层脂肪组织与股骨前面分隔开。

在关节腔内，滑膜覆盖了前、后交叉韧带和腘肌腱。自后向前包绕交叉韧带形成反折，将膝关节后方隔开，故膝关节内外侧间室在前方（髌下）有互通。

当膝关节存在骨性关节炎、类风湿性关节炎，以及结核、化脓性感染等各种病变和炎性刺激情况下，膝关节滑膜在肉眼外观和镜下可表现出不同的病理形态，并产生不同性状的积液，结合进一步的检验分析，能对膝关节置换术前的预判提供重要的参考价值。

（五）前交叉韧带

前交叉韧带（又称前十字韧带）起于股骨外髁内侧面的后部，向前、向远端及内侧走行，止于胫骨前髁间凹斜向外后上方，韧带体的纤维束呈轻度外旋，韧带平均长度约 38 mm，宽约 11 mm，韧带胫骨止点区较股骨侧更为强大，它与外侧半月板前角之间有很明显的一小束相连。ACL 是对抗胫骨相对股骨向前滑移的最主要静态稳定结构，ACL 在对抗膝关节内外旋转中起到一定作用。ACL 上存在本体感觉器和游离神经末梢，故能发挥重要的本体感觉功能。

（六）后交叉韧带

后交叉韧带（又称后十字韧带）起于股骨内髁的外侧面，斜向外后下方，止于胫骨后髁间凹，与前交叉韧带相互交叉。PCL 平均长度约 38 mm，平均宽度为 13 mm，上部较下部更宽。在紧靠胫骨附着点处，PCL 发出一小束与外侧半月板的后角混合在一起。PCL 被认为是膝关节内最重要的稳定结构之一，位于膝关节的旋转中心，其强度是 ACL 的两倍。PCL 提供限制胫骨相对股骨向后滑移的 95%

的限制力。在膝关节屈曲时紧张，伸直位时放松。

四、关节外结构

膝关节外结构主要包括关节囊、关节外韧带和跨关节的肌肉-肌腱、主要的血管神经和淋巴，以及筋膜组织和皮肤。

（一）肌肉

跨关节的肌肉-肌腱单位主要包括股四头肌装置（伸膝装置）、腓肠肌、内外侧腘绳肌、腘肌和髂胫束。

1. 伸膝肌组（图 8-7）　伸膝肌组主要是单关节肌肉，其肌肉横断面粗大，且通过髌骨加强与膝关节轴的垂直距离，力矩较屈膝肌组更大，杠杆作用强，而屈膝肌组主要是双关节肌肉，作用时其长度-张力因素则远较杠杆因素为大。

股四头肌为伸膝装置主要的动力结构，包含了

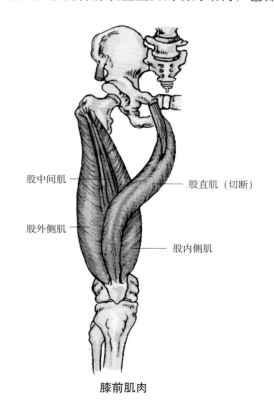

膝前肌肉

图 8-7　伸膝肌肉组

股直肌、股内侧肌、股外侧肌、股中间肌四块肌肉，形成三层结构的股四头肌腱。其中，最浅层的股直肌居前方浅层中央，其直头起于髂前下棘，是股四头肌中唯一跨髋关节的肌肉，反折头起于髋臼上缘，两者合并下行，与其他三个组成部分共同形成股四头肌腱，附着于髌骨上；股内侧肌起于股骨后方粗线的内侧唇和转子间线；股外侧肌起于粗线的外侧唇及转子间线；最深层的股中间肌起点以上，股中间肌起于股骨体部前外侧面上 3/4 区域，三者合并与股直肌的肌腱联合止于髌骨前骨面，并将髌骨包埋于其内，向下延续构成宽而扁的髌韧带，止于胫骨结节。股四头肌为股神经所支配，是主要的伸膝肌，与髌骨、髌韧带一起称为伸膝装置，在伸膝运动中，最后的伸膝动作主要由股内侧肌完成，该肌肉牵拉髌骨向内上方，防止其向外侧脱位，股直肌除伸膝作用外，尚有辅助屈髋的作用。同时股内侧肌的腱膜向前内侧下方延伸形成的扩张部附着于髌骨及髌腱的内侧缘，远端止于胫骨内侧平台前份，称为髌骨内侧支持带，是对抗髌骨向外侧脱位，维持髌骨内侧稳定性的重要支持结构。同样，在膝外侧，股外侧肌的腱膜向前外侧下方延伸形成的扩张部与髂胫束相连，并附着于髌骨外侧缘，称为髌骨外侧支持带，正常情况下与髌骨内侧支持带保持动态平衡，实现髌骨在股骨滑车沟内的良好轨迹。

2. 屈膝肌组（图 8-8） 腘绳肌为膝关节主要的屈肌，包括半腱肌、半膜肌及股二头肌，前两者位于内侧，称为内侧腘绳肌，后者称为外侧腘绳肌。

半腱肌起于坐骨结节，经膝关节后内侧向下至胫骨平台前下方内侧骨面、缝匠肌与股薄肌的下方，三者联合之肌腱称为鹅足。缝匠肌及股薄肌亦有协助屈膝的功能，"鹅足"是位于内侧胫骨平台下方的一个重要解剖结构，它是缝匠肌、股薄肌、

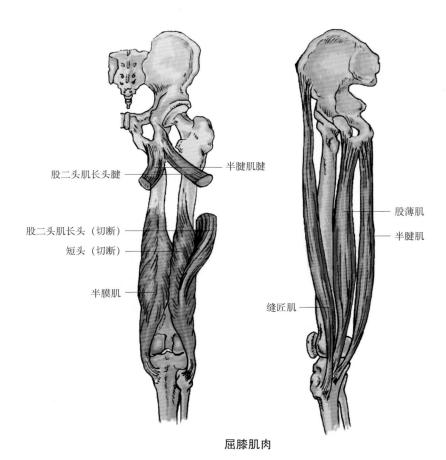

股二头肌长头腱 —
半腱肌腱

股二头肌长头（切断）—
短头（切断）—

半膜肌 —

— 股薄肌
— 半腱肌

缝匠肌 —

屈膝肌肉

图 8-8　屈膝肌肉组

半腱肌在胫骨上端内侧面的联合止点。上述肌肉收缩时产生膝关节屈曲，同时内旋胫骨。

半膜肌起于坐骨结节的外侧面，在股二头肌长头及半腱肌的深层走行，经膝关节后内侧止于胫骨平台下方内侧面及后面，共五个止点：前束及直束止于内侧，胫骨后内侧的止点向外上方反折形成腘斜韧带，终于腓肠肌外侧头的起点，胫骨后方尚有两个止点，其中之一附着在内侧半月板后角及后方关节囊。

外侧腘绳肌则为股二头肌，其长头与半腱肌共同起于坐骨结节，短头起于股骨粗线，两者汇合后经膝关节后外侧止于腓骨头及胫骨外侧缘。其是主要的屈肌，在肌肉收缩时外旋胫骨并对抗胫骨相对股骨的前脱位，加强膝关节的旋转稳定性。

腘绳肌为坐骨神经所支配，半腱肌、半膜肌为坐骨神经的胫神经分支所支配，股二头肌由坐骨神经的腓总神经支配，腘绳肌是主要的屈膝肌，也有伸髋的功能。

髂胫束是包绕大腿的深筋膜——阔筋膜的外侧增厚部分，其下行纤维束明显增宽、增厚呈带状，远端止于胫骨平台前外下方的 Gerdy 结节，其前缘与股外侧肌相连续，后缘与股二头肌相连续，在伸膝及屈膝状态下均保持紧张状态，维持膝关节外侧稳定性。

腓肠肌是强大的小腿肌肉，起于股骨内外髁的内后面，其内、外侧头在膝关节下方汇合，并在小腿中部与比目鱼肌共同组成跟腱止于跟骨，由胫神经支配。在非负重情况下，可协助屈膝，当足固定在地平面时，作用相反，但其主要的作用则是跖屈踝关节。

3. 旋转肌组　腘肌起于胫骨上端的后面，斜向外上，经膝关节囊后外侧的孔道进入关节，在关节囊的纤维层与滑膜层之间向上走行，与外侧半月板后角－体部处交叉，共有三个止点，其中最主要的部分附丽于股骨外髁。其受胫神经支配，为小腿的内旋肌，而当足固定于地面时，则为股骨的外旋肌，有起动或反扣锁机制的作用。该肌亦可协助屈膝，当人屈膝负重时，可协助后交叉韧带防止股骨在胫骨平台上向前滑脱。

半腱肌、半膜肌及股薄肌均为屈膝位的内旋小腿肌，股二头肌及阔筋膜张肌则为屈膝位的外旋小腿肌。

（二）关节囊

关节囊和侧副韧带是膝关节外最重要的静态稳定结构。

关节囊被定义为自髌骨和髌腱前方向关节内侧、外侧和后侧扩展的袖套样纤维组织结构。在近端，关节在髌骨上方 4~5 cm 水平附着于股骨干，在远端，关节囊附着于胫骨髁的周缘。在内、外侧关节间隙处，关节囊与半月板直接相连。而在后外侧，有腘肌腱直接穿过腘肌腱裂孔进入关节。

前方关节囊为股四头肌腱、髌韧带所覆盖及保护，在髌骨及髌韧带两侧则为阔筋膜及股四头肌腱的扩张部分所加强。后方关节囊则由半膜肌附着点之一向外上方反折部分所加强，称为腘斜韧带。内侧关节囊可分为前、中、后三部分，中部则与内侧半月板的关节囊缘紧密连接，半月板以上的部分称为半月板－股骨韧带，以下的部分称为半月板－胫骨韧带，相对较为松弛。可允许半月板与胫骨平台之间有一定的活动位移。后部分斜行，称为后斜韧带。外侧关节囊偏后方有腘肌腱斜行穿过进入关节腔。

（三）韧带

在膝关节内、外侧均有强大的韧带保护并维持侧方稳定性。其中，膝关节内侧稳定的主要支持结构包括：内侧副韧带、鹅足、半膜肌及内侧关节囊等。膝关节外侧稳定的主要支持结构包括：外侧副韧带、股二头肌、髂胫束与腘肌腱等。

内侧副韧带起自股骨内上髁后方深层，扁而宽，腱性部分强韧，深部为关节囊韧带的中 1/3，被称为内侧副韧带深层。韧带整体扁而宽，向下走行止于内侧胫骨平台以下的宽阔骨面，研究表明其附着区最低点可在关节面以下 7~10 cm 处。

传统上，膝关节内、外侧稳定结构的描述来源于 Warren 等的研究，迄今仍然是公认的膝关节内外侧韧带 - 关节囊稳定结构的最经典描述。按其研究的报道，膝关节内侧支持结构可分为三层，第一层即为浅层（图 8-9），为一筋膜平面，由包埋缝匠肌的纤维膜覆盖，并在远端及深面覆盖腓肠肌内外侧头及腘窝，股薄肌及半腱肌位于第一层和第二层平面之间。

第二层为内侧副韧带的浅层（图 8-10），根据其纤维走行又可分为垂直部分（前部）和斜行部分（后部）。其中前部起于股骨外上髁的中央凹，止于胫骨内侧平台下方平均约 4.6 cm 处的宽面（位于鹅足之后），后部起于股骨外上髁，向后下方与第三层的纤维混合形成后内侧关节囊。应当注意的是在前方，第二层纤维的前 1/2 部加入股内侧肌扩张部增强髌骨内侧支持带，而其后 1/2 部发出横行纤维止于髌骨内侧缘，又称内侧髌股韧带，具有重要的维持髌骨内侧稳定性作用。

第三层亦称关节囊层（图 8-11），易于与第二层分离，其在内侧中央垂直向下走行的部分，亦即对应内侧副韧带浅层的部分明显增厚，即为内侧副韧带深层。起自股骨外上髁，在中份处连接内侧半月板体部的关节囊缘，并紧贴内侧胫骨平台向下走

行，其前内侧部分与浅层易于分离（其间有处于封闭状态的滑囊分隔），其后内侧部分则与浅层混合不易分离。

膝关节外侧稳定组织中最重要的解剖结构之一即为外侧副韧带，起于股骨外上髁，远端止于腓骨小头，与内侧副韧带扁而宽的带状结构不同，外侧副韧带更类似一腱性结构。在伸膝时是对抗内翻应力，维持外侧稳定性最主要的结构之一，但应当注意在屈膝位其稳定作用有所下降。后方尚有弓形韧带，起自腓骨小头，上行分为两束，外束与腘肌腱共同止于股骨外髁，内束覆盖于腘肌的后上部，止于胫骨后面。

同时，膝关节外翻稳定性的维持结构还包括了外侧关节囊、股二头肌、腘肌腱及髂胫束等。髂胫束的解剖在前文已经叙述，此处不再赘述。其在伸膝状态下稍向前滑移，而在屈曲时向后滑移，如前所述，在伸膝及屈膝时均保持紧张状态，具有维持外侧稳定性的作用。腘肌腱经胫骨平台后外侧斜行穿过腘肌腱裂孔，止于外侧副韧带股骨止点深面稍偏前侧部。根据 Warren 等学者的研究，腘肌腱在腓骨小头上有一止点，这一束被称为腘腓韧带，因此，腘肌腱具有重要的对抗胫骨后移、内翻和外旋的作用。股二头肌收缩时产生强大的屈膝作用，并使胫骨相对股骨外旋，其部分肌纤维加入弓形韧带

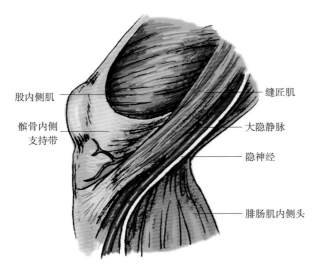

图 8-9 膝内侧稳定结构（第一层）

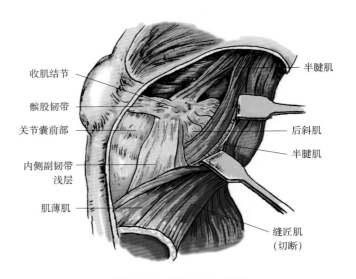

图 8-10 膝内侧稳定结构（第二层）

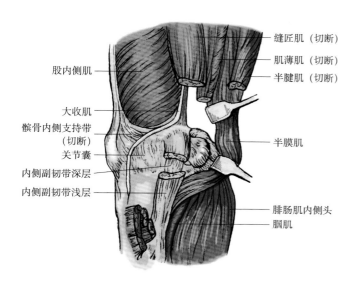

图 8-11　膝内侧稳定结构（第三层）

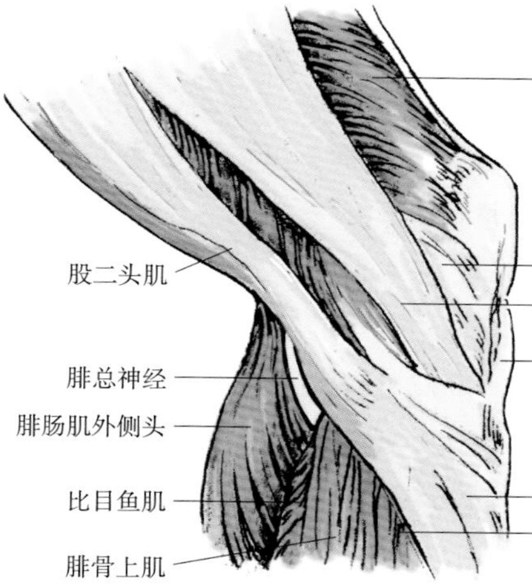

复合体，故也具有维持膝关节外侧稳定性的重要作用。当屈膝时，髂胫束、腘肌腱与外侧副韧带三者交叉，大大增强了膝关节外侧稳定性的维持作用。

同样按照 Warren 等的描述，膝关节外侧稳定性的维持结构也包括三层。第一层即浅层包括阔筋膜、股二头肌与髂胫束及其扩张部（图 8-12）。

第二层包括外侧支持带及外侧髌股韧带（图 8-13）。外侧支持带的浅层纤维斜行向前下，止于髂胫束及髌骨。深层纤维横行连接髌骨，其上份附

图 8-12　膝外侧稳定结构（第一层）

着于髌骨上 1/3，中份连接到髌骨中 1/2 水平，下份又称髌胫带，连接髌骨外下缘与胫骨前外侧缘。由于 Q 角的存在，髌骨支持带的合力方向偏向膝外侧。在第二层的后方，尚有两条髌股韧带，分别由髌骨外侧缘向后延伸至腓肠豆骨（如此骨缺如，则可能附着于腓肠肌外侧头的股骨止点附近），以及延伸至肌间隔的深面。

第三层包括外侧关节囊（图 8-14）。又可分为深浅两层。浅层为关节囊固有纤维，并包绕外侧副

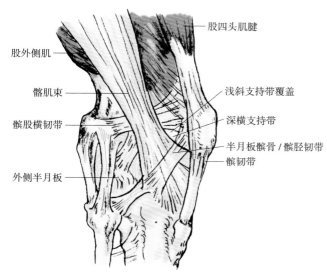

图 8-13　膝外侧稳定结构（第二层）

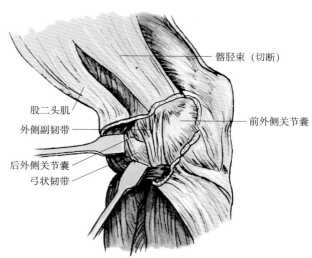

图 8-14　膝外侧稳定结构（第三层）

韧带和腓肠腓骨韧带，外侧副韧带前文已经叙述，腓肠腓骨韧带是起于腓肠豆骨，止于腓骨小头的腱性纤维，位于外侧副韧带与弓状韧带之间。如腓肠豆骨缺如，则此韧带亦可能一并缺如。深层则主要包括弓状韧带和冠状韧带。

五、膝关节神经支配

膝关节的神经可简单分为浅层和深层的神经。浅层为皮神经。深层为分布到关节韧带、关节囊以及关节内的关节支。在临床上更为常用的划分是将膝关节的神经分为膝前部和膝后部的支配神经，膝前部由股神经的肌支、闭孔神经前支和隐神经支配，后组为坐骨神经及其分支胫神经、腓总神经和闭孔神经的后关节支配（图8-15）。

股神经前皮支支配膝前2/3的区域，包括股外侧皮神经和股中间皮神经，前者分布于大腿外侧与膝关节外侧的皮肤及浅筋膜，后者支配大腿前下部及膝关节前方的皮肤与浅筋膜。股神经内侧皮支因变异较多，尚有争议，目前认为大腿内侧及膝内侧的皮肤及浅筋膜多由隐神经发出髌上支（或称股内侧皮神经）支配。在膝关节后部，由股

后皮神经和闭孔神经发出的分支支配。解剖发现膝部皮神经一般在第一层筋膜和第二层筋膜之间走行。

膝关节髌上区的关节支由支配伸膝肌神经的关节支支配，包括：股内侧肌支、股中间股支、股外侧肌支、膝关节肌支、闭孔神经前支。膝后外侧区由腓总神经关节支支配。腘窝部由坐骨神经、胫神经、闭孔神经后支的关节支支配。膝关节内侧及髌下区主要由隐神经分支支配。

人工膝关节置换术中应该尽量避免皮神经损伤，防止术后局部皮肤麻木，而关节支应尽可能切除，降低术后髌股关节疼痛并发症发生率。国内学者余正红等所做的研究认为：膝部皮神经走行于第1~2层筋膜之间，皮肤及浅筋膜切开时，组织瓣自第3层筋膜与深筋膜之间游离，可以避免对皮神经、隐神经膝关节支等对皮肤支配的不必要损伤。髌旁内侧入路切断隐神经膝关节支和股内侧肌支膝关节支，通过髌上囊及髌骨周围部分滑膜切除，基本阻断了主要的膝关节前侧和前内侧关节支，即使未置换髌骨，也可大大减少术后髌股关节疼痛的发生率。而股内侧肌下、股内侧肌中及三矢状入路，未行髌骨置换时，术中应仔细寻找股内侧肌支膝关节支予以切断。

在膝关节后方，胫神经为坐骨神经主干的直接延续，穿过膝关节腘窝后方中央下行，位于深筋膜的脂肪内与位于深面的腘动脉伴行，在小腿后上方，腓肠肌内外侧头之间，比目鱼肌深面。再与胫后动脉伴行至内踝后方。在腘窝内发出皮支即腓肠神经在腓肠肌表面下行。其神经肌支支配腓肠肌内外侧头、跖肌、比目鱼肌及腘肌，其余关节支变异较多，但大多向外侧包绕腘动脉，向深部加入腘窝神经丛。另外，闭孔神经后部的终末支也在腘窝内加入腘窝神经丛，支配关节囊及半月板。

坐骨神经在股骨下段发出腓总神经，紧贴股二头肌腱内侧缘斜向外下方走行，在膝关节水平位于股骨外髁偏外侧，多数绕腓肠豆骨外侧或下方向远端走行，在外侧胫骨平台以下自后上向外下方绕腓骨颈向前穿过腓骨长肌腱，分为腓浅神经（肌皮神

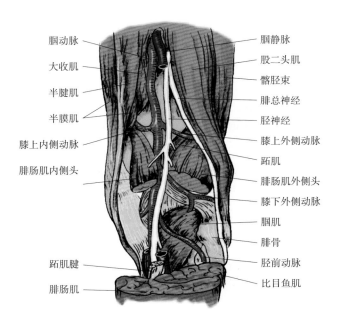

图8-15 腘窝神经及相关解剖

腘动脉
大收肌
半腱肌
半膜肌
膝上内侧动脉
腓肠肌内侧头
跖肌腱
腓肠肌

腘静脉
股二头肌
髂胫束
腓总神经
胫神经
膝上外侧动脉
跖肌
腓肠肌外侧头
膝下外侧动脉
腘肌
腓骨
胫前动脉
比目鱼肌

经）和腓深神经（胫前神经）。其在腓骨颈部为腓总神经最为表浅和薄弱处，易于因膝关节脱位或腓骨上端骨折造成腓总神经损伤。

六、膝关节血供

膝关节血供丰富，故创伤或手术后炎症反应较重。

来自股动脉下行的直接主干腘动脉在腘窝内发出五个主要的膝关节支构成了膝关节主要的血供，即膝上内侧动脉、膝上外侧动脉、膝中动脉、膝下外侧动脉和膝下内侧动脉。腘动脉尚发出多个肌支营养膝关节周围肌肉组织。其中膝中动脉及其分支营养后方关节囊，前、后交叉韧带及半月板。半月板同时还接受来自另外四个分支动脉的血供，但均以膝外侧的动脉支为主。而膝上、下动脉，膝降动脉分支，旋股外侧动脉降支和胫前动脉返支在髌前吻合构成膝前动脉网，在髌下脂肪垫内形成滋养血管网，营养髌下脂肪垫、髌腱及邻近滑膜组织，髌下尚有数条小动脉进入髌骨内参与髌骨的血供支持。

在膝前，皮肤及皮下组织的血供来自邻近营养支发出的终末支，以及股直肌自内向外穿支的加强，研究也表明内侧血供分支较外侧丰富。故在膝关节置换术中，外侧皮肤的血供及愈合能力相对较内侧为弱，当取膝前纵切口时，应避免形成纵行的平行切口瘢痕。如无法避免，则相邻距离应尽可能增大，且新的切口应当位于最外侧，并尽量避免皮下表浅的潜行剥离或使得外侧皮肤软组织张力增高的操作。

膝关节侧支循环较多，其中两条最主要：①膝最上动脉与膝关节动脉构成膝上侧动脉副弓。②股深动脉的第3穿通支和旋股外侧动脉支与膝关节动脉的近侧支构成股深动脉副弓，腘动脉发生血供障碍时，借助侧支循环防止小腿坏死。

膝关节周围也存在丰富的静脉丛，形成网状的静脉回流通道，其中最主要的静脉干为腘静脉，与腘动脉及胫神经伴行，应当注意的是腘静脉及其远端的静脉支内均具有静脉瓣，故对于防止下肢远端静脉血栓栓塞回流具有一定的保护作用。

（陆军军医大学附属西南医院·杨柳）

参·考·文·献

[1] Hofmann A A, Plaster R L, Murdock L E. Subvastus(Southern) Approach for Primary Total Knee Arthroplasty[J]. Clinical Orthopaedics and Related Research, 1991, 269(269):70–77.

[2] Bourke M G, Buttrum P J, Fitzpatrick P L, et al. Systematic Review of Medial Parapatellar and Subvastus Approaches in Total Knee Arthroplasty[J]. The Journal of arthroplasty, 2010, 25(5):728–734.

[3] Liu H W, Gu W D, Xu N W, et al. Surgical Approaches in Total Knee Arthroplasty: A Meta–Analysis Comparing The Midvastus and Subvastus to The Medial Peripatellar Approach[J]. The Journal of Arthroplasty, 2014, 29(12):2298–2304.

[4] Pagnano M W, Meneghini R M. Minimally Invasive Total Knee Arthroplasty with an Optimized Subvastus Approach[J]. Journal of Arthroplasty, 2006, 21(4):22–26.

[5] Pagnano M W, Meneghini R M, Trousdale R T. Anatomy of The Extensor Mechanism in Reference to Quadriceps–sparing TKA[J]. Clin Orthop Relat Res, 2006, 452(452):102–105.

[6] Tria A J. Minimally Invasive Knee Arthroplasty: An Overview[J]. World Journal of Orthopedics, 2015, 6(10):804–811.

[7] Haas S B, Cook S, Beksac B. Minimally Invasive Total Knee Replacement through a Mini Midvastus Approach: A Comparative Study[J]. Clinical orthopaedics and related research, 2004, 428:68–73.

[8] Bonutti P M, Zywiel M G, Ulrich S D, et al. A Comparison of Subvastus and Midvastus Approaches in Minimally Invasive Total Knee Arthroplasty[J]. Journal of Bone & Joint Surgery American Volume, 2010, 92(3):575–582.

[9] Tria A J, Coon T M. Minimal Incision Total Knee Arthroplasty: Early Experience[J]. Clinical Orthopaedics and Related Research, 2003, 416:185–190.

[10] Kazarian G S, Siow M Y, Chen A F, et al. Comparison of Quadriceps–sparing and Medial Parapatellar Approaches in Total Knee Arthroplasty: A Meta–analysis of Randomized Controlled Trials[J]. Journal of Arthroplasty, 2018, 33(1):277–283.

[11] Kim Y H, Kim J S, Kim D Y. Clinical Outcome and Rate of Complications After Primary Total Knee Replacement Performed with Quadriceps–sparing or Standard Arthrotomy[J]. Journal of Bone & Joint Surgery–british Volume, 2007, 89(4):467–470.

[12] Jackson G, Waldman B J, Schaftel E A. Complications

Following Quadriceps-Sparing Total Knee Arthroplasty[J]. Orthopedics, 2008, 31(6):547.

[13] Bäthis H, Perlick L, Tingart M et al. Alignment in Total Knee Arthroplasty. A Comparison of Computer-assisted Surgery with The Conventional Technique[J]. Journal of Bone & Joint Surgery British Volume, 2004, 86(5):682-687.

[14] Keyes B J, Markel D C, Meneghini R M. Evaluation of Limb Alignment, Component Positioning, and Function in Primary Total Knee Arthroplasty Using a Pinless Navigation Technique Compared with Conventional Methods[J]. The Journal of Knee Surgery, 2013, 26(02):127-132.

[15] Thienpont E, Schwab P, Fennema P. Efficacy of Patient-specific Instruments in Total Knee Arthroplasty: A Systematic Review and Meta-analysis[J]. Journal of Bone & Joint Surgery American Volume, 2017, 99(6):521-530.

[16] Kwon O R, Kang K T, Son J, et al. Patient-specific Instrumentation Development in TKA: 1st and 2nd Generation Designs in Comparison with Conventional Instrumentation[J]. Archives of Orthopaedic and Trauma Surgery, 2017, 137(1):111-118.

[17] Hommel H, Perka C. Gap-balancing Technique Combined with Patient-specific Instrumentation in TKA[J]. Archives of Orthopaedic and Trauma Surgery, 2015, 135(11):1603-1608.

[18] Siebert W, Mai S, Kober R et al. Technique and First Clinical Results of Robot-assisted Total Knee Replacement[J]. Knee, 2002, 9(3):173-180.

[19] Jacofsky D, Allen M. Robotics in Arthroplasty: A Comprehensive Review[J]. The Journal of Arthroplasty, 2016, 31(10):2353-2363.

第九章

全膝关节置换股四头肌免干扰入路手术技术

全膝关节置换的股四头肌免干扰入路（QS）技术是微创 TKA（minimally invasive surgery–TKA，MIS–TKA）的一种。其具有 6 大特征区别于传统 TKA 术式：①切口长度缩短，根据 Reid Ⅲ，多数学者认为 MIS–QS 切口长度应小于 12.7 cm（5 in）。②减少对伸膝装置（股四头肌、股四头肌腱、髌骨、髌韧带）的损伤，QS 技术不仅股四头肌分离很少，而且术中不翻转髌骨，从而进一步减少了对伸膝装置的损伤。③术中为获得良好术野而屈伸膝关节，为在股四头肌分离少、术中不翻转髌骨，从而保护伸膝装置的基础上获得更好的术野，安装股骨假体时可屈膝 110° 从而避免安装困难。④在牵引技术的配合下使术野最大化，利用"心形"拉钩在切口很小的情况下使术野最大化，加之利用皮缘移动的"窗口移动"技术，可对整个术野进行移动观察，从而达到清晰观察术野、精准操作的目的。⑤避免膝关节脱位，QS 技术避免了胫骨的大幅度前脱位，减少了对膝关节周围软组织的牵拉损伤，不仅保护了伸膝装置，也有效保护了后关节囊、腓总神经、胫神经。⑥特制小尺寸和特殊形态器械，是 MIS–TKA 的必要基础，如"心形"拉钩。基于上述特点和优势，MIS–QS TKA 相较于传统 TKA，患者术中损伤更小，术后疼痛更少，膝关节功能恢复更快。

一、操作技术

（一）皮肤切口

MIS–QS TKA 的皮肤切口为屈膝 30° 时起于髌骨上极的弧形曲线，沿髌骨内侧缘切开皮肤和皮下组织，向远端切开至髌骨内缘和髌韧带内缘交界处后沿髌韧带内缘直行向远端切开至胫骨结节近端髌韧带止点（图 9–1）。

（二）股四头肌腱内侧 1/4 的 2 cm 纵行分离

QS 技术中进入关节入路与皮肤切口相同，标准的 MIS–QS 手术原则上不分离股四头肌腱，但是由于国人膝关节解剖结构的特点，建议术者在 QS 手术中，在股四头肌腱内侧 1/4 处，从髌骨上极向近端做纵行 2 cm 切口（图 9–2）。

上述分离操作的好处包括：①与股四头肌内侧头入路 TKA（MIS–MV TKA）相比，QS 技术的 2 cm 分离切口位于股四头肌腱内，而 MV 技术需要分离股四头肌纤维，因此 QS 手术术后疼痛更少。②与 SV–TKA（股四头肌内侧头下入路 TKA）相比，2 cm 切口使得 QS 手术术野暴露更好。③相较于不进行 2 cm

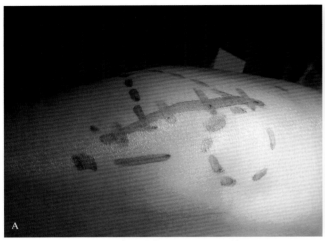
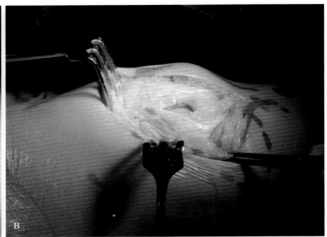

图 9-1　MIS-QS 手术入路示意图
A. 切口标记线；B. 髌骨内侧切口入路

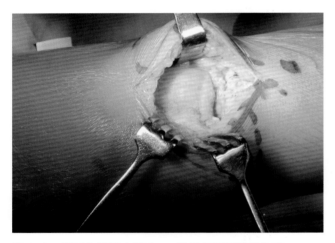

图 9-2　股四头肌腱内侧 2 cm 纵行切开后髌骨外移

分离的 QS 手术，进行 2 cm 分离的 QS 手术的操作更加方便，术野暴露更加容易，几乎与内侧髌旁入路 TKA（MP-TKA）相同，既实现了更微创，又不增加手术难度、不延长手术时间。④不进行 2 cm 分离的 QS 手术与进行 2 cm 分离的 QS 手术相比，术后伸膝功能并无明显差异。⑤QS 理念并非完全不损伤股四头肌，而是追求手术区域整体损伤最小化、最微创，因此进行 2 cm 纵向分离不违背 QS 理念。

（三）脂肪垫的处理

为获得更好的术野，QS 手术中应将脂肪垫全部切除。

（四）髌韧带下止点内侧 1/4 的 0.5 cm 分离

QS 手术对伸膝装置的分离有限，因此术中向外牵拉髌骨、增大术野暴露时对髌韧带下止点内侧的牵拉很强，在该位置行 0.5 cm 分离可明显减少牵拉力量，改善术野。同时由于分离小、损伤小，因此也不会影响髌韧带下止点的强度。

（五）胫骨近端内侧面的剥离

QS 手术中的胫骨截骨操作在胫骨平台内侧进行，因此截骨前的操作中充分分离和暴露胫骨平台内侧十分重要。

（六）胫骨近端内侧面骨赘的清理

如图 9-3 所示，QS 手术胫骨截骨定位器放置于胫骨近端内侧，因此充分清理胫骨近端内侧骨赘有利于平稳、准确地放置定位器。

受到切口长度和术野暴露的限制，需要利用"窗口移动"技术方可使得骨赘清理时视野清晰不受影响。在伸膝位时清理胫骨结节部位骨赘，屈膝 30° 时清理后方的骨赘，清理胫骨近端后方的骨赘时，屈膝 30° 同时手术助手用力外旋胫骨，以扩大术野。

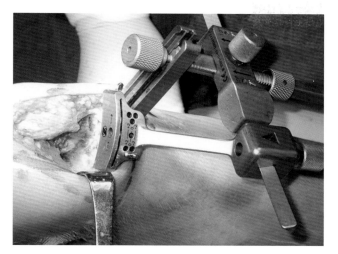

图 9-3　胫骨的侧方截骨模块

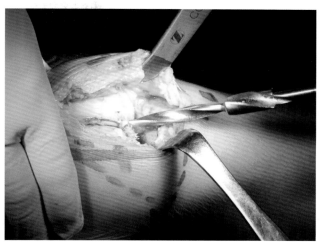

图 9-4　Whiteside 线的位置

（七）Whiteside 线的标注和股骨远端内侧骨赘的清理

由于股骨上髁线和股骨后髁线可能受手术切口小的影响而不确切，而 Whiteside 线（股骨髁前后轴线）则不受其影响，因此 Whiteside 线是反映股骨远端前后轴的最重要 TKA 手术指标。此外，股骨后髁线虽在内翻膝 TKA 中应用良好，但在外翻膝中，若内侧髁磨损严重而缺损，可导致股骨假体旋转位置的误差，而 Whiteside 线则不会导致此类问题。Whiteside 线位置如图 9-4 所示。

QS 手术的股骨截骨定位器同样位于内侧，因此需对股骨内侧骨赘进行清理。无论 QS 手术或其他微创及传统 TKA 术式，都应在先标注 Whiteside 线的前提下再进行股骨远端骨赘的清理。这是因为股骨远端软骨面周缘的骨赘切除后，有时会影响术者判定股骨滑车上段或下段的中间部，进而影响 Whiteside 线标注的准确性，尤其当膝关节退变严重、滑车沟很浅甚至隆起、位置不清晰时上述问题更加严重。

清理股骨内侧骨赘时，同样需要利用"窗口移动"技术减少皮肤和软组织的张力和损伤。屈膝 30°时用摆锯清理股骨滑车上半段软骨面内侧缘的骨赘，屈膝 60°~90°时清理滑车下半段关节面内侧缘的骨赘。

（八）髌骨成型和髌骨保护器的使用

QS 手术中由于手术切口小、股四头肌分离少，因此可先进行髌骨成型从而获得被切除髌骨骨块所占据的空间，增大手术操作空间。但在后续操作中需对髌骨进行多次撬拨、牵拉，因此需安装金属材质的髌骨保护器，对髌骨切骨面进行保护，防止牵拉、挤压对髌骨的关节面造成损伤。

（九）清理内、外侧半月板和前、后交叉韧带

为充分暴露胫骨内、外侧平台，方便为胫骨截骨厚度提供参照，需清理内、外侧半月板；为获得胫骨和股骨侧截骨更好的术野和空间，清理前、后交叉韧带。

（十）股骨开髓和股骨远端截骨

QS 手术股骨开髓的方法、位置与传统 TKA 相同。股骨截骨定位器安装位置如图 9-5 所示，安装后完成股骨截骨，在这一操作过程中，利用 QS 器械的特殊设计，可在不翻转髌骨的情况下完成操作，减少对伸膝装置的牵拉和损伤（图 9-6）。

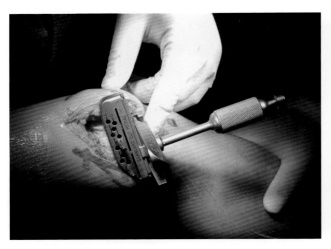

图 9-5　股骨侧方截骨板

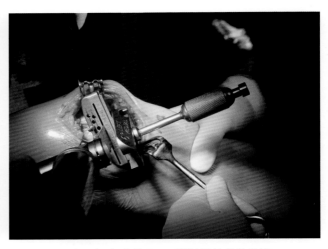

图 9-6　在使用锯片时利用 QS 器械保护伸膝装置

（十一）胫骨近端截骨定位器的放置和胫骨近端截骨

如前所述，QS 手术胫骨截骨定位器置于胫骨近端内侧（位置如图 9-3 所示），放置定位器的力线调整方法与传统 TKA 相同。而后完成胫骨截骨。

（十二）完成股骨尺寸测量

QS 手术的股骨尺寸测量为后参考法（图 9-7）。完成股骨截骨后，利用甲状腺拉钩帮助暴露术野，用股骨尺寸测量器紧贴股骨后髁，同时参照 Whiteside 线以防因为股骨后髁骨缺损导致的股骨假体旋转异常。测量器铁笔笔尖在手指触摸帮助下置于股骨干髁端前外侧皮质最高处，患者所测量股骨尺寸如刻度所示。轻柔牵拉皮肤以移动术野窗口，完成股骨四合一截骨。

（十三）胫骨假体桩孔制备（同最终胫骨假体的安装）

MIS-QS TKA 手术中，胫骨假体试模放置（图 9-8A）、胫骨假体桩孔的制备（图 9-8B）和

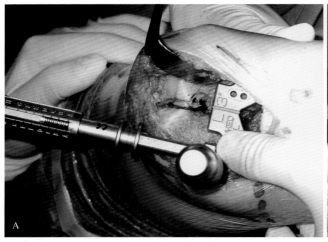

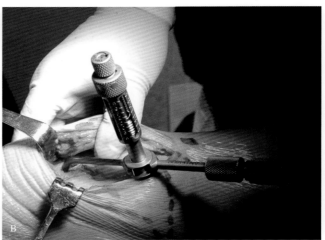

图 9-7　测量股骨假体大小
A. 股骨后髁测量；B. 测量器铁笔笔尖位置

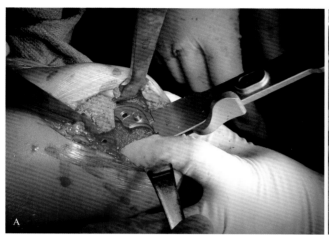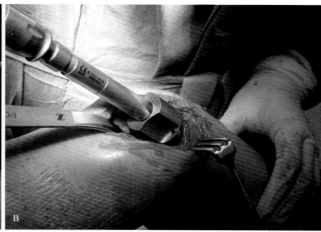

图 9-8 安装胫骨假体试模
A.胫骨假体试模放置和假体大小测量；B.胫骨假体桩孔的制备

安装正式胫骨假体的操作如图。操作要点为：用一把常规的 Hoffmann 拉钩从胫骨后侧适当前推胫骨；用 2 把 QS 手术专用的"心形"拉钩暴露胫骨内、外侧，操作中为减少膝关节内、外侧软组织牵拉，在术野够用的前提下应避免用力向下拉拉钩，尽量保持拉钩竖直（图 9-8）；屈膝 120°以上，从而在不使胫骨前脱位的情况下暴露胫骨后缘。

（十四）胫骨假体试模安装后再行股骨滑车截骨

由于滑车截骨操作始终位于术野中央，因此不受视野暴露大小的影响。

（十五）屈膝 110° 安装股骨试模（同最终股骨假体的安装）

QS 手术安装试模和正式假体时，屈膝 110° 可使所有股骨截骨面几乎全部位于术野中央。而后用 1 把甲状腺拉钩向上提拉切口上端，同时利用 QS 手术特制的特殊髌骨拉钩从带有髌骨保护器的髌骨截骨面协助向外轻轻拉开一直保持直立、从未翻转的髌骨，使股骨假体在不受切口上端皮肤和髌骨阻挡的情况下沿股骨前方截骨面滑入。

（十六）伸膝位安装聚乙烯垫片

伸膝位用窄直拉钩拉开外侧软组织，用甲状腺拉钩拉开内侧软组织，可方便地安装聚乙烯垫片（图 9-9）。

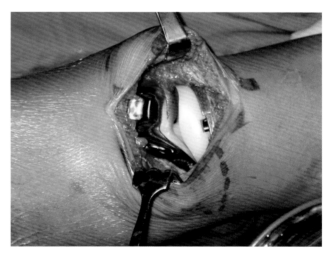

图 9-9 插入垫片

二、手术技巧和陷阱

为了方便读者能够更好地学习使用这一手术技术，笔者根据自己临床实践以及和有经验的医师的讨论，分享手术的技巧和陷阱。

1. 进行股四头肌腱内侧 1/4 部分 2 cm 纵行分离的原因　国人股四头肌内侧头的解剖分型及其与 MIS-QS 手术技术的关系。

股四头肌内侧头可分为 3 种解剖类型（图 9-10）：①高位止点型（Ⅰ型），指股四头肌内侧头（VMO）肌腱在髌骨上极的上方就与股直肌腱融合而形成股四头肌腱（图 9-10A、B）。②髌骨上极止点型（Ⅱ型），股四头肌内侧头在髌骨上极高度就已完全和股直肌腱融合而形成股四头肌腱，没有或极少有 VMO 止点低于髌骨上极而止于髌骨内缘（图 9-10C、D）。③髌骨内缘止点型（Ⅲ型），股四头肌内侧头止点多数位于低于髌骨上极高度的髌骨

内侧缘（图 9-10E、F）。

经笔者统计，国人 98% 的股四头肌内侧头属于Ⅲ型，因此在 QS 手术中，要经过髌骨内侧缘切开关节而不伤及 VMO 在 98% 的患者中是不现实的。因此，如前所述，对中国患者的 QS TKA 而言，手术追求的并不是一定不损伤股四头肌，而是对膝关节整体的最小损伤。

2. 脂肪垫的清理　虽然有学者认为保留一定量的脂肪垫有助于防止术后膝关节粘连和功能障碍，但根据笔者的操作和观察，影响 TKA 术后功能康复的最主要因素是精准的手术技术和早期有效的术后康复锻炼，在 500 例以上的 QS 手术术后康复过

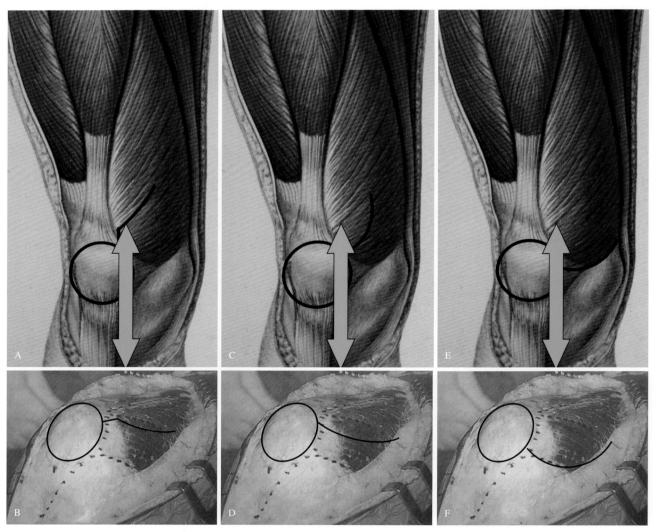

图 9-10　股四头肌内侧头解剖分型
A、B. Ⅰ型；C、D. Ⅱ型；E、F. Ⅲ型

程中，笔者并没有感受到脂肪垫完全切除对膝关节功能康复有任何负面影响。

3. 内翻膝患者胫骨近端内侧面的剥离及胫骨内侧软组织松解　对内翻膝患者而言，在术中进行胫骨近端内侧面剥离时，可同时对内侧软组织进行松解。按照如下 3 种情况进行操作，往往可使内翻膝 TKA 术中内侧软组织松解同步完成，节省了专门松解内侧软组织的时间。

（1）少量分离：髋膝踝角小于 10° 内翻时，胫骨近端内侧面前后向剥离，一般不需要剥离内侧副韧带下止点、切断缝匠肌腱。

（2）中量分离：髋膝踝角为 10°~15° 内翻时，胫骨近端内侧面前后向剥离，一般不需剥离内侧副韧带下止点、切断缝匠肌腱。但部分患者安装试模后发现可能还要进一步松解内侧副韧带，或切断缝匠肌腱。

（3）大量分离：髋膝踝角大于 15° 内翻时，在中量分离基础上进一步分离，同时进行内侧副韧带下止点分离和缝匠肌腱切断。

4. 先标注 Whiteside 线后清理股骨内侧骨赘　应在先标注 Whiteside 线的前提下再进行股骨远端骨赘的清理。这是因为股骨远端软骨面周缘的骨赘切除后，有时会影响术者判定股骨滑车上端或下段的中间部，进而影响 Whiteside 线标注的准确性，尤其当膝关节退变严重、滑车沟很浅甚至隆起、位置不清晰时上述问题更加突出。

5. 先制备胫骨假体桩孔，后制备股骨滑车槽　从上述操作技术可见，QS 手术中先制备胫骨假体桩孔，而后才制备股骨滑车槽。而在常规 TKA 手术中，一般紧接着股骨 4 合 1 截骨就立刻进行股骨滑车槽的制备。这是因为在 QS 手术中，术野暴露有限，进行胫骨假体桩孔制备时需使用 Hoffmann 拉钩以股骨滑车槽截骨处作为支点向前推胫骨近端从而扩大胫骨术野，这很可能导致滑车槽截骨处挤压变形。为防止这种情况，MIS-QS TKA 术中特将胫骨假体桩孔制备步骤前移，而后才制备股骨滑车槽。

（上海交通大学附属第六人民医院·张先龙）

参·考·文·献

[1] Scuderi G R, Tenholder M, Capeci C. Surgical Approaches in Mini-incision Total Knee Arthroplasty[J]. Clinical Orthopaedics and Related Research, 2004, 428(428):61-67.

[2] Tria A J, Coon T M. Minimal Incision Total Knee Arthroplasty: Early Experience[J]. Clinical Orthopaedics and Related Research, 2003, 416:185-190.

[3] Tenholder M, Clarke H D, Scuderi G R. Minimal-Incision Total Knee Arthroplasty The Early Clinical Experience[J]. Clinical Orthopaedics and Related Research, 2005, 440:67-76.

[4] Boerger T O, Aglietti P, Mondanelli N, et al. Mini-subvastus Versus Medial Parapatellar Approach in Total Knee Arthroplasty[J]. Clinical Orthopaedics & Related Research, 2005, 440(440):82-87.

[5] Insall J N, Dorr L D, Scott R D, et al. Rationale of The Knee Society Clinical Rating System[J]. Clin Orthop Relat Res, 1989, 248:13-14.

[6] Tashiro Y, Miura H, Matsuda S, et al. Minimally Invasive Versus Standard Approach in Total Knee Arthroplasty[J]. Clinical Orthopaedics & Related Research, 2007, 463(463):144-150.

[7] Pagnano M W, Meneghini R M, Trousdale R T. Anatomy of The Extensor Mechanism in Reference to Quadriceps-sparing TKA[J]. Clin Orthop Relat Res, 2006, 452(452):102-105.

[8] Peeler J, Cooper J, Porter M M, et al. Structural Parameters of The Vastus Medialis Muscle[J]. Clinical Anatomy, 2005, 18(4):281-289.

[9] 沈灏, 张先龙, 王琦, 等. 微创全膝关节置换术的早期临床疗效分析 [J]. 中华外科杂志, 2007, 45(16):1083-1086.

[10] Quinn R H, Murray J, Pezold R, et al. The American Academy of Orthopaedic Surgeons Appropriate Use Criteria for Surgical Management of Osteoarthritis of The Knee[J]. The Journal of Bone and Joint Surgery, 2017, 99(8):697-699.

[11] Mizner R L, Petterson S C, Stevens J E, et al. Early Quadriceps Strength Loss After Total Knee Arthroplasty[J]. Journal of Bone & Joint Surgery American Volume, 2005, 87(5):1047-1053.

第十章

膝关节置换股内侧肌下入路手术技术

股内侧肌下入路能够保持伸肌装置的完整，有利于 TKA 术后早期快速康复，减少术后的疼痛及出血。采用股内侧肌下入路时，皮下软组织需要有一定的活动度，以利于术中采用"移动窗技术"进行操作。肥胖患者，股四头肌力量非常发达患者，膝关节屈曲挛缩小于 90°、低位髌骨以及内外翻畸形大于 15° 患者是股内侧肌下入路的相对禁忌证。膝关节置换术后翻修的患者存在软组织瘢痕挛缩以及组织层次不清楚的问题，因此不建议采用此入路。

一、操作技术

（1）患者采用平卧位，往往需要在大腿外侧中上部水平以及足部放置一支撑物，从而保持膝关节在术中可以维持在屈曲 90° 位（图 10-1），以利于术中操作。

（2）以髌骨及胫骨结节为解剖标志，皮肤切口采用正中或正中略偏内的切口，切口长度一般从髌骨上极延伸到胫骨结节内侧，在髌骨近端切口可略向外延伸以利于皮瓣翻转（图 10-2）。

（3）锐性切开皮肤及皮下组织直到韧带表面以获得完整的内、外侧全厚皮瓣，注意仔细止血。全厚皮瓣的分离有利于伸膝结构在皮下的移动。辨认并暴露股内侧肌的髌骨止点。锐性切开股内侧肌表面筋膜直到内侧肌间隔，注意勿损伤肌肉纤维，暴露整个股内侧肌远侧段（图 10-3）。

（4）确认股内侧肌下缘，切开薄层筋膜后，沿股内侧肌下边缘切开，钝性分离肌肉组织及其下的滑膜，然后将其向近端外侧拉开（图 10-4），注意保持股内侧肌髌骨止点的完整。

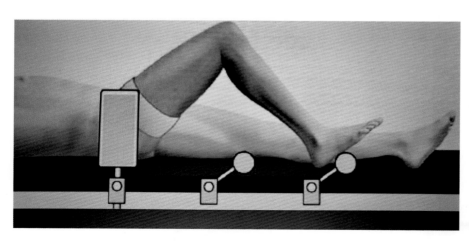

图 10-1　术中采用支撑托有利于术中控制膝关节体位

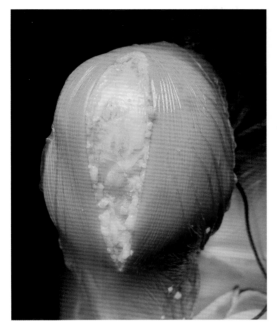

图 10-2　皮肤切口从髌骨上极延伸到胫骨结节内侧

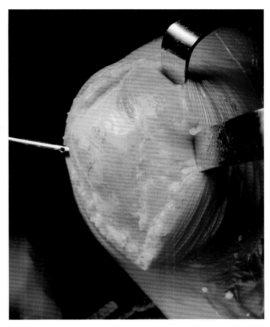

图 10-3　显露股内侧肌

　　可见股内侧肌远端约 2 cm 的肌腱附着于髌骨中上部。从内侧肌间隔开始向外沿股内侧肌下缘向髌骨中上部切开，并向远端平行于髌腱切开，继续延伸直到胫骨结节内侧，切开髌下滑囊及脂肪垫有利于更好的暴露（本例选择保留脂肪垫）。

　　（5）缓慢屈膝 90°，将髌骨向外侧沟脱位，在股四头肌腱止点水平外侧沟放置 Hoffmann 拉钩维持髌骨脱位，此时可充分暴露整个膝关节（图 10-5）。凿除膝关节内侧增生骨赘，视情况对内侧结构进行松解，切断前交叉韧带将胫骨向前脱位，如采

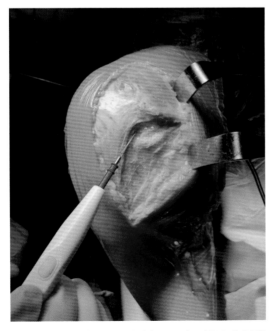

图 10-4　完整显露股内侧肌远端，沿股内侧肌下缘切开

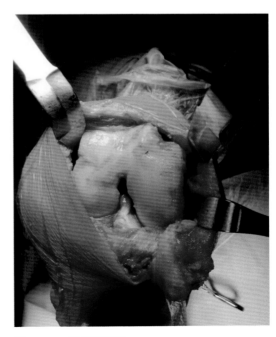

图 10-5　显露膝关节

用PS假体则可同时切断后交叉韧带，更充分地暴露胫骨关节面。

（6）完成截骨及松解操作后，放置膝关节假体，原位对合关闭切口（图10-6~图10-11）。

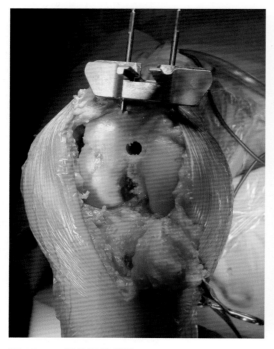

图10-6　股骨远端截骨

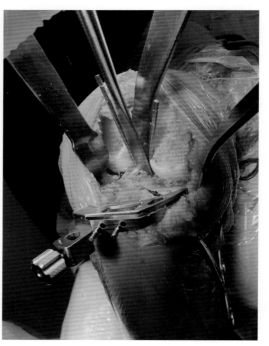

图10-7　胫骨近端截骨，本例保留后交叉韧带，两枚钉在PCL附着点前方保护，骨刀做PCL附着点骨岛，保护PCL

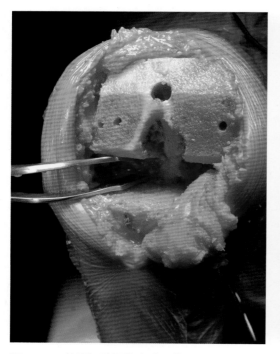

图10-8　伸屈间隙平衡完成，截骨完成

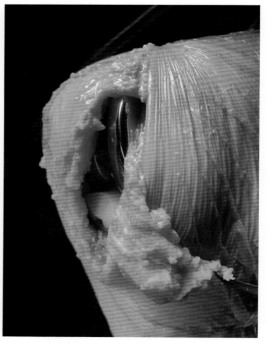

图10-9　安装假体后，检查髌骨轨迹，必要时做外侧支持带松解，下方内侧为保留的髌下脂肪垫

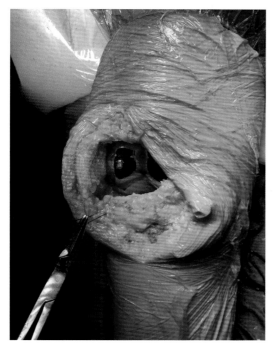

图 10-10　保留的髌下脂肪垫原位缝合

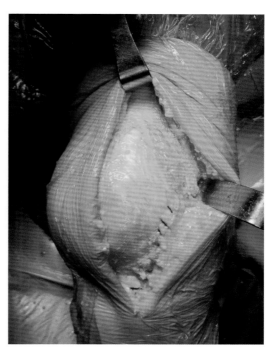

图 10-11　缝合关节囊，可见伸肌装置和骨内侧肌保持完整

二、手术技术与陷阱

（1）不要因为切口太小而导致手术切口相关的并发症（如皮肤坏死等），从而增加感染的概率，术中任何时候都可以视情况扩大切口。

（2）充分游离伸肌装置与内外侧皮瓣有利于髌骨向外侧脱位。

（3）在内侧肌间隔处钝性牵开股内侧肌约 5 cm，避免损伤隐神经。

（4）松解股内侧肌腱时的方向是从股内侧肌边缘到髌骨内侧边缘中部，避免向髌骨近端内上方切开，否则就不再是股内侧肌下入路。

（5）标记内侧髌旁支持带及股内侧止点部及其下方的滑膜，有利于术后准确的伤口闭合。

（6）术中充分暴露外侧胫骨平台及远端股骨髁，准确安放假体非常关键。

（7）屈膝 90° 位缝合内侧髌旁支持带，避免医源性低位髌骨的发生。

（8）术中如果使用止血带，止血带的位置要贴近大腿根部，并在屈膝 90° 时充气，这样有利于伸肌装置的术中良好移动。

（9）术后彻底止血非常重要，尤其在股内侧肌分离的后方区域，避免术后血肿的形成。

（上海交通大学医学院附属仁济医院·王友）

第十一章

膝关节置换经股内侧肌入路手术技术

1997年，Engh等首先提出经股四头肌内侧头入路，该入路综合了内侧髌旁入路暴露好与股内侧肌下入路对伸膝装置保护好的优点。入路上段避免损伤股直肌腱，钝性劈开股内侧肌肌腹减少了肌肉损伤，且术中可根据显露难易程度适当延长股内侧肌劈开长度以改善显露。

该入路的优点为：①避开膝降动脉从而保护髌骨血供。②避免损伤股直肌腱，改善术后早期伸膝力量。③维持股内侧肌上半部分对髌骨轨迹和髌股关节稳定性的作用。④减少髌上囊粘连与瘢痕形成，有利于关节活动度的改善。

一、操作技术

屈膝位，采用膝前正中皮肤切口，切开皮肤、

皮下脂肪和深筋膜，向内侧分离，显露股内侧肌、髌骨内上与股内侧肌腱结合部位、髌腱（图11-1）。以手指顺股内侧肌肌纤维方向（图11-2），距髌骨内上方4cm范围内，钝性全层分离肌肉（图11-3）。然后沿分离的肌纤维，距髌骨内缘0.5cm向下，切开关节囊（图11-4），远端止于胫骨结节内侧1cm。微创股内侧肌入路方法与常规经股内侧肌入路相同，劈开股四头肌的长度缩短为2cm。

二、手术技术要点和陷阱

使用该入路应在术中将髌骨保持在不翻转位置，借助放置在外侧和后方的窄Hoffmann拉钩改善显露。术中根据患者肥胖程度、软组织张力和显露难易程度适当延长股内侧肌劈开长度。该入路的

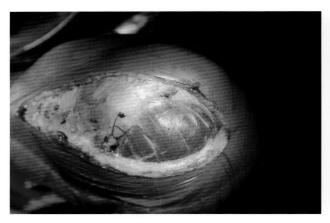

图 11-1 显露股四头肌内侧头

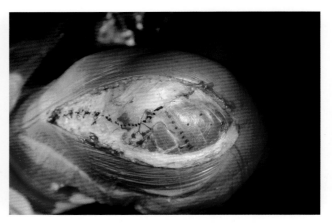

图 11-2 在髌骨内上缘 4 cm 范围内标记经股四头肌入路

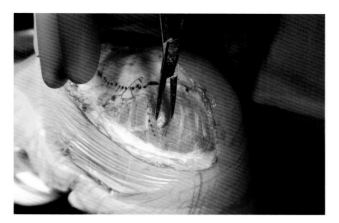

图 11-3　钝性分离股四头肌

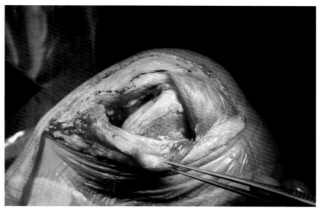

图 11-4　术中不需要外翻髌骨

主要缺点是术中显露较髌旁内侧入路稍差，若在肥胖和肌肉发达患者中选用该入路，术中切口向内上延伸改善暴露有限，尤其是肌肉发达患者选用该入路会给手术带来较大的困难。此外，该入路对股内侧肌功能的干扰较经股内侧肌下方入路更大，对髌股关节稳定性的维持也稍逊色。肥大性关节炎和严重内外翻畸形患者不宜采用该入路，因骨骼过大或骨赘较多，需要松解侧方结构等原因，在术中显露困难时容易损伤侧副韧带等结构。此外，既往有膝关节手术史的患者和僵直膝的患者应尽量避免采用该入路，因延长该入路仅能在股内侧肌纤维方向有限改善，难以改为 Snip 或 V-Y 等延长关节囊切口。在少见的病例中因股内侧肌内血肿可能导致长期慢性疼痛，所以在切开时应注意止血，并在缝合时将股内侧肌上下层肌筋膜分开缝合封闭以减少出血

（图 11-5～图 11-7）。虽然少数文献认为股内侧肌入路可以减少对伸膝装置的干扰，但文献荟萃研究发现可能选择该入路对于髌股关节稳定性的维持、术后活动度的改善等并没有理论上那么具有优势。

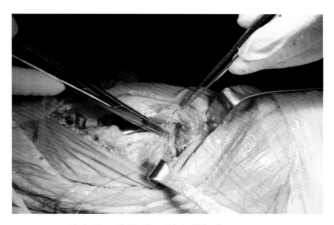

图 11-5　缝合股四头肌肌 - 腱交界部位

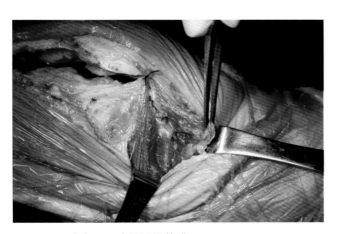

图 11-6　缝合股四头肌深层筋膜

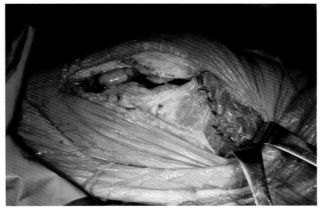

图 11-7　缝合股四头肌浅层筋膜

（陆军军医大学附属西南医院·郭林）

参 · 考 · 文 · 献

[1] Engh G A, Holt B T, Parks N L. A Midvastus Muscle-splitting Approach for Total Knee Arthroplasty [J]. Arthroplasty, 1997, 12(3):322-331.

[2] Xu S Z, Lin X J, Tong X, et al. Minimally Invasive Midvastus Versus Standard Parapatellar Approach in Total Knee Arthroplasty: A Meta-analysis of Randomized Controlled Trials[J]. PLoS One, 2014, 9(5):1-7.

[3] Dalury DF, Jiranek WA. A Comparison of The Midvastus and Paramedian Approaches for Total Knee Arthroplasty[J]. J Arthroplasty, 1999, 14(1):33-37.

[4] Bäthis H, Perlick L, Blum C, et al. Midvastus Approach in Total Knee Arthroplasty: A Randomized, Double-blinded Study on Early Rehabilitation[J]. Knee Surg Sports Traumatol Arthrosc, 2005, 13(7):545-550.

第三篇

单 髁 置 换

第十二章

单髁关节置换历史和发展

膝单髁关节置换术（unicompartmental knee arthropalsty，UKA）是治疗膝关节胫股关节单间室骨关节炎的有效方法之一。该手术仅仅处理病变间室，去除病变关节面少量骨组织，软组织损伤小，保留了关节的正常结构，平衡韧带张力获得稳定而达到矫正畸形的目的，所以手术给患者带来的创伤小、康复快，术后的膝关节功能更接近于正常。

1952 年 McKeever 和 Elliot 提出了膝关节间室病变的概念，并推出金属胫骨平台假体治疗间室疾病，而取代了单一的关节融合治疗方法（图 12-1）。随后 1954 年 MacIntosh 报道了钴铬钼合金胫骨平台假体，并设计了不同的厚度。但是，由于假体缺失锁定鳍而使术后多有假体移位发生。1961 年，Jackson 和 Waugh 在英国首先报道了采用胫骨高位截骨技术

治疗膝关节间室骨关节炎，这一技术依据关节负重轴移到对侧间室的概念。而真正意义上的膝关节置换技术时代始于 20 世纪 70 年代初期工作在英格兰 Sir John Charnley 医院的 Frank Guston 设计的假体问世（图 12-2），而后 Guston 假体被美国 Mayo Clinic 改良，称之为 Polycentric Knee Replacement。

膝单髁关节置换术诞生于 20 世纪 70 年代初期，1972 年 Leonard Marmor 首先推出了 Marmor Modular Knee 的概念（图 12-3），被认为是开创了单髁关节置换技术新纪元。尽管此时在德国有 Sledge Knee，在美国有 Polycentric Knee，但由于设计上的种种问题，其结果令人失望。

纵观单髁关节置换术的发展历史，单髁几乎与全膝关节置换术同时问世。然而，随着全膝关节置

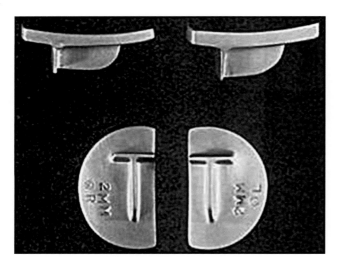

图 12-1　McKeever 假体

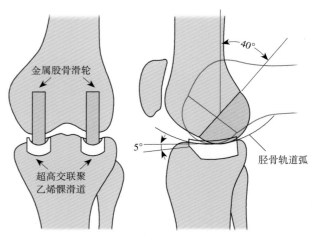

图 12-2　Guston 假体

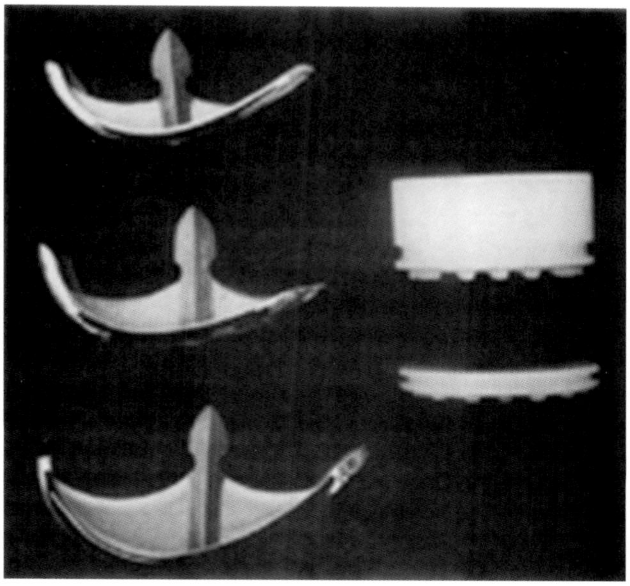

图 12-3　Marmor 假体

换的迅猛发展，单髁关节置换却逐渐受到冷遇。其主要原因是由于单髁关节置换初期假体设计、患者选择以及手术技术存在问题，影响了手术疗效，令术者及患者产生更多的担忧。初期假体设计问题较多，所谓的多中心设计并没有与股骨解剖相对应；胫骨聚乙烯表面的沟槽设计，增加了假体的限制性；而狭窄的股骨假体设计本身又增加了对平坦胫骨聚乙烯的磨损。初期的适应证也是非常迷茫，即便是著名的 Oxford Knee，第一例也是应用于膝双间室骨关节炎患者。此外，诸如类风湿等炎性关节炎，髌骨切除术后患者也被列为单髁关节置换手术的行列。直到 1989 年 Kozzin 和 Scott 发表了单髁手术适应证后，对单髁的患者选择才真正意义上步入了正轨，时至今日该指征仍被视为单髁手术的经典规范。初期手术技术存在的最大问题是难以与膝关节置换的理念异化，导致对侧间室退变而使手术失败，其次是手术工具的简陋，无法使单髁手术精准、可重复，直接影响了手术结果。然而，数十年来，通过无数学者的不懈努力，单髁关节置换的假体设计日臻完善，尤其是近年来手术器械的开发，使得手术能够更加精细化，加之患者选择更加合理，手术技术也不断提高，单髁关节置换的临床效果发生了不同寻常的改变，在一定意义上与全膝关节置换技术相媲美，对于部分患者可以实现延缓或避免全膝关节置换。加之近年来微创及快速康复理念的深入，单髁关节置换更是受到关注，在国内外得到迅速发展。

在单髁关节置换技术的发展史中，有三位重要人物值得一提。他们对这一技术的发展与推广做出了重要的贡献。

第一位是 Dr. Leonard Marmor，为现代单髁关节置换技术之父。其主要贡献为：① 20 世纪 70 年代初在 Gunston 等的基础上设计了非限制性的 Marmor 单髁假体，这也是真正意义上的第一代单髁假体，至今仍在使用，很多单髁假体均来源于它。② Marmor 本人于 1976 年首次报道了 105 例采用 Marmor 单髁假体的至少 2 年以上的临床随访结果，成功率为 88%。

第二位是 Dr. John Goodfellow，其主要贡献为：①与 John O’Connor 教授一起设计开发了 Oxford 单髁关节置换系统。②开创了活动平台单髁假体的先河，并于 1976 年首次在临床应用。③目前 Oxford 单髁假体已经成为全球使用最为广泛的单髁假体。

第三位是 Dr. John Repicci，原为牙医，后来转为骨科医师。主要贡献为：①在 Marmor 单髁假体的基础上，设计了 Repicci 单髁假体，临床应用广泛。② Repicci 在 20 世纪 90 年代初提出了采用小切口进行单髁关节置换，也就是微创手术。

单髁关节置换术自问世以来，实际上一直备受争议。争议的要点是：①什么样的患者适合单髁关节置换？换言之，单髁关节置换还是全膝关节置换？②活动半月板或固定半月板假体？③骨水泥型或生物型假体？④单髁关节置换的近期与长期疗效究竟如何？这些问题随着时间的推移及临床研究的不断深入，有的渐进明确，有的还处在争议中。时至今日，有许多人会问：“为什么不全部置换膝关节，因为最终其他间室将面临损害？”对此 Leonard Marmor 的回答是：“这违背了我们骨科的原则，我们应该尽其所能去保留机体的正常组织，因为我们的假体永远不会达到正常组织那样完美。”

（中日友好医院·郭万首）

参·考·文·献

[1] Tanavalee A, Choi Y J, Tria A J. Unicondylar Knee Arthroplasty: Past and Present[J]. Orthopedics, 2005, 28(12):1423-1433, 1434-1435.

[2] Marmor L. The Modular Knee[J]. Clin Orthop Relat Res, 1973(94):242-248.

[3] Kozinn S C, Scott R. Unicondylar Knee Arthroplasty[J]. J Bone Joint Surg Am, 1989, 71(1):145-150.

[4] Riddle D L, Jiranek W A, McGlynn F J. Yearly Incidence of Unicompartmental Knee Arthroplasty in The United States[J]. J Arthroplasty, 2008, 23(3):408-412.

[5] Emerson R H, Alnachoukati O, Barrington J, et al. The Results of Oxford Uicompartmental Knee Arthroplasty in The United States:A Mean Ten-year Survival Analysis[J]. Bone Joint J, 2016, 98-B(10 Supple B):34-40.

[6] Pandit H, Jenkins C, Gill H S, et al. Minimally Invasive Oxford Phase 3 Unicompartmental Knee Replacement:Results of 1000 Cases[J]. J Bone Joint Surg Br, 2011, 93(2):198-204.

[7] Marmor L. The Modular (Marmor) Knee: Case Report with a Minimum Follow-up of 2 Years[J]. Clin Orthop Relat Res, 1976, (120):86-94.

[8] Goodfellow J W, O'Connor J. Clinical Results of The Oxford Knee. Surface Arthroplasty of The Tibiofemoral Joint with a Meniscal Bearing Prosthesis[J]. Clin Orthop Relat Res, 1986, (205):21-42.

[9] Repicci J A, Eberle R W. Minimally Invasive Surgical Technique for Unicondylar Knee Arthroplasty[J]. J South Orthop Assoc, 1999, 8(1):20-27.

第十三章

活动平台单髁关节置换手术技术

当前活动平台单髁最具有代表性的应属 Oxford 单髁（图 13-1）。Oxford 单髁膝关节系统是根据临床上大获成功的第一代产品进行设计的，前代产品的 10 年存活率高达 98%，每年平均磨损 0.03 mm。

Oxford 单髁膝关节系统自 1976 年首次使用以来，现已更新至第三代。和第一代和第二代 Oxford 单髁膝关节置换系统一样，Oxford 单髁膝关节系统可以在整个膝关节活动范围内提供较大的接触面积来减少聚乙烯磨损。聚乙烯磨损的最小化是 Oxford 单髁膝关节系统设计独具优势之处，其股骨假体的球面与聚乙烯垫片上面的凹面获得充分接触，而垫片下面与胫骨平台上面的光滑面－面自由移动方式可化解随之带来的关节活动限制，恰恰是这样的设计特点，使得 Oxford 单髁膝关节系统运动更近似于膝关节的自然运动学。

自 1982 年以来，Oxford 单髁膝关节置换系统已经成功用于治疗膝关节前内侧骨性关节炎。如果在疾病早期进行手术治疗，那么手术可以减缓关节其他间室的关节炎进展速度，并能够长期缓解症状。

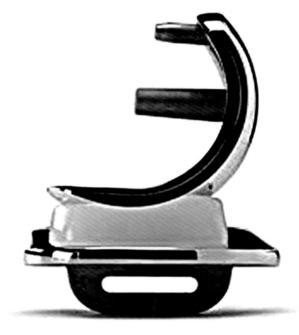

图 13-1　Oxford 假体

者的膝关节内侧间室两侧必须有全层软骨缺失，且出现"骨对骨"接触（图 13-2）。可以通过影像学检查（负重正位片、Rosenberg 位片或内翻应力位片）或关节镜检查进行确认。必须有功能完整的前、后交叉韧带。膝关节外侧间室应功能完好，有完整的半月板和全层关节软骨。关节内的内翻畸形必须可以被动纠正至病前状态。

一、操作技术

（一）患者选择

手术适用于治疗膝关节前内侧骨性关节炎。患

（二）患肢体位

患肢置于大腿支架上，髋关节外展约 30°，下

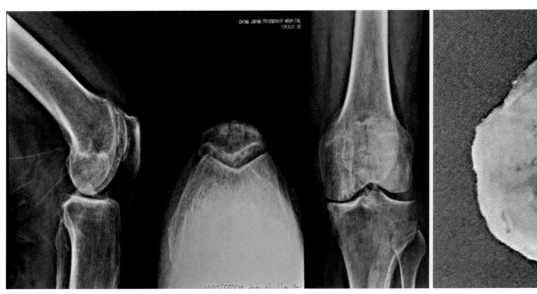
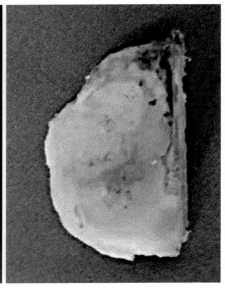

图 13-2 前内侧膝骨关节炎

肢呈下垂位。膝关节能自由屈伸，屈曲可达 110°（图 13-3）。

（三）切口

屈膝 90°，从髌骨内侧缘上极到关节线下方 3 cm 处做一髌骨内侧皮肤切口（图 13-4）。切开关节囊，上方向近端延长 2 cm 至内侧肌内，下方向

远端延伸到髌韧带内侧。暴露胫骨结节至胫骨平台前内侧缘。切除内侧半月板前部，不松解内侧副韧带。切除部分髌腱下方脂肪垫，探查前交叉韧带的完整性，以确定是否适宜单髁关节置换手术。

（四）骨赘去除

切除股骨内髁内侧缘和髁间窝内外缘上的所有

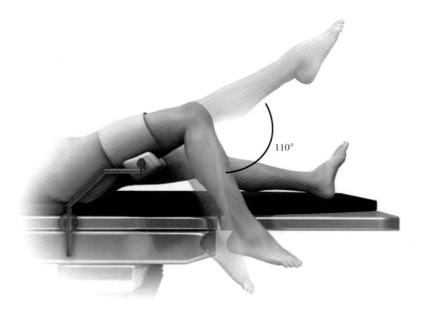

图 13-3 患肢体位

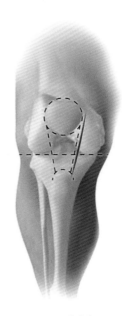

图 13-4 手术切口

骨赘（图 13-5）；切除胫骨平台 ACL 止点前方的骨赘和髁间窝顶部的骨赘。如果髌骨周围有大块骨赘，也应该予以切除。使用 6 mm 窄骨刀切除内侧副韧带下方骨赘（图 13-6），切除股骨内髁后外侧缘的骨赘，为锯片插入髁间窝提供空间。

（五）胫骨平台截骨

　　膝关节屈曲位，插入股骨间隙测量器（匙勺钩），测量股骨假体大小及韧带的张力。用于测量

股骨假体大小的间隙测量器厚度为 1 mm。先确定大小，测量器前方和患者股骨远端关节面应有 2~3 mm 间隙。如果 1 mm 厚的测量器还感到松弛，换用 2 mm 或 3 mm 厚的间隙测量器，直到获得合适的韧带张力。置放胫骨截骨导引器，导引器的长杆与胫骨长轴平行（图 13-7），踝部指向胫骨嵴，近端紧贴暴露的胫骨前面，其凹槽容纳侧方的髌韧带（图 13-8）。胫骨截骨导引器自带 7° 后倾。选择 3 号或 4 号 G 形夹链接测量器与导引器，向下拉动控制杆将两者锁定，以此确定胫骨截骨平面。胫骨

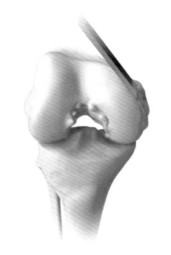

图 13-5　清除侧方骨赘

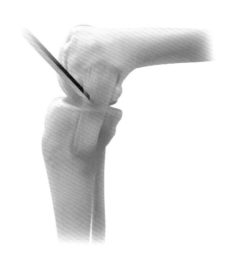

图 13-6　清除髁间骨赘

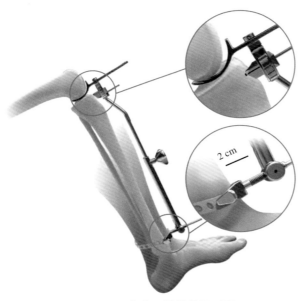

图 13-7　安装胫骨截骨导引器

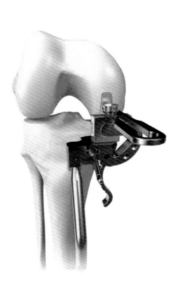

图 13-8　导引器近端定位

锯应切过骨磨损部下方 2 mm 或 3 mm，除非骨磨损非常深。沿导向器的钉孔道分别打入固定钉固定导引器，松开 G 形夹具将其和间隙测量器一并取下。

（六）纵向（矢状面）胫骨截骨

将锯片插入股骨内侧髁外侧缘的髁间窝内，达胫骨平台的稍后方，截骨面应在内侧胫骨棘顶点内侧，ACL 止点的边缘。锯片朝向髂前上棘或屈曲平面（图 13-9）。垂直向下进行截骨，直至到达导引

器表面（图 13-10）。胫骨锯必须与导引器保持平行，避免胫骨平台后侧皮质切割过深。

（七）水平胫骨截骨

以内侧副韧带（MCL）拉钩保护 MCL。借助带槽垫片截骨更易维持 7° 的后倾角。使用 12 mm 宽摆锯锯片进行胫骨平台截骨（图 13-11）。切除的胫骨平台应该是前中部磨损，而后方软骨结构完好（图 13-12）。参照胫骨截骨块选择合适宽度的胫骨假体。

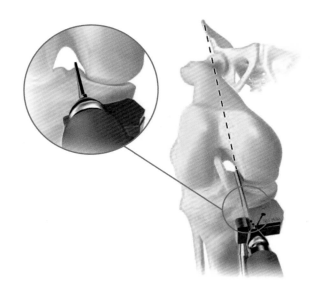

图 13-9　纵向胫骨截骨（冠状位观）

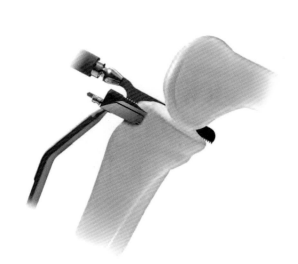

图 13-10　纵向胫骨截骨（矢状位观）

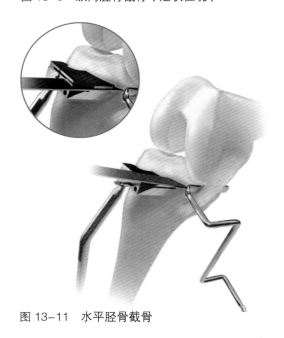

图 13-11　水平胫骨截骨

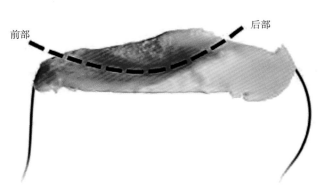

前部　　　　　　　　　　　后部

图 13-12　胫骨平台截骨范围

（八）股骨钻孔和对线

膝关节屈曲约 45°，在股骨前缘前方 1 cm 处，紧贴股骨髁间窝内壁内侧（图 13-13），使用 4 mm 电钻行股骨髓内钻孔，方向朝向髂前上棘。然后用 5 mm 开口锥扩孔（图 13-14）。插入髓内（IM）杆（图 13-15）。膝关节屈曲 90°，标出股骨内侧髁中间定位线。

插入股骨钻孔导引器（图 13-16）。胫骨截骨厚度必须能够容纳 3 号或 4 号股骨钻孔导引器。将髓内杆连接器一端插入髓内杆上，另一端插入股骨钻孔导引器的左侧 / 外侧孔中。确定股骨钻孔导引器位于股骨内侧髁中央，贴紧股骨内侧髁面之后，以 4 mm 钻头经导引器上方孔钻孔，并将其保留在位，然后在导引器下方孔以 6 mm 钻头钻孔（图 13-17）。取下电钻和股骨钻孔导引器。

（九）股骨后髁截骨

将股骨后部截骨导向块插入钻孔中，并击打固定（图 13-18）。插入拉钩，保护 MCL。使用

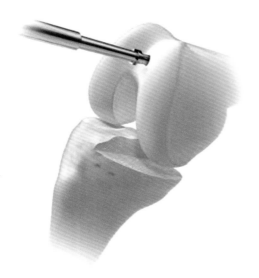

图 13-13 股骨钻孔

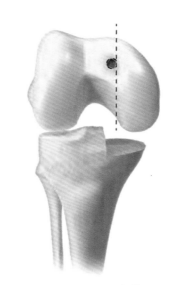

图 13-14 开口锥扩孔

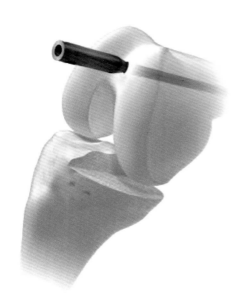

图 13-15 髓内杆插入

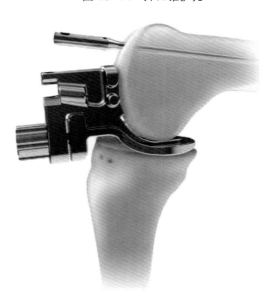

图 13-16 安装股骨钻孔导引器

12 mm 宽的摆动锯，向下压锯片使锯片稍折弯，切除股骨髁后关节面（图 13-19）。取下导向块，取出骨块。切除残余的内侧半月板。

（十）股骨髁首次研磨

将 0 号栓插入 6 mm 孔中，直到限深凸缘紧靠股骨（图 13-20）。稍伸膝关节后，将圆柱形股骨研磨器套在栓柱上（图 13-21），并插入碾磨器与股骨髁接触（图 13-22）。沿栓柱轴方向稳定推动研磨器进行研磨，至无法继续推动为止，此时能够看到栓柱尾端与研磨器接触。取下研磨器及栓柱，修平周边凸起的骨组织（图 13-23）。

（十一）屈伸间隙平衡

下肢屈曲 100°，分别插入胫骨试模和单柱股骨试模，与股骨长轴呈 45°，将试模击打到位。

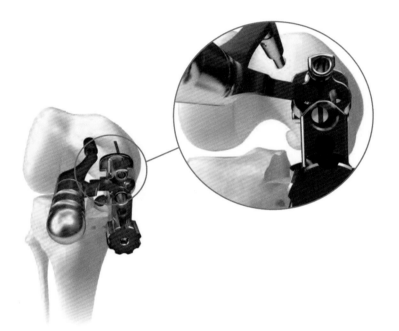

图 13-17　导引器下钻孔

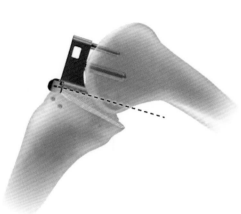

图 13-18　安装截骨导向块

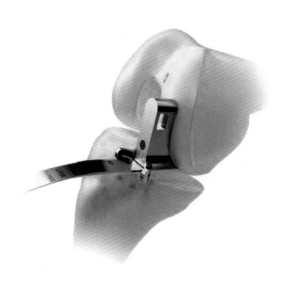

图 13-19　股骨后髁截骨

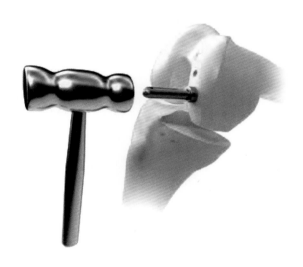

图 13-20　插入 0 号栓

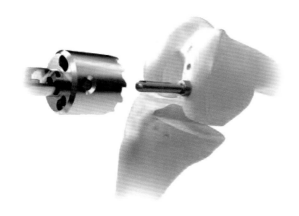

图 13-21　套上股骨研磨器

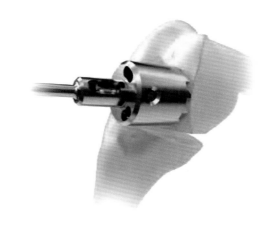

图 13-22　推进研磨器至股骨髁面

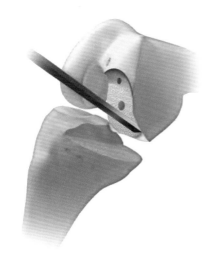

图 13-23　清除周边凸起的骨组织

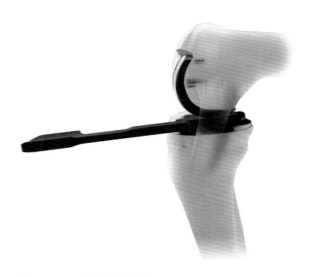

图 13-24　屈膝间隙测量

膝关节屈曲约 100°，插入间隙测量插片仔细测量屈膝间隙（图 13-24）。从 3 mm 插片开始测试。正确的厚度是插片很容易滑进滑出，但是不会倾斜。确认厚度增加 1 mm 则太紧，减少 1 mm 则太松，即可确定合适的厚度。伸膝，在伸膝之前取出插片。膝关节屈曲 20°，测量伸膝间隙（图 13-25）。如果无法插入最薄的插片（1 mm），则认为伸膝间隙为 0。屈膝间隙减去伸膝间隙，则为需要继续研磨的股骨厚度。举例来说，测量的屈膝间隙为 4 mm，伸膝间隙为 1 mm，则应选 3 号研磨栓继续研磨 3 mm 即可获得屈伸相等间隙。

屈伸间隙平衡公式如下：

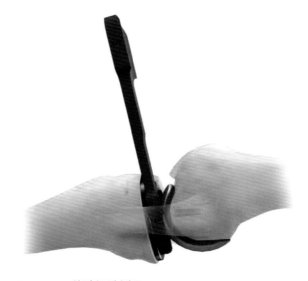

图 13-25　伸膝间隙测量

屈膝间隙（mm）－伸膝间隙（mm）＝股骨髁继续
研磨截厚度（mm）＝使用的研磨栓型号

（十二）确认屈伸间隙平衡

再次插入胫骨和单柱股骨试模后，重新测量屈膝与伸膝间隙。一般情况下，屈膝间隙和伸膝间隙相同。如果伸膝间隙小于屈膝间隙，可以使用连续型号的研磨栓继续进行研磨。每次进行 1 mm 厚度的研磨。

（十三）防止撞击

在股骨髁上置放防撞击导引器，用前方研磨器去除前方骨质（图 13-26）。使用弯型骨凿沿防撞击导引器后方滑槽去除所有后方骨赘（图 13-27）。取下导引器并清除切下的骨赘。

插入合适型号的胫骨及双柱股骨试模和衬垫试模。检查膝关节在完全伸直和屈曲时骨与衬垫无撞击（图 13-28、图 13-29），以及半月板衬垫没有撞击垂直壁。

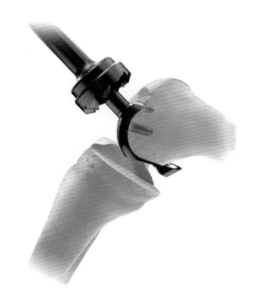

图 13-26　清除前方遮挡骨质

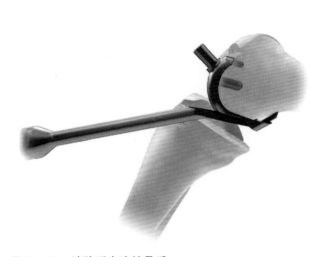

图 13-27　清除后方遮挡骨质

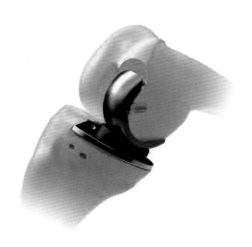

图 13-28　安装试模检查有无撞击（屈膝）

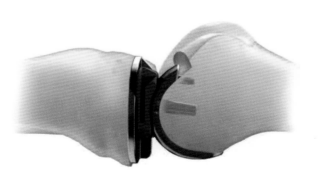

图 13-29　安装试模检查有无撞击（伸膝）

（十四）对胫骨平台进行最后准备

置放合适型号的胫骨试模（图 13-30），其位置应该与胫骨后方骨皮质对齐，与内侧皮质对齐或稍微突悬一点（不超过 2 mm），紧靠在矢状截骨面上。确定位置满意后用长柄限深螺钉固定。在截骨过程中应握住螺钉以防止移位。将牙刷锯刀插入胫骨试模垂直槽内，沿着槽口上下摆动锯刀向后推进，深度直到锯刀背达试模表面（图 13-31）。

取下胫骨试模后，使用犁状凿修整胫骨骨槽，注意不要破坏胫骨前、后方骨皮质（图 13-32）。插入胫骨模板试模，用 C 形胫骨击打器压实（图 13-33）。

（十五）最终的试模复位

插入双柱股骨试模，用股骨击打器将试模击打压实（图 13-34）。使用衬垫把持器插入合适厚度的半月板衬垫试模（图 13-35），活动膝关节，确认衬垫稳定且没有撞击。衬垫厚度应以恢复韧带的正常张力为目的，应该是当膝关节施加外翻

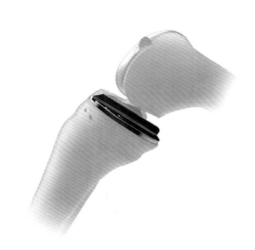

图 13-30　安装合适型号的胫骨试模

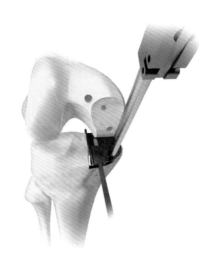

图 13-31　试模固定并截骨

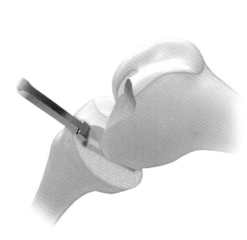

图 13-32　修整胫骨骨槽

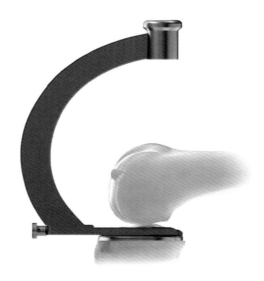

图 13-33　安装胫骨模板试模

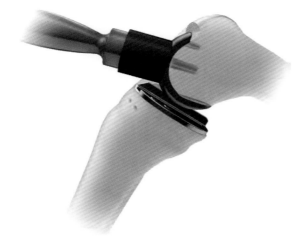

图 13-34　安装股骨试模

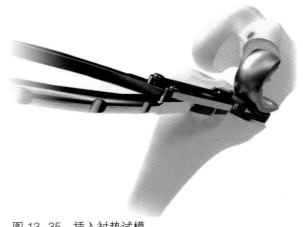

图 13-35　插入衬垫试模

力时，人工关节面可以张开 1~2 mm。取出衬垫。

（十六）骨水泥固定假体

使用骨水泥钻在股骨和胫骨表面钻多个小孔，包括股骨后髁，让骨表面变得粗糙（图 13-36）。使用两份单独混合的骨水泥固定假体。

（十七）固定胫骨假体

在胫骨截骨面上放置少量骨水泥并抹平，插入胫骨假体，先压实后方，然后压实前方，在胫骨前

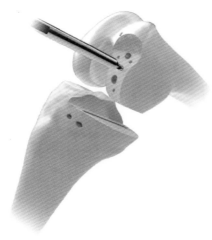

图 13-36　股骨胫骨表面钻孔以获得粗糙面

方挤出多余的骨水泥。使用 C 形胫骨击打器，以小锤击打假体。用 Woodson 骨水泥刮勺从假体边缘刮除多余的骨水泥。插入股骨试模，并通过插入合适的间隙测量插片对骨水泥进行加压。将下肢置于 45° 屈曲位，等待骨水泥固定后，取出插片和股骨试模，仔细检查是否还有挤出的骨水泥并清除残余的骨水泥。

（十八）固定股骨假体

将第二份骨水泥挤入股骨钻孔中，并将骨水泥涂满股骨假体的凹面。插入股骨假体，与股骨长轴呈 45°，用击打器将股骨假体压实。使用 Woodson 骨水泥刮勺刮除边缘多余的骨水泥。膝关节屈曲 45° 并保持此姿势，插入同号的间隙测量插片对骨水泥进行加压至骨水泥固定，取出插片。清除从股骨组件内外侧缘挤出的骨水泥。再次插入半月板试模，重新评估关节间隙张力。选择合适型号的半月板垫片，用手指将垫片推入关节间隙完成重建过程（图 13-37、图 13-38）。常规闭合切口。

二、手术技术要点和陷阱

单髁关节置换手术是通过调整垫片的不同厚度

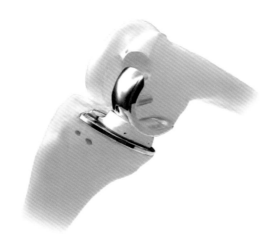

图 13-37　假体安装后屈膝位评估

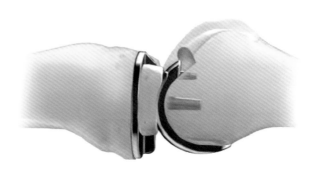

图 13-38　假体安装后伸膝位评估

恢复内侧副韧带张力，进而获得下肢力线。所以要得到正确力线，首先，患者的内侧副韧带术前应该是正常的，没有挛缩或松弛。其二，手术中不能松解韧带。其三，术中要保护好韧带，避免损伤之。如果是有限截骨的前提下，必须增加垫片厚度才能实现稳定，那么多半是韧带已经出现了损伤。其四，选择合适厚度的垫片。

胫骨截骨需要精准，截骨量最小化，尽可能避免二次截骨。过多的胫骨截骨，尤其是对矮小患者来说，选到合适的胫骨假体会遇到困难，松质骨过多的外露，降低支撑能力，假体易于下沉、松动。二次翻修时，由于内侧骨缺损多，难免需要补块、带延长杆的全膝关节置换假体，此类UKA的翻修与初次的全膝关节置换手术相比预后要差。

假体力线在单髁手术中非常重要，我们要尽可能把假体放正。通常情况下准确置放胫骨假体并不困难，而股骨假体的精准安放常常不易做到，尤其是Oxford单髁，股骨假体是等半径设计，本身是球体的一部分，置放中受到来自矢状面、屈曲冠状位及伸直冠状位的三个方向影响。好在股骨假体球面与垫片上方凹面具有高度的吻合性，对10°以内的股骨假体位置偏差可以纠错，并不会影响临床预后。Oxford单髁垫片轨迹是沿着股骨假体方向运行，由韧带张力驱动。故股骨假体的正确置放还是

非常必要的。

与全膝关节置换不同，单髁的屈伸间隙平衡不是靠松解韧带，而是通过精准截骨来实现。判断垫块插入的松紧程度是由术者手感决定的，正因为如此，给初学者带来了巨大的挑战。过松是导致活动半月板垫片脱位的重要原因之一，太紧又会带来很多问题：导致术后对侧间室压力过大，引发早期关节退变；导致内侧韧带张力过大，内侧胫骨皮质应力集中，术后关节疼痛；导致关节活动度障碍，甚至是假体早期松动。而这些问题均是单髁关节置换术后失败的原因。因此，在间隙测试阶段，要仔细、反复验证，实现精准平衡。基本步骤：①测试前的准备，放松或去掉所有的拉钩，对关节不能施加任何外力，关节呈自然位。②测试时，间隙测量插片的手感应该是进出自由，稍有阻力；可以用增减1 mm插片厚度进行对比。③最后验证，通过手推半月板垫片试模进入关节间隙的瞬间阻力来判断其张力是否合适。垫片脱位是Oxford单髁失败的另一个重要原因，前面提到如果间隙平衡不好，过于松弛本身就可以导致脱位。如果股骨假体力线不正，也是引起脱位的一个重要原因。当垫片轨迹良好的前提下，希望间隙张力稍稍松弛而不是过紧，这样可以获得单髁关节置换力线轻度矫正不足的目标。

（中日友好医院·郭万首）

参·考·文·献

[1] Murray D W, Goodfellow J W, O'Connor J J. The Oxford Medial Unicompartmental Arthroplasty: A Ten-year Survival Study[J]. J Bone Joint Surg Br, 1998, 80(6):983-989.

[2] Psychoyios V, Crawford R W, O'Connor J J, et al. Wear of Congruent Meniscal Bearings in Unicompartmental Knee Arthroplasty: A Retrieval Study of 16 Specimens[J]. J Bone Joint Surg Br, 1998, 80(6):976-982.

[3] Goodfellow J W, O'Connor J. Clinical Results of The Oxford Knee. Surface Arthroplasty of The Tibiofemoral Joint with a Meniscal Bearing Prosthesis[J]. Clin Orthop Relat Res, 1986, (205):21-42.

[4] Pandit H, Jenkins C, Gill H S, et al. Minimally Invasive Oxford Phase 3 Unicompartmental Knee Replacement:Results of 1000 Cases[J]. J Bone Joint Surg Br, 2011, 93(2):198-204.

[5] Emerson R H, Alnachoukati O, Barrington J, et al. The Results of Oxford Unicompartmental Knee Arthroplasty in The United States: A Mean Ten-year Survival Analysis[J]. Bone Joint J, 2016, 98-B(10 Supple B):34-40.

[6] Fisher D A, Watts M, Davis K E. Implant Position in Knee Surgery: A Comparison of Minimally Invasive, Open Unicompartmental, and Total Knee Arthroplasty[J]. J Arthroplasty, 2003, 18(7 Suppl 1):2-8.

[7] Kort N P, van Raay J J, Cheung J, et al. Analysis of Oxford Medial Unicompartmental Knee Replacement Using The Minimally Invasive Technique in Patients Aged 60 and Above: An Independent Prospective Series[J]. Knee Surg Sports Traumatol Arthrosc, 2007, 15(11):1331-1334.

[8] O'Connor J J, Goodfellow J W. Theory and Practice of Meniscal Knee Replacement: Designing Against Wear[J]. Proc Inst Mech Eng H, 1996, 210(3):217-222.

[9] Price A J, Svard U. A Second Decade Lifetable Survival Analysis of The Oxford Unicompartmental Knee Arthroplasty[J]. Clin Orthop Relat Res, 2011, 469(1):174-179.

第十四章

固定平台单髁关节置换技术

Zimmer 单髁系统有长期的临床成功经验，97% 的使用寿命长达 5~10 年。依据股骨的截骨方式不同，分为髓内定位系统、间隔垫块定位以及髓外定位系统三种方法。无论哪种方法，共同追求的是获得股骨与胫骨截骨面平行。不同于全膝关节置换，单髁截骨不会影响下肢力线，垫块的厚度决定了下肢力线。本章只介绍 Zimmer 单髁系统的间隔垫块定位技术。

一、操作技术（间隔垫块定位技术）

（一）胫骨截骨

间隔垫块定位技术的胫骨截骨方法与髓内定位系统相同。Zimmer 单髁膝关节系统是为 5° 后倾角解剖体位设计的。胫骨组合件是由胫骨切割导向器、一个胫骨切割导向器底座、一个胫骨切割导向器柄、一个远端伸缩杆和一个踝关节固定夹构成的（图 14-1）。

调节伸缩杆的远端，使其正好位于胫骨嵴上方。旋钮旋紧固定到位。这有助于确保导向器的近端部分与胫骨的机械轴平行。用组合件中部的 M/L 滑动调整装置定位胫骨切割导向器底座的固位臂和胫骨切割导向器，使其正好位于胫骨结节中点的内侧并且与髁间嵴中心在一条直线上（图 14-2）。在矢状平面上，用远端伸缩杆远端的 A/P 滑动调整装置将

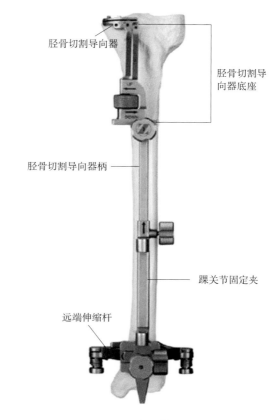

图 14-1　胫骨单髁截骨系统

组合件对正，使其与胫骨干前面平行（图 14-3）。

通过插入一个 48 mm 有头螺钉固定臂于胫骨近端（图 14-4）。用胫骨深度截骨尖笔指向器的 2 mm 头端协助实现理想的截骨深度。指向器的尖端应当位于胫骨中的最深缺损中（图 14-5）。

胫骨切割导向器固定到胫骨近端。用 1.27 mm (0.05 in) 摆式锯条通过截骨导向器中的狭槽进行横

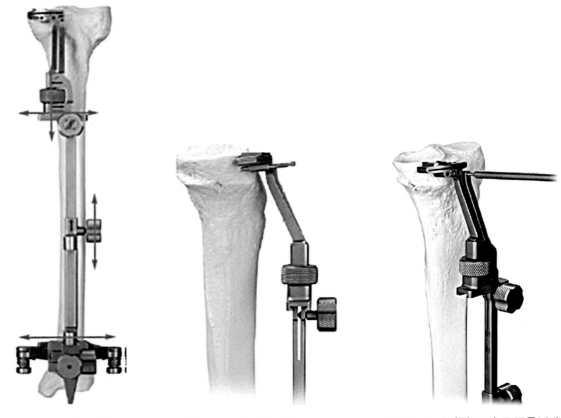

图 14-2　冠状面定位　　　　图 14-3　矢状位定位　　　　图 14-4　经螺钉固定于胫骨近端

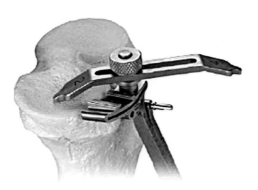

图 14-5　指向器尖端放置位置

向截骨。截骨过程中必须把胫骨切割导向器靠在骨骼上。

　　使膝关节处于屈曲位，把往复锯锯条放在胫骨髁间隆突基底处并平行于 A/P 平面上的隆突。沿着 ACL 向下切割，一直到但不要超过预定的横向截骨水平（图 14-6）。注意不要碰到 ACL 止点。当胫骨准备完成后，取下胫骨组合件。

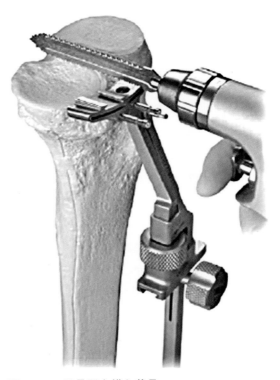

图 14-6　胫骨平台横向截骨

（二）间隔垫块定位

切除近端胫骨后，膝关节完全伸直位，插入8 mm 间隔垫块于关节间隙中（图 14-7）。间隔垫块必须能够平稳地坐落在截骨后的胫骨表面上，以确保切除适量的股骨。如果 8 mm 间隔垫块不能刚好放入关节，将胫骨近端再切除 2 mm。如果 8 mm 间隔垫块太松弛，要用一个更厚的间隔垫块。短头钉固定间隔垫块于胫骨上（图 14-8）。

把校准塔连接到间隔垫块上（图 14-9），通过校准塔插入校准杆。然后把目标导向器插校准杆上，相对于股骨头定位导向器以便检查对位情况（图 14-10）。

把远端股骨切割导向器放在间隔垫块的手柄上方（图 14-11）。然后固定导向器（图 14-12）。用一个 1.27 mm（0.05 in）摆式锯条切除远端股骨（图 14-13）。不要后推锯条到底，防止损坏后方腘窝区域。通常是在伸展位进行股骨截骨，在屈曲位完成截骨。

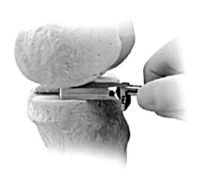
图 14-7　间隔垫置入

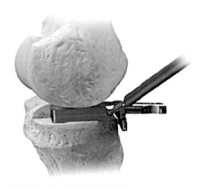
图 14-8　间隔垫固定

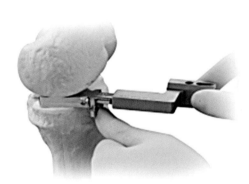
图 14-9　校准塔连接于间隔垫

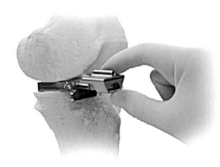
图 14-11　安装远端股骨切割导向器

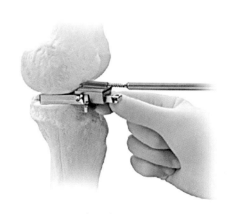
图 14-12　固定导向器

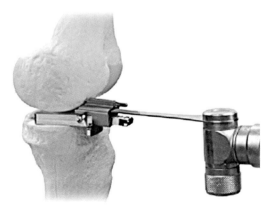
图 14-13　股骨远端截骨

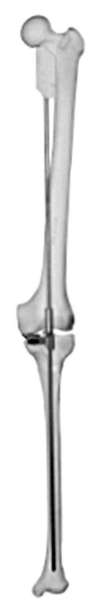
图 14-10　校准杆定位线

（三）检查屈曲/伸展间隙

目前有 8 mm、10 mm、12 mm 和 14 mm 四个不同厚度的间隔垫块可以用于评价各种屈曲/伸展间隙。其厚端模拟伸展位时的相应胫骨和股骨假体的复合厚度（图 14-14）。薄端模拟屈曲位时胫骨假体的厚度（图 14-15）。在手术的这一阶段确认间隙平衡可以减少试复位过程中出现间隙失衡的可能性。

（四）确定股骨尺寸

Zimmer 单髁系统有 7 种尺寸的股骨假体。固定插入手柄于导向器上（图 14-16、图 14-17）。把导向器的脚部插入关节中并把平面紧靠在远端股骨

髁截骨面上。导向器的脚部一定要接触股骨后髁的软骨/骨组织为止。导向器的前缘上方应当暴露 2~3 mm 的骨组织（图 14-18）。

（五）完成股骨

置放导向器后，用 48 mm 有头螺钉先经顶部固定销孔固定导向器（图 14-19）。旋转导向器，直到导向器的后缘与胫骨的截骨表面平行为止。

用 33 mm 有头螺钉（金色头）插入与凹槽截骨平行的前倾定位销孔中固定试模（图 14-20）。为了使固定位置达到最佳，要缓慢就位螺钉头。

用限深股骨钻头钻前柱孔，如有必要，可以插入股骨固位栓以便提高稳定性（图 14-21）。以同法钻后方柱孔，此孔与前柱孔所成的角度相同（图 14-22）。

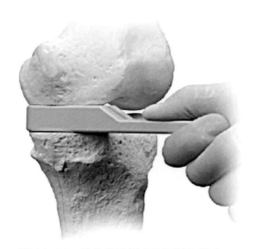

图 14-14　伸直位试模（间隔垫厚端）

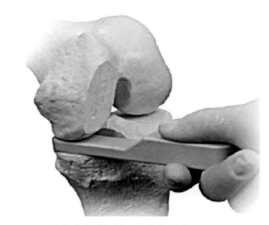

图 14-15　屈曲位试模（间隔垫薄端）

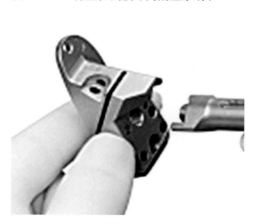

图 14-16　手柄固定于导向器（1）

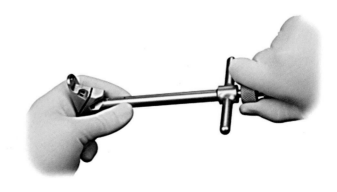

图 14-17　手柄固定于导向器（2）

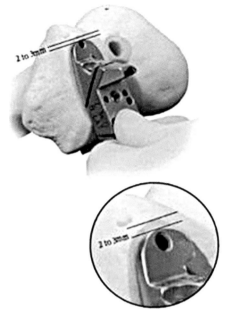

图 14-18 导向器前方骨组织显露

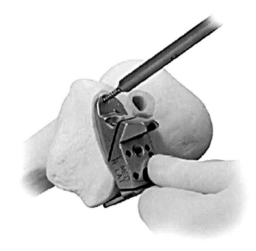

图 14-19 导向器固定

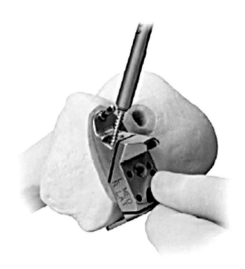

图 14-20 试模固定

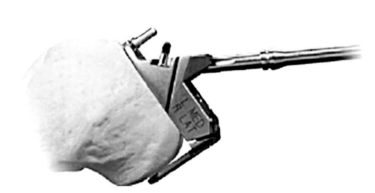

图 14-21 前柱孔钻孔

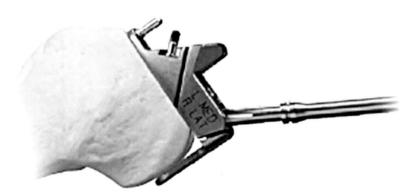

图 14-22 后柱孔钻孔

取出前方股骨固位栓并通过导向器中的狭槽完成斜面切割（图14-23）。通过导向器中的截骨狭槽切割股骨后髁。取出螺钉/固定销和股骨导向器，完成所有尚未完成的截骨。确保所有表面都平整。清除所有凸出部分或有毛边的骨组织。

（六）完成胫骨

切除残留的半月板，清除所有骨赘，尤其是干扰副韧带的那些骨赘。把胫骨尺寸测定器的头部放在胫骨的截骨表面上，紧贴骨表面。当尺寸测定器手柄与冠状面成90°角时则表明矢状位截骨旋转度适当（图14-24）。选择在A/P位和M/L位都能最佳覆盖胫骨近端的胫骨尺寸。如有必要，可进行第二次矢状截骨以便用下一个更大尺寸的胫骨基座进行最佳覆盖。胫骨尺寸测定器上有一个滑尺可用于测量A/P位的尺寸（图14-25）。在屈膝位把相应尺寸的胫骨试模置于胫骨的截骨表面上。打入器插入试模上的凹槽中并将其打入，这样，中央鳍状物就会与骨骼咬合使其平整地就位在胫骨表面上（图14-26）。

17 mm短头钉经前方固位孔固定胫骨试模（图14-27）。用限深胫骨钻分别钻2个胫骨固定栓孔（图14-28）。注意，栓孔有后倾20°角。

（七）进行试复位

准备所有骨表面，分别置放股骨、胫骨试模及试模垫片进行试复位。股骨试模可以借助专用手柄置放。在置放股骨试模时可以改变屈伸角度，避免髌骨阻挡，最后在深屈位打实（图14-29）。

把垫片试模关节面底部的滑轨滑入胫骨试模的沟槽中（图14-30）。检查临时组件的适合度。如有必要，要对骨表面做微小的修整。

试模全部置入后，膝关节应当能够完全屈曲和伸展。避免过度填塞。插入张力计的2 mm末端评价屈曲位和伸展位的软组织张力，确保屈伸间隙不要太紧（图14-31）。

（八）置入假体

胫骨假体：首先置入胫骨假体。为了便于插入，

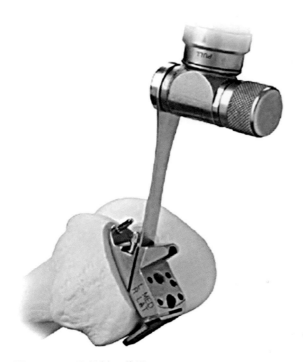

图14-23 股骨斜面截骨

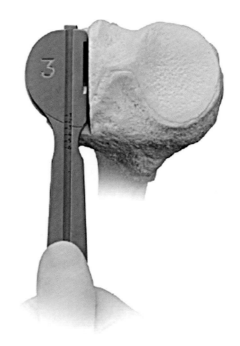

图14-24 矢状位截骨旋转度评估

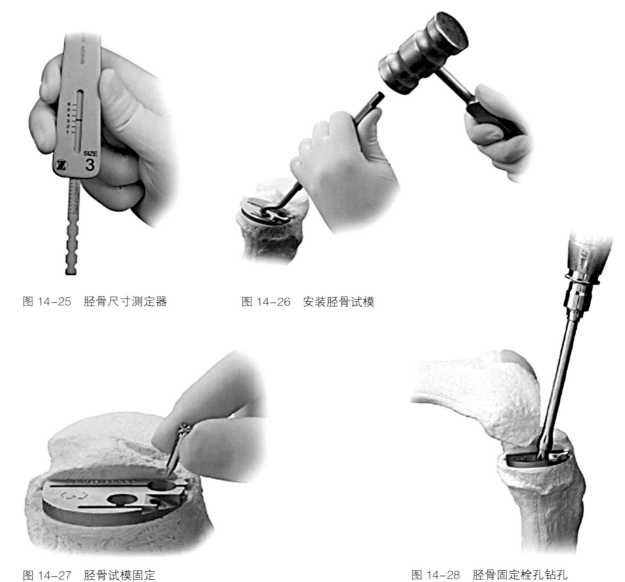

图 14-25 胫骨尺寸测定器　　　图 14-26 安装胫骨试模

图 14-27 胫骨试模固定　　　　　　　图 14-28 胫骨固定栓孔钻孔

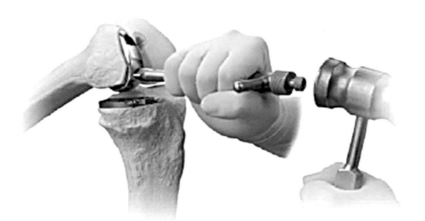

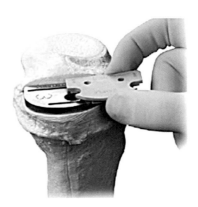

图 14-29 安装股骨试模　　　　　　　图 14-30 安装垫片模板

将膝关节置于屈曲位并外旋胫骨。如果需要，在置入假体之前把一个开放的并且略微湿润的无菌纱布片放在胫骨后面以便吸附胫骨后方多余的骨水泥。假体下面与骨面处涂抹骨水泥后，置入胫骨假体。首先放置后部并将其下压，然后下压前部，把前方多余的骨水泥挤出。经打入器打实（图14-32）。从关节后方慢慢取出无菌纱布片，用骨水泥清除工具清除所有多余的骨水泥。

股骨假体：使下肢处于深度屈曲位，涂敷骨水泥后插入股骨假体。首先插入长柱，然后将下肢调整至中间屈曲位，在髌骨放松位将假体置入。在深

屈曲位时，用股骨打入器使假体就位（图14-33）。插入胫骨试模垫片，在最大屈曲位和伸展位用张力计评价屈伸间隙。重新检查对位，确定关节没有矫正过度。

胫骨垫片：当骨水泥凝固以后，清除剩余的过多骨水泥。置入胫骨聚乙烯垫片。将刻有文字面朝下，把聚乙烯垫片后侧缘滑到金属托的后缘。其凸出部分插入胫骨托的凹槽中。聚乙烯垫片头端压低，直至接触到胫骨托。手柄挤压器挤压垫片直到卡扣到位（图14-34）。

关闭切口：最后逐层关闭切口。用无菌敷料覆

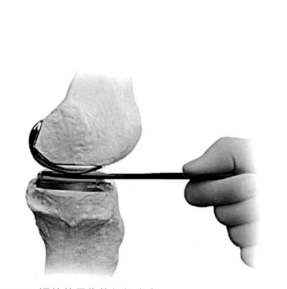

图14-31 评估伸屈位软组织张力

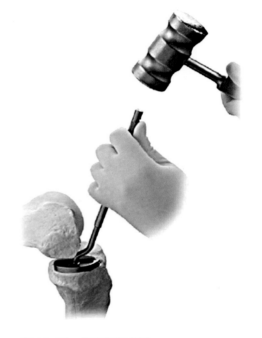

图14-32 安装胫骨假体

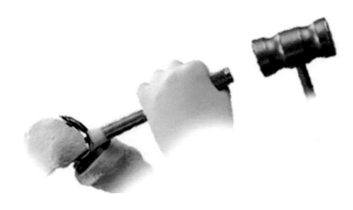

图14-33 安装股骨假体

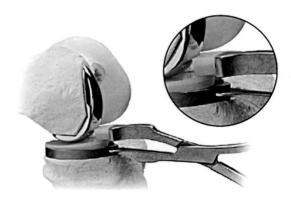

图14-34 安装垫片

盖,加压包扎,用弹力绷带从脚趾包裹到腹股沟。

二、手术技术要点和陷阱

精准截骨非常重要。胫骨水平截骨使用 1.27 mm 摆动锯片,截骨过程中必须把切割导向器靠紧骨缘。股骨截骨时重要的是导向器固定要牢靠。

间隙平衡在股骨远端截骨后就应该完成,并调整满意。如果在置入试模阶段调整,会遇到很多问题,而在置入假体后则无法调整。

选择股骨假体大小时避免选大,过大的股骨假体会引起髌骨撞击。

膝关节屈曲,胫骨外旋位易于置入胫骨试模或假体。

股骨试模或假体置入时,为避免髌骨阻挡,需要动态调节膝关节屈伸角度。在深度屈曲位插入长柱,半屈曲位让试模或假体就位,然后在深度屈曲位打实。

后方骨水泥取出困难,可以将一个湿纱条先放在后方,待假体置入后再慢慢抽出。

(中日友好医院·郭万首)

参·考·文·献

[1] Vasso M, Del R C, Perisano C, et al. Unicompartmental Knee Arthroplasty Is Effective:Ten Year Results[J]. Int Orthop, 2015, 39(12):2341-2346.

[2] Winnock D G P, Barbier J, Luyckx T, et al. Outcomes of A Fixed-Bearing, Medial, Cemented Unicondylar Knee Arthroplasty Design: Survival Analysis and Functional Score of 460 Cases[J]. J Arthroplasty, 2018, 33(9):2792-2799.

[3] Kaneko T, Kono N, Sunakawa T, et al. Reliable Patient-reported Outcome Measure and Survivorship of UKA for Primary Spontaneous Osteonecrosis[J]. Eur J Orthop Surg Traumatol, 2019, 29(1):119-124.

[4] Kim K T, Lee S, Kim J, et al. Clinical Results of Lateral Unicompartmental Knee Arthroplasty: Minimum 2-Year Follow-up[J]. Clin Orthop Surg, 2016, 8(4):386-392.

[5] Hamilton W G, Ammeen D J, Hopper R J. Mid-term Survivorship of Minimally Invasive Unicompartmental Arthroplasty with A Fixed-bearing Implant:Revision Rate and Mechanisms of Failure[J]. J Arthroplasty, 2014, 29(5):989-992.

[6] Macaulay W, Yoon R S. Fixed-bearing, Medial Unicondylar Knee Arthroplasty Rapidly Improves Function and Decreases Pain: A Prospective, Single-surgeon Outcomes study[J]. J Knee Surg, 2008, 21(4):279-284.

第十五章

Mako 机器人辅助膝关节单髁置换术

TKA 是重度膝关节骨关节炎的有效治疗方法，然而，尽管 TKA 术后 10~15 年的假体生存率已经超过 90%，但仍然有 15% 左右的患者对于 TKA 术后的效果感到不满意。对于重度单间室膝关节炎来说，UKA 已经被证明是一种有效的治疗方法，与 TKA 相比，UKA 除了具有手术创伤小、失血量少的优势外，还有膝关节功能恢复更快、本体感觉与步态更好，以及术后康复更短这些优点，随着假体设计的改进、材料性能的改善、手术技术的提高和规范化普及，以及围手术期处理的日趋完善，UKA 的手术数量也在不断增长。统计显示，目前在美国每年接受 UKA 手术的人数约为 4.5 万，而且仍分别在以 32.5% 的年增长率迅速增长。

但是，采用传统技术和工具进行 UKA，患者术后不仅力线不良和假体位置不良的发生率高，而且翻修率要高于 TKA。随着越来越多年轻膝关节置换患者的出现，患者对于假体寿命和关节功能的要求势必越来越高。假体寿命和关节功能受到多种因素的影响，包括患者选择、假体设计、术前功能状态、手术技术和术后康复等。现有的膝关节假体设计虽然已经比早期有了许多显著的进步，但是患者的术后功能和满意度并没有出现相应的正向改变。在患者和假体选择恰当的前提下，截骨和假体置入的精确性以及由此带来的软组织平衡问题，可能是影响假体远期生存率和关节功能的决定因素。

为了提高截骨和假体置入的精确性，在传统手术技术的基础上，出现了很多新的技术来辅助医师更好地实施人工膝关节置换手术，包括计算机导航技术、患者个性化截骨工具等。本章所要介绍的 Mako 机械臂辅助交互式骨科手术系统（Robotic Arm Interactive Orthopedic System，Mako RIO，Stryker Orthopaedics，Mahwah，NJ，USA）就属于这样一类为了帮助医师更好地实现理想的手术目标而被引入人工关节领域的技术（图 15-1）。下面我们以临床最常见的膝关节内侧单髁置换术为例，对 Mako 机器人辅助单髁置换术的操作和手术技术要点进行介绍。

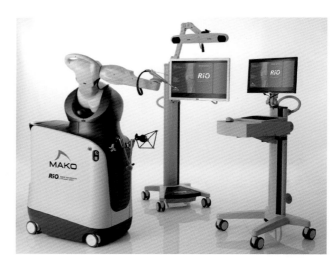

图 15-1　MAKO-RIO 机械臂辅助交互式骨科手术系统的系统构成。图中从左到右依次为机械臂模块、导航模块和手术计划模块

一、操作技术

（一）术前计划

患者术前根据 MAKO-RIO 系统对 CT 扫描数据的层厚和窗宽等要求常规行患侧髋、膝、踝三个部位的 CT 扫描，利用 MAKO RIO 系统自带的术前计划软件将 CT 扫描数据重建为患者膝关节的虚拟 3D 模型。手术医师根据此模型进行术前计划，以最佳的假体覆盖、力线，重建患者膝关节解剖形态特点和最小截骨量作为术前计划的目标，初步确定假体的置入位置和角度以及假体的型号大小等信息（图 15-2）。

（二）体位、显露与术中适应证评估

手术于患者仰卧位下进行，患侧小腿固定于专用固定架上（图 15-3），方便术中操作。取膝前内侧纵行切口（图 15-4），逐层切开，经髌旁内侧进入膝关节；观察外侧胫股关节及髌股关节磨损病变情况，检查前交叉韧带功能是否良好。

（三）安装示踪器及注册

确认可以进行 UKA 手术之后，在股骨髁内侧及胫骨平台前方近胫骨结节处各安装一个金属检测针（checkpoint）。在胫骨侧距离胫骨结节 4 横指的

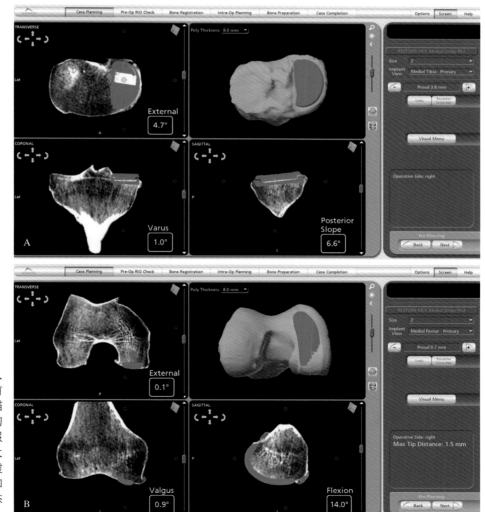

图 15-2　MAKO-RIO 机器人辅助下膝关节单髁置换术前计划，根据患者术前 CT 扫描生成膝关节三维重建模型，初步确定胫骨假体（A）、股骨假体（B）安装角度和假体型号大小；图中绿色部分为假体的虚拟图像，可见假体与股骨髁和胫骨近端实现完美覆盖和形态匹配

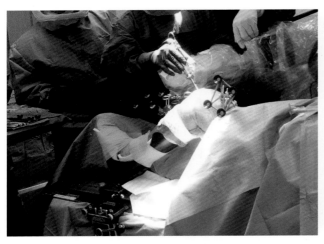

图 15-3 术中患侧小腿被固定于专用的固定架上，能够为术者提供稳定而灵活的操作环境

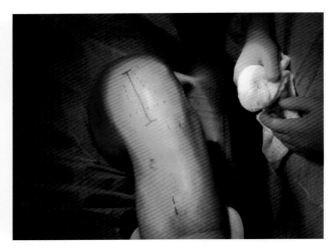

图 15-4 手术切口

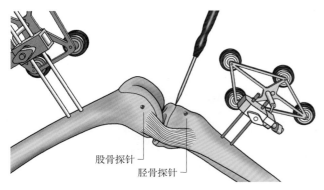

股骨探针
胫骨探针

图 15-5 显露完成后，在股骨髁内侧及胫骨平台前方近胫骨结节处各安装一个金属检测针（checkpoint）。在胫骨侧距离胫骨结节 4 横指的位置打入 2 枚固定针，安装胫骨侧示踪器；在股骨侧距离髌骨上极 4 横指处打入 2 枚固定针，安装股骨侧示踪器

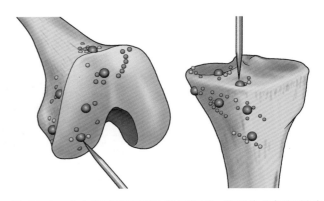

图 15-6 术中膝关节表面注册示意图：使用尖头探针刺破软骨到达软骨下骨，进行软骨覆盖的关节面的注册。使用钝头探针进行非软骨覆盖的骨组织表面的注册

位置打入 2 枚固定针，安装胫骨侧示踪器；在股骨侧距离髌骨上极 4 横指处打入 2 枚固定针，安装股骨侧示踪器（图 15-5）。在系统中完成髋关节旋转中心、踝关节中心、股骨髁、胫骨近端的注册（图 15-6），活动膝关节记录原始运动学参数和肢体机械力学参数。

关节，每间隔 15°~30° 由系统记录各项运动学及力学参数（图 15-7），得到初始的关节间隙数据（图 15-8）；微调术前计划中的假体位置，使得虚拟的内侧关节间隙在各个屈伸角度均维持在 1~2 mm，假体的虚拟接触轨迹理想（图 15-9），并确认最终的手术计划。

（四）软组织张力评估（pose capture）

在完成注册并去除膝关节内侧的骨赘后，在施加适当外翻应力的状态下，自伸直位开始活动膝

（五）股骨与胫骨侧骨面准备

术者操纵机器人机械臂，按照术前计划限定的范围，在触觉反馈机制的引导下用高速磨钻进行股

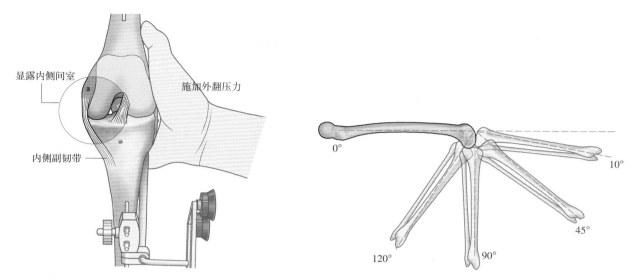

图 15-7　软组织张力评估（pose capture）：在完成注册并去除膝关节内侧的骨赘后，在施加适当外翻应力的状态下，自伸直位开始活动膝关节，每间隔 15°~30° 由系统记录位置参数，获得相应角度下的内侧关节间隙，以此间接代表软组织张力

图 15-8　术中初始的膝关节内侧软组织张力评估图，图中横坐标表示不同的屈曲角度（°），纵坐标表示虚拟的胫骨和股骨假体之间的间隙（mm），从图中我们可以看到，在原定的手术计划下，内侧软组织张力是不满意的，因为从屈膝 30° 到 90° 范围内，膝关节内侧的间隙几乎为 0，提示内侧软组织张力过紧，需要对手术计划（即假体角度和位置）进行微调

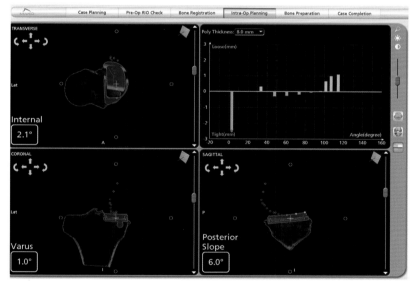

骨侧及胫骨侧骨面准备（图 15-10），取出残留的软骨碎屑，并手动清理后方骨赘。

（六）试模复位、运动学参数和软组织张力再次评估后安装假体

安装试模，在导航系统引导下确认假体位置、运动学参数和软组织张力满意。随后取出试模，抬高患肢，大腿近端充气式止血带充气止血，在关节周围行"鸡尾酒"注射以利于术后镇痛，用脉冲冲洗枪冲洗创面。干燥骨面后，以骨水泥安装选择好的 RESTORIS MCK 单髁假体（STRYKER MAKO Surgical，Mahwah，NJ，USA），待骨水泥固化后再次在膝关节外翻应力状态下评估软组织平衡情况，并与术前计划进行对比（图 15-11）。

（七）缝合

常规不放置引流管，逐层关闭手术切口，敷料包扎。

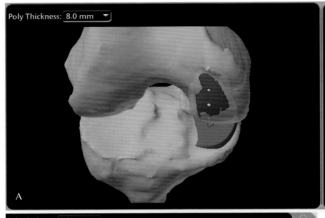
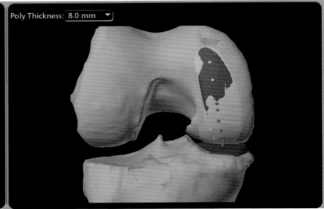
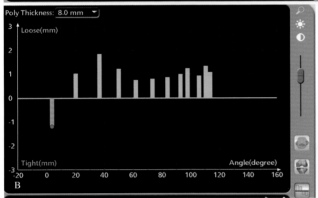

图 15-9　经过对手术计划进行微调后获得的虚拟的假体接触轨迹和软组织张力情况

A. 术中捕获的虚拟假体接触轨迹，图中的红色圆点表示不同屈伸角度时的接触点，可见屈伸全程假体之间的接触点均位于假体中部的理想位置；B. 经过微调，我们可以看到，除完全伸直位之外，其他屈曲角度内侧间隙均维持在 1~2 mm，符合正常膝关节的生理功能状态

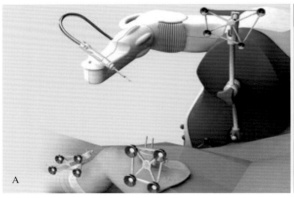
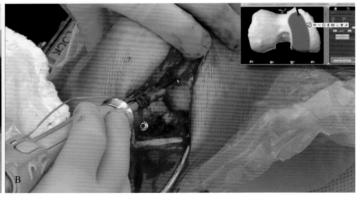

图 15-10

A. 术中机械臂与患肢的相对位置设置；B. 手术医师利用机械臂工作端的高速磨钻进行骨面准备，图中右上角的小图内，虚拟股骨图像中的绿色部分是高速磨钻需要磨削的骨表面组织

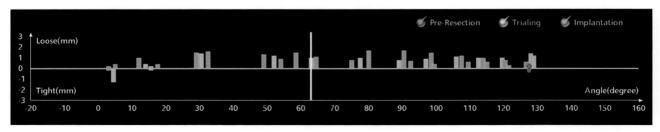

图 15-11　截骨前、安装试模和置入假体时的软组织张力评估。横坐标表示不同的屈曲角度（°），纵坐标表示胫骨和股骨假体之间的间隙。蓝色柱形表示截骨前的虚拟间隙，黄色柱形表示安装试模后的间隙，绿色表示置入假体之后的间隙（mm），可见各个角度下三者均具有较高的一致性，反映手术计划得到了精确的执行

二、手术技术要点和陷阱

关于 Mako 辅助膝关节单髁置换的手术操作步骤，已经在前面做了详细介绍。下面将结合作者在使用过程中的体会，针对手术中容易出现的错误操作和可能会遇到的困难，进一步为读者进行讲解。

（1）术前计划：术前计划是机器人辅助 UKA 手术非常重要的组成部分，可以说，术前计划决定了手术的结果，因为最终的手术操作都是严格按照术前计划来执行的。在开始手术之前，医师应该与工程师一起仔细查看术前计划的每一个细节，包括假体的大小是否合适、有没有可能会损伤到前交叉韧带的胫骨侧止点、假体的位置、截骨角度等。一般建议股骨和胫骨侧各准备 2~3 套方案，以便于术中调整。

（2）示踪器的安装：示踪器的安装角度非常重要，在锁紧示踪器各个活动部件之前，确认使其尽可能处于接近摄像头视野中心的位置，避免术中活动肢体的时候出现导航信号的反复丢失，影响手术进度。

（3）关节周围骨赘的处理：在完成膝关节表面注册之前，切忌清除骨赘，因为这些骨赘是术前计划中解剖标记的一部分。而在完成表面注册之后，在进行软组织张力评估之前，应当将可能影响膝关节内侧副韧带张力的骨赘予以清除。

（4）股骨滑车沟软骨面的注册（cartilage mapping）：为了避免股骨假体近端前缘突出于滑车沟的软骨面，造成与髌骨之间可能的撞击，应当仔细用钝头探针做好股骨假体近端前缘附近的软骨面注册，注册完成之后，应当仔细在电脑上查看有无假体突出于软骨面之外的情况，如果出现上述情况，应当调整术前计划中股骨假体的位置，使这一部位的假体金属表面不高于软骨表面（图 15-12）。

（5）不要过早切除内侧半月板：内侧半月板的存在不影响高速磨钻的截骨操作，相反，它能够对内侧副韧带起到保护的作用，防止高速磨钻在工作的过程中对内侧副韧带造成的误伤。因此，在截骨完成之前，建议保留内侧半月板，完成骨面准备之后再将它切除。

（6）假体的安装：由于单髁置换是微创手术，采用机器人辅助手术的时候，往往会把切口做得更小，因此初学者在安装假体的时候往往会感觉到存在一些困难，建议用两包骨水泥分开固定的方法安装假体，待一侧骨水泥完全固化后再安装另一侧假体，安装的时候还需要借助调整膝关节屈伸角度的方法来方便假体的置入，尤其是股骨侧假体。

（7）股骨侧假体和胫骨侧假体安装的时候可以利用探针借助导航系统来查看假体是否安装到位，

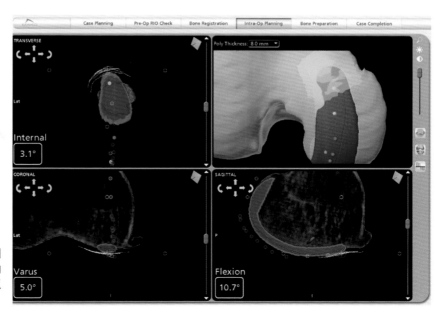

图 15-12　股骨滑车沟软骨面注册：图中绿色表示股骨假体，黄色表示注册的软骨表面，我们在每一个切面上都可以看到，金属假体没有突出于软骨面之外

是否与术前计划的位置相一致，以保证理想的软组织张力。另外，在选择最终的衬垫厚度之前，必须利用试模衬垫重新确认整个活动范围内的软组织张力情况，避免出现意想不到的偏差。

（8）Mako 所用的 MCK 单髁假体是固定平台的设计，安装衬垫之前必须检查确认整个金属托表面无骨水泥或者骨屑等异物残留，以免影响衬垫的准确安装到位。

三、总结

现有的多项研究均表明，机器人辅助人工膝关节单髁置换手术能够提高假体置入的精准性。采用术后 CT 扫描数据进行测量的几项临床研究显示，机器人辅助下 UKA 术后的胫骨假体冠状位角度与目标位置的偏差能够控制在 1.5°~2.5°。我们的初步临床结果显示，术后胫骨假体冠状位角度与目标位置平均偏差为 1.1°±0.9°，我们初期的 25 例手术中，100% 的病例胫骨假体冠状位角度与目标位置偏差均在 3°以内（图 15-13）。在假体生存率相关的结果方面，一项多中心研究结果显示，909 例 MAKO-RIO 辅助下的 UKA 手术病例在最短 2 年的随访期内，仅有 11 例接受了翻修手术，2 年的假体生存率为 98.8%，显著高于传统手术技术 UKA 的短期假体生存率，并且，在未接受翻修手术的病例中，对手术结果满意的患者比例高达 92%。但是机器人辅助膝关节置换手术是否能够提高假体的远期生存率，目前尚无相关数据。

而在术后膝关节功能方面，虽然有个别研究证明，Mako 辅助的单髁置换术比传统技术下的牛津单髁置换术患者术后具有更加接近正常人的步态，

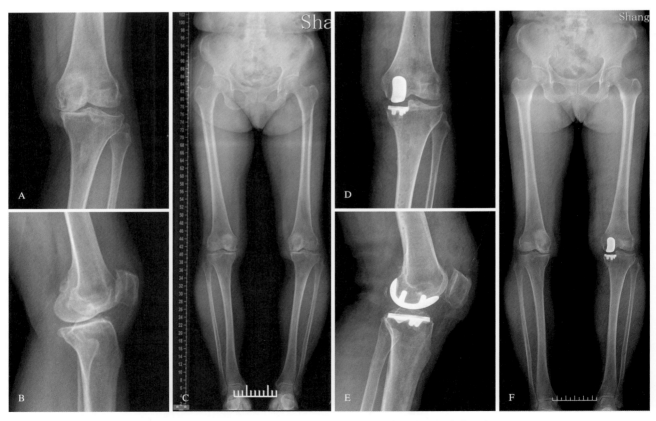

图 15-13 典型病例的术前、术后影像学检查结果。68 岁女性患者，左膝关节内侧疼痛 3 年
A、B. 术前左膝关节正侧位 X 线片；C. 术前双下肢站立位正位全长 X 线片，可见左膝关节内侧胫股关节间隙狭窄；D、E. 术后左膝关节正侧位 X 线片，可见胫骨与股骨假体的大小与形态均与截骨面实现较好匹配，假体在冠状位和矢状位上的置入位置均处于理想状态；F. 术后双下肢站立位正位全长 X 线片，可见左膝关节内翻畸形得到一定程度的纠正，无过度矫正

但现有的研究因为样本量少或者未设置传统手术对照等原因，尚无法充分证明机器人辅助膝关节单髁置换术在提高手术精准性的同时是否能带来更好的

关节功能，未来仍需要进行更大规模、更长时间的相关对照研究。

（上海交通大学附属第六人民医院·张先龙）

参·考·文·献

[1] Sharkey P F, Lichstein P M, Shen C, et al. Why Are Total Knee Arthroplasties Failing Today—Has Anything Changed After 10 Years?[J]. J Arthroplasty 2014, 29(9):1774–1778.

[2] Sharkey P F, Hozack W J, Rothman R H, et al. Why Are Total Knee Arthroplasties Failing Today?[J]. Clin Orthop, 2002, 404:7–13.

[3] Mccalden R W, Robert C E, Howard J L, et al. Comparison of Outcomes and Survivorship Between Patients of Different Age Groups Following TKA[J]. The Journal of Arthroplasty, 2013, 28(8):83–86.

[4] Barrack R L, Engh G, Rorabeck C, et al. Patient Satisfaction and Outcome After Septic Versus Aseptic Revision Total Knee Arthroplasty[J]. The Journal of Arthroplasty, 2000, 15(8):990–993.

[5] Anderson J G, Wixson R L, Tsai D, et al. Functional Outcome and Patient Satisfaction in Total Knee Patients over The Age of 75[J]. The Journal of Arthroplasty, 1996, 11(7):831–840.

[6] Isaac S M, Barker K L, Danial I N, et al. Does Arthroplasty Type Influence Knee Joint Proprioception? A Longitudinal Prospective Study Comparing Total and Unicompartmental Arthroplasty[J]. The Knee, 2007, 14(3):212–217.

[7] Jeer P J S, Cossey A J, Keene G C. Haemoglobin Levels Following Unicompartmental Knee Arthroplasty: Influence of Transfusion Practice and Surgical Approach[J]. The Knee, 2005, 12(5):358–361.

[8] Price A J, Webb J, Topf H, et al. Rapid Recovery After Oxford Unicompartmental Arthroplasty Through A Short Incision[J]. Journal of Arthroplasty, 2001, 16(8):970–976.

[9] Liddle A D, Pandit H, Judge A, et al. Patient-reported Outcomes After Total and Unicompartmental Knee Arthroplasty: A Study of 14 076 Matched Patients from The National Joint Registry for England and Wales[J]. The Bone & Joint Journal, 2015, 97-B(6):793–801.

[10] Kurtz S M, Ong K L, Lau E, et al. Impact of The Economic Downturn on Total Joint Replacement Demand in The United States:Updated Projections to 2021[J]. Journal of Bone & Joint Surgery American Volume, 2014, 96(8):624–630.

[11] Collier M B, Eickmann T H, Sukezaki F, et al. Patient, Implant, and Alignment Factors Associated With Revision of Medial Compartment Unicondylar Arthroplasty[J]. Journal of Arthroplasty, 2006, 21(6 suppl 2):108–115.

[12] Emerson R H, Higgins L L. Unicompartmental Knee Arthroplasty with The Oxford Prosthesis in Patients with Medial Compartment Arthritis[J]. JBJS, 2008, 90(1):118–122.

[13] Lyons M C, Macdonald S J, Somerville L E, et al. Unicompartmental Versus Total Knee Arthroplasty Database Analysis:Is There a Winner?[J]. Clinical Orthopaedics & Related Research, 2012, 470(1):84–90.

[14] Lonner J H. Indications for Unicompartmental Knee Arthroplasty and Rationale for Robotic Arm-assisted Technology[J]. Am J Orthop, 2009, 38(2 Suppl):3–6.

[15] Van d L J P, Chawla H, Joskowicz L, et al. Current State of Computer Navigation and Robotics in Unicompartmental and Total Knee Arthroplasty: A Systematic Review with Meta-analysis[J]. Knee Surgery, Sports Traumatology, Arthroscopy, 2016, 24(11):3482–3495.

[16] Bell S W, Anthony I, Jones B, et al. Improved Accuracy of Component Positioning with Robotic-Assisted Unicompartmental Knee Arthroplasty: Data from a Prospective, Randomized Controlled Study [J]. Journal of Bone & Joint Surgery American Volume, 2016, 98(8):627–635.

[17] Cobb J, Henckel J, Gomes P, et al. Hands-on Robotic Unicompartmental Knee Replacement: A Prospective, Randomised Controlled Study of The Acrobot System[J]. J Bone Joint Surg Br, 2006, 88(2):188–197.

[18] Dunbar N J, Roche M W, Park B H, et al. Accuracy of Dynamic Tactile-guided Unicompartmental Knee Arthroplasty[J]. The Journal of Arthroplasty, 2012, 27(5):803–808.

[19] 王俏杰，柴伟，王琦，等. 机器人辅助下膝关节单髁置换术初步临床结果 [J]. 中华解剖与临床杂志，2017, 22(2):108–115.

[20] Pearle A D, Van d L J P, Lee L, et al. Survivorship and Patient Satisfaction of Robotic-assisted Medial Unicompartmental Knee Arthroplasty at A Minimum Two-year Follow-up[J]. The Knee, 2017, 24(2):419–428.

[21] Motesharei A, Rowe P, Blyth M, et al. A Comparison of Gait One Year Post Operation in An RCT of Robotic UKA Versus Traditional Oxford UKA[J]. Gait & Posture, 2018, 62:41–45.

[22] Christ A B, Pearle A D, Mayman D J, et al. Robotic-Assisted Unicompartmental Knee Arthroplasty: State-of-the Art and Review of The Literature[J]. Journal of Arthroplasty, 2018, 33(7):1994–2001.

第四篇

关节置换快速康复
围手术期管理

第十六章

围手术期疼痛管理

疼痛是骨科医师面临的常见临床问题。调查显示，在术后疼痛程度排名前40位的手术操作中，骨科手术共占22席。关节置换术后早期满意度降低的原因，超过20%是由于疼痛，而术后晚期满意度降低的主要原因是慢性疼痛。在强调加速康复外科（enhanced recovery after surgery，ERAS）的今天，理想的围手术期疼痛管理可以减少患者的心理负担、缩短患者术后康复过程、提高患者满意度。术后持续疼痛可引起中枢神经系统发生病理重构，进而影响患者关节功能恢复、延长住院时间、增加医疗费用，甚至可能发展为难以控制的慢性疼痛，使患者无法参与正常的日常生活和社交活动。对于微创手术而言，患者的关注点往往不止局限于切口的长短，而更多关注术后切口部位的疼痛程度。良好的微创技术加上规范的疼痛管理，会明显改善术后患者的住院体验，从生理和心理上加快康复过程。因此，如何降低关节置换患者的围手术期疼痛，这是关节外科医师亟待解决的问题。

一、疼痛的定义

世界卫生组织（WHO，1979）和国际疼痛研究协会（IASP，1986）将疼痛定义为：组织损伤或潜在组织损伤引起的不愉快感觉和情感体验。疼痛既是机体对创伤或疾病的反应机制，也是疾病的症状。1995年，美国疼痛学会（American Pain Society，APS）主席 James Campell 提出将疼痛列为除脉搏、呼吸、体温、血压以外的"第五大生命体征"，并认为疼痛是手术患者最原始的恐惧之一。

二、疼痛的分类

根据疼痛持续的时间和性质，可分为急性疼痛和慢性疼痛。急性疼痛是指新近产生并可能短期存在（3个月以内）的疼痛。疼痛时间持续3个月以上即为慢性疼痛。

根据病理学机制，疼痛可分为伤害感受性疼痛和神经病理性疼痛或包含两者的混合性疼痛。伤害感受性疼痛是指伤害感受器受到有害刺激引起的反应，疼痛的感知与组织损伤有关。由外周或中枢神经系统损伤或疾病引起的疼痛综合征称为神经病理性疼痛。

根据上述分类标准，对于关节置换围手术期疼痛而言，术前疼痛往往是由长期的关节疾病所造成的慢性疼痛。而术中和术后疼痛往往是由手术创伤所引起的，属于急性疼痛范畴。而两者从病理学机制而言，均属于伤害感受性疼痛。

三、疼痛的评估

临床上需要对疼痛的严重程度进行评估，根据评估结果选择相应的镇痛方法。实用性强的疼痛评估方法往往简单直观，容易理解和接受。疼痛评估方法主要有以下几种。

（一）视觉模拟评分

1972 年由 Woodforde 首次将视觉模拟评分（visual analogue scale，VAS）用于疼痛主观感受的评估。具体评估方法为：在纸上画一条长线或使用测量尺（长为 10 cm），一端代表无痛，另一端代表剧痛（图 16-1）。让患者在纸上或尺上最能反映自己疼痛程度的位置划"X"。评估者根据患者划"X"的位置估计患者的疼痛程度。临床评定以"0"分为无痛，"1~3"分为"轻度疼痛"，"4~6"分为"中度疼痛"，"7~10"分为"重度疼痛"为标准。此方法简单易行，相对客观，且敏感性高，目前已广泛应用于临床疼痛的评价。

（二）数字评价量表

数字评价量表（numerical ratings scale，NRS）用 0~10 代表不同程度的疼痛：0 为无痛，1~3 为轻度疼痛（疼痛尚不影响睡眠），4~6 为中度疼痛，7~9 为重度疼痛（不能入睡或睡眠中痛醒），10 为剧痛（图 16-2）。应该询问患者疼痛的严重程度，做出标记，或者让患者自己圈出一个最能代表自身疼痛程度的数字。此方法目前在临床上较为通用。

（三）语言评价量表

语言评价量表（verbalde descri-ption scale，VDS）根据患者语言描述进行疼痛分级，可分为四级。

0 级：无疼痛。

Ⅰ级（轻度）：有疼痛但可忍受，生活正常，睡眠无干扰。

Ⅱ级（中度）：疼痛明显，不能忍受，要求服用镇静药物，睡眠受干扰。

Ⅲ级（重度）：疼痛剧烈，不能忍受，需用镇痛药物，睡眠受严重干扰，可伴自主神经紊乱或被动体位。

（四）面部疼痛表情量表

面部疼痛表情量表（face pain scale-revised，FPS-R）是在模拟法的基础上发展而来，该评估方法较为客观且方便。使用从快乐到悲伤及哭泣的 6 种不同表现的面容（图 16-3），简单易懂，适用面相对较广，即使不能完全用语言表达清楚的幼儿也可使用。

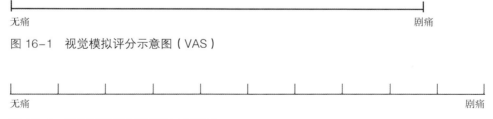

图 16-1　视觉模拟评分示意图（VAS）

图 16-2　数字评价量表示意图（NRS）

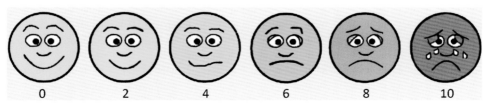

图 16-3　面部疼痛表情量表示意图（FPS-R）

（五）McGill 疼痛问卷

McGill 疼痛问卷（McGill pain questionnaire，MPQ）主要目的在于评价疼痛的性质，它包括一个身体图像指示疼痛的位置，有 78 个用来描述各种疼痛的形容词汇，以强度递增的方式排列，分别为感觉类、情感类、评价类和非特异类。此为一种多因素疼痛调查评分方法，它的设计较为精密，重点观察疼痛性质、特点、强度、伴随状态和疼痛治疗后患者所经历的各种复合因素及其相互关系，主要用于临床研究。

四、疼痛管理的目的

微创人工髋、膝关节置换围手术期疼痛主要来源于两个方面，即术前由原发关节疾病引起的疼痛和术后由手术创伤引起的疼痛。疼痛处理的目的如下。

（1）术前缓解或解除由原发性关节疾病带来的疼痛，增加患者手术耐受力。

（2）减轻术后疼痛，提高患者的生活质量。

（3）降低术后并发症，缩短住院时间。

（4）使患者更早地开展康复训练，更好地遵从医师的康复方案，改善关节功能。

（5）提高患者对手术质量的满意度。

五、疼痛管理的原则

对于微创人工髋、膝关节置换围手术期疼痛的管理，应包括以下六大原则。

（一）重视健康宣教

手术患者常伴有焦虑、紧张情绪，因此需要重视对患者进行健康教育，围手术期需要与患者彻底沟通，告知其围手术期的注意事项，以得到患者的配合，达到理想的疼痛治疗效果。

（二）选择合理的疼痛评估方法

对急性疼痛而言，疼痛评估方法宜简单。如需要量化疼痛的程度，可以选择量化方法。

（三）预防性镇痛

疼痛一旦变成慢性，治疗将更加困难。因此，早期镇痛十分必要。对髋、膝关节置换手术而言，提倡超前镇痛（preemptive analgesia），即在伤害性刺激（手术刺激）发生前给予镇痛治疗，这样有利于打断疼痛链，降低术后疼痛程度。

（四）提倡多模式镇痛

多模式镇痛（multi-model pain management）即将作用机制不同的药物组合在一起，发挥镇痛的协同或相加作用，降低单一用药的剂量和不良反应，同时可以提高对药物的耐受性，加快起效时间和延长镇痛时间。目前，常用的药物联合镇痛模式为弱阿片类药物与对乙酰氨基酚或非甾体抗炎药（NSAID）。关节置换围手术期多模式镇痛一般包括药物联合镇痛 + 神经阻滞 + 关节局部麻醉，必要时要联合椎管内麻醉和 PCA 镇痛。应注意避免重复使用同类药物。

（五）注重个体化镇痛

不同患者对疼痛和镇痛药物的反应存在个体差异，因此镇痛方法应因人而异，不可机械地套用固定的药物方案。个体化镇痛的最终目标是应用最小的剂量达到最佳的镇痛效果。

（六）注重协同镇痛

除采用的镇痛方法外，还需要配合其他辅助治疗方法，如加强睡眠治疗的保障，对于焦虑的患者适当给予镇静药物等，同时可以配合其他物理治疗方法，如伤口冰敷、TDP 照射等。

六、疼痛管理的常用措施

根据上述疼痛管理原则，微创人工髋、膝关节置换围手术期疼痛管理的常用措施多种多样，主要有以下几种。

（一）非药物治疗

包括患者教育、物理治疗（冷敷、热敷、针灸、按摩、经皮电刺激疗法）、分散注意力、放松疗法及自我行为疗法等。非药物治疗对不同类型疼痛有不同的治疗效果及注意事项，应根据疾病及其进展选择不同的治疗方法。

（二）药物治疗

主要分为局部外用类药物和全身作用类药物。

1. 局部外用药物　主要包括各种 NSAID 乳胶剂、膏剂、贴剂和非 NSAID 擦剂辣椒碱等。术前局部外用药物可以有效缓解肌筋膜炎、肌附着点炎、腱鞘炎和表浅部位的骨关节炎、类风湿性关节炎等疾病引起的疼痛。术后局部外用药物主要用于术后软组织炎症反应引起的局部疼痛。

2. NSAID 类药物　包括对乙酰氨基酚、传统非选择性 NSAID 和选择性 COX-2 抑制剂。对乙酰氨基酚可抑制中枢神经系统合成前列腺素，产生解热镇痛作用，日剂量不超过 400 mg 时不良反应小，主要用于合并有发热的轻－中度疼痛。传统非选择性 NSAID 和选择性 COX-2 抑制剂的给药方式，包括口服、肌内注射、置肛等，主要用于轻－中度疼痛的患者，或与阿片类药物联合使用用于重度疼痛的患者。

选用 NSAID 时需参阅药物说明书并评估 NSAID 的危险因素（表 16-1）。如患者发生胃肠道不良反应的危险性较高，使用非选择性 NSAID 时需加用 H_2 受体阻断剂、质子泵抑制剂或胃黏膜保护剂如米索前列醇（Misoprostol）等胃肠道保护剂，或使用选择性 COX-2 抑制剂。非选择性 NSAID 可造成血小板聚集障碍，增加术中创面出血风险，因此术前镇痛时应选择对乙酰氨基酚或选择性 COX-2 抑制剂。另外，鉴于 NSAID 的抗炎和止痛都有"天花板效应"，但不良反应却有时间和剂量依赖性，因此应注意避免同时使用两种或两种以上 NSAID。老年人宜选用肝、肾、胃肠道安全性记录好的 NSAID。

表 16-1　NSAID 危险因素

部位	不良反应的危险因素
上消化道	高龄（≥ 65 岁）
	长期应用 NSAID
	应用糖皮质激素
	上消化道溃疡、出血病史
	使用抗凝药物
	酗酒史
心、脑、肾	高龄（≥ 65 岁）
	脑血管病史（有卒中史或目前有过一次性脑缺血发作）
	心血管病史
	同时使用 ACEI 及利尿剂
	冠脉搭桥围手术期禁用 NSAID

3. 阿片类镇痛药物　主要通过作用于中枢或外周的阿片类受体发挥镇痛作用，包括可待因、曲马多、羟考酮、哌替啶、吗啡、芬太尼等，给药方式以口服和注射为主。阿片类镇痛药最常见的不良反应主要涉及消化道和中枢系统，包括：恶心、呕吐、便秘、嗜睡及过度镇静、呼吸抑制等。阿片类镇痛药用于治疗术后慢性疼痛时，应及时监测患者疼痛程度，以调整其剂量，避免药物依赖。阿片类药物往往在 NSAID 镇痛的基础上，用于围手术期暴发性疼痛或重度疼痛。

4. 复方镇痛药物　由两种或多种不同作用机制的镇痛药组成，以达到协同镇痛作用。目前，NSAID 由于具有抑制炎症和镇痛作用，与阿片类药物联合是术后镇痛最常用的方法。因此，常用的复方镇痛药主要将阿片类药物和 NSAID 药物进行联合，包括对乙酰氨基酚联合曲马多、布洛芬联合可待因等。复方镇痛药物主要用于术后中度疼痛。

5. 辅助镇痛药物　包括镇静药、抗抑郁药、抗焦虑药、肌松药和地西泮等。这些药物虽然不具备直接的镇痛作用，但可以发挥抗焦虑、帮助睡眠、缓解肌肉张力等作用，间接提高镇痛药物的作用效果。

（三）椎管内镇痛

相对于全身麻醉而言，采用腰麻、硬膜外麻醉或腰 - 硬联合麻醉等椎管内麻醉方式，不但可以降低麻醉对患者心肺功能的影响，也可以有效地缓解术后疼痛。对于硬膜外麻醉，通过麻醉导管一次性或持续给予阿片类药物，使之作用于脊髓背侧胶质中的神经元受体，在有效阻止疼痛信号传导的同时，又能保留本体感觉和运动感觉，术后镇痛的持续时间可长达 72 小时。常用椎管内麻醉的镇痛药物组配为吗啡联合肾上腺素。吗啡具有镇痛作用强和脂溶性低的优点，通过肾上腺素的缩血管作用，可使吗啡的作用时间进一步延长。meta 分析已经证明，采用椎管内麻醉可有效缓解术后疼痛，降低阿片类药物的使用剂量，尤其是在术后早期阶段。其

不良反应主要包括皮肤瘙痒、尿潴留和低血压。

（四）外周神经阻滞

外周神经阻滞目前被广泛用于髋、膝关节置换术后的镇痛（图 16-4）。通过在神经鞘膜内注入局麻药物，从而阻断疼痛信号在外周神经的传导，达到神经分布区域内的镇痛效果。对于髋关节置换，可以选择腰肌间室内注射局麻药阻断腰丛神经。对于全膝置换或单髁置换，可以选择股神经阻滞、隐神经阻滞或坐骨神经阻滞。局麻药物的注入可以是一次性的，也可以是持续的。神经阻滞的不足之处在于局麻药物可能会同时阻断支配关节活动的运动神经元，从而影响术后康复训练。另外有报道指出，神经阻滞可能会造成神经的永久性损伤。其优点在于术后较少出现尿潴留和低血压。

（五）关节局部注射（"鸡尾酒"疗法）

髋、膝关节置换术中局部注射以镇痛药物为主的混合药物，以达到术后缓解关节疼痛的目的，是近几年新出现的镇痛方法。由于其注射的药物为多种药物的混合制剂，类似于含有多种成分的鸡尾酒，故又称为"鸡尾酒"疗法。"鸡尾酒"混合制剂的组合方式多种多样，主要以局麻药联合肾上腺素以及

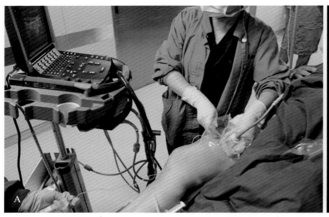
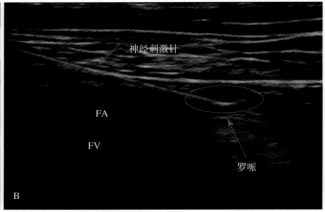

图 16-4　膝关节置换术前，超声引导下行收肌管神经阻滞
A. 手术前，患者麻醉后在超声引导下行收肌管神经阻滞；B. 超声示意图，清楚地显示收肌管位置、进针位置和方向、药物的浸润范围等

皮质激素为主。局麻药的选择以布比卡因和罗哌卡因为主。罗哌卡因由于其产生感觉和运动阻滞的分离程度强于布比卡因，小剂量时主要阻滞感觉神经，而不产生运动阻滞；且对心脏和中枢神经的不良反应小；药物作用时间比较长，逐渐成为"鸡尾酒"疗法中的主要局麻药物。肾上腺素的联合主要起到收缩血管、延长药物作用时间的效果；皮质激素的联合主要提供强大的局部抗炎作用，可以减轻手术创伤引起的局部炎症反应，起到间接镇痛的效果。

对于髋关节置换，可以在假体置入后于深筋膜的深层、浅层、皮下组织进行注射。对于膝关节置换，"鸡尾酒"局部注射一般选择置入假体前后的时间，假体置入前于膝关节后方的关节囊和内外侧副韧带起止点进行注射，置入后于股四头肌伸膝装置、髌韧带、骨膜、关节周围皮下组织肌肉等进行区域性浸润注射（图16-5）。关节周围局部注射"鸡尾酒"药物很好地降低了其他镇痛方法所带来的副作用（如阿片类药物引起的胃肠道和中枢系统的不良反应；硬膜外镇痛潜在的尿潴留、硬膜外血肿、感染的风险），是关节置换患者围手术期多模式镇痛中十分重要的一环。四川大学华西医院的临床研究将60例TKA患者随机分为两组，一组患者在术中予以罗哌卡因 2.5 g/L+ 肾上腺素 0.1 mg 混合液进行膝关节囊、股四头肌、膝周韧带、深筋膜和腘窝等部位局部注射，另外一组进行空白对照。结果显示，局部注射组患者在术后疼痛程度、关节活动范围、术后屈膝到90°所需时间、住院天数、术后哌替啶用量和并发症方面均优于空白对照组。

（六）患者自控镇痛

患者自控镇痛（patient controlled analgesia, PCA）是近年来骨科术后镇痛的主要进展，主要分为静脉 PCA（patient controlled intravenous analgesia, PCIA）和硬膜外 PCA（patient controlled epidural analgesia, PCEA）两大类，其中前者应用较多。PCA 的主要优势在于镇痛药物的剂量由患者控制，患者可根据自身疼痛耐受情况调整药物剂量，而不需要由医护人员根据对患者疼痛的判断来予以镇痛治疗。另外，PCA 使用方法简便，起效快，尤其适用于四肢关节的术后镇痛。PCA 的缺点在于药物的副作用，阿片类药物所带来的胃肠道反应和中枢神经系统抑制。

七、疼痛管理的流程

依据多模式镇痛的理念，在关节置换术前、术中和术后三个阶段，将多种作用机制和作用途径的镇痛药物联合使用，尽可能地降低关节置换患者围

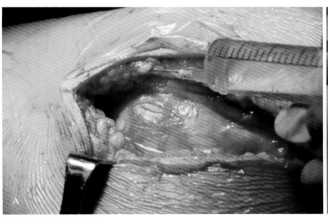
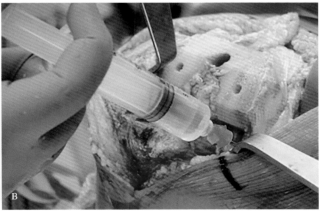

图 16-5 髋膝关节置换，术中行关节局部注射浸润，降低术后疼痛程度
A. 髋关节置换术中，关闭切口时行皮下浸润镇痛；B. 膝关节置换术中，置入假体前行关节周围浸润镇痛

手术期疼痛。

（一）术前疼痛评估

根据患者病史、查体结果和辅助检查结果，结合患者既往药物使用史，采用不同的疼痛评价量表，对患者的关节疼痛程度及患者对疼痛的耐受度进行评估。

（二）制订围手术期镇痛方案

根据术前患者疼痛程度、患者对疼痛的耐受程度、手术方式及复杂程度等参考因素，并综合考虑各种镇痛方式的利益风险，制订合理的围手术期镇痛方案。镇痛方案需要遵循及早开始镇痛、个体化镇痛和多模式镇痛三大原则。

（三）术前镇痛

作为多模式镇痛中重要一环，术前镇痛的目的在于提高疼痛阈值，达到超前镇痛。主要包括：①选择不影响术中凝血功能的镇痛药物，如对乙酰氨基酚、塞来昔布或普瑞巴林等。②使用辅助镇痛药物，如采用地西泮帮助睡眠、溴化钠抗焦虑、乙哌立松松弛肌肉等。③对患者及家属进行健康教育，包括行为疼痛控制技巧等。

（四）术中镇痛

术中镇痛包括：①根据患者疼痛严重程度，决定是否选择椎管内麻醉以及术后是否采用持续性椎管内镇痛。②术前采用外周神经阻滞镇痛，髋关节置换可选择腰丛神经阻滞，膝关节置换可选择股神经或隐神经阻滞。③术中采用"鸡尾酒"镇痛，于关节周围局部注射镇痛药物。④尽量缩短手术时间，减少术后由创伤引起的炎症反应。⑤手术结束后，根据麻醉清醒后患者疼痛情况，可予以阿片类镇痛药或选择性 COX-2 抑制剂肌内注射镇痛。

（五）术后镇痛

术后镇痛包括：①选择 NSAID 或选择性 COX-2 药物镇痛，包括口服给药（双氯芬酸、洛索洛芬钠或塞来昔布等）或肌内注射（帕瑞昔布等）。②联合阿片类药物镇痛，包括吗啡、羟考酮口服或哌替啶肌内注射。③根据情况选择 PCA 镇痛。④使用辅助镇痛药物，如地西泮、溴化钠、乙哌立松等。⑤其他围手术期处理，包括采用冰敷、抬高患肢、加压包扎等措施减轻关节肿胀和炎症反应；早期下地活动，减轻患者心理负担等。

（六）出院镇痛

出院以后仍感疼痛者，可继续予以镇痛治疗，避免出现关节慢性疼痛。镇痛主要以口服药物为主，主要选择包括阿片类药物、NSAID 和选择性 COX-2 抑制剂。镇痛时间持续到术后拆线，一般不超过 4 周。

八、髋关节置换的疼痛管理

髋关节置换由于手术部位软组织血供丰富，手术部位局部渗血吸收较快，因此术后疼痛程度往往低于膝关节置换。术前仍需要进行超前镇痛，可口服选择性 COX-2 抑制剂 3 天，降低中枢敏化，提高疼痛阈值。手术操作直接与术后疼痛程度相关，术中应尽可能地保护髋周软组织，减少肌肉损伤和撕裂，避免加重局部炎症反应。精细地完成手术，缩短手术时间。髋关节置换术前予以神经阻滞的情况较少。术中可予以鸡尾酒或罗哌卡因局部浸润镇痛，一般选择关切口前。应避免在髋关节后方软组织内进行注射，避免药物浸润到坐骨神经周围引起下肢感觉运动障碍。术后予以冰敷，可减轻局部肿胀。可予以口服 NSAID 进行基础镇痛，对疼痛耐受程度低的患者可联合使用静脉 NSAID，如帕瑞昔布。暴发性疼痛可予以阿片类药物镇痛，首选吗啡，尽量减少曲马多使用，否则容易引起消化道症状。术后加强关节活动度和肌力训练，普通患者可尽量早下地和完全负重，有利于局部炎性水肿的恢复。如出现术后疼痛加重或伤口愈合不佳，应考虑有无感染可能。

九、全膝关节置换的疼痛管理

全膝关节置换患者在围手术期的疼痛程度往往超过髋关节置换，尤其在术后。术后在切口疼痛、膝周软组织水肿肿胀、关节内积液积血的基础上，还要进行膝关节伸屈功能锻炼，其疼痛程度可想而知。临床的实际情况也告诉我们，膝关节置换术后的疼痛程度远超髋关节置换，尤其是术后早期功能锻炼阶段。术后患者膝关节功能恢复不佳的主要原因之一也是患者无法耐受疼痛。因此疼痛管理对于全膝关节置换尤其重要。与髋关节置换不同，全膝关节置换更加强调围手术期疼痛管理。

（一）强调术前宣教

术前需要详细告诉患者膝关节功能锻炼的方式方法，并指导患者进行训练，避免术后患者因为疼痛而无法进行有效功能锻炼。同时告知患者全膝关节置换术后疼痛的可能。

（二）强调超强镇痛

全膝关节置换患者入院后往往诉关节疼痛。入院后即可予以相关的镇痛处理，提高疼痛阈值，防止外周和中枢敏化，降低术后暴发性疼痛的发生率。具体措施包括选择性 COX-2 抑制剂口服。如存在禁忌证可选择对乙酰氨基酚口服。

（三）强调神经阻滞的使用

膝关节置换是神经阻滞镇痛最佳的使用对象。

常用的膝关节神经阻滞主要包括股神经阻滞和隐神经阻滞，其中以后者更为常用。股神经由于支配伸膝的肌力，对其进行阻滞容易造成术后膝关节伸膝肌力降低，影响术后功能恢复。隐神经是股神经的终末支，主要以感觉神经为主，对其进行阻滞可不影响术后功能锻炼（收肌管阻滞）。四川大学华西医院于 2014 年开展临床随机对照研究，纳入了 80 例 TKA 患者，对比了收肌管阻滞和股神经阻滞两种方法的临床疗效。结果显示，术后 2 小时、6 小时、12 小时、24 小时、48 小时和 72 小时两组患者的静息痛和运动痛无明显差异，而收肌管阻滞组患者在肌力恢复和关节活动度方面优于股神经阻滞组。神经阻滞的药物选择主要以罗哌卡因为主，镇痛效果可持续 7~12 小时。

（四）缩短手术时间和控制性使用止血带

手术时间延长是导致众多术后并发症发生的危险因素，尤其对于全程使用止血带的情况。缩短手术时间可有效减少术后失血，降低麻醉药物的摄入量，降低术后由于创面炎症反应所造成的炎性疼痛。不建议全程使用止血带，可导致缺血再灌注损伤。可在止血药物（如氨甲环酸）和控制性降压的作用下，间断使用止血带，如手术开始暴露膝关节时，骨床准备完毕准备置入假体时。部分患者甚至可在全程不使用止血带的情况下完成手术。

（五）强调术中关节局部注射镇痛

术中局部注射镇痛可联合神经阻滞，效果更佳。神经阻滞镇痛范围以膝关节前方和内侧的股神经支配区为主，术中局部注射镇痛以膝关节后方为主，在置入假体前暴露膝关节后方并注射局麻药物。该联合作用可获得满意的镇痛效果，术后当天患者 VAS 评分可控制在 2~3 分，但镇痛效果的持续时间在 12~24 小时以内。

（六）强调术后多模式镇痛

全膝关节置换术后的疼痛管理强调多模式途径联合作用，主要是在 NSAID 类口服药物的基础上，联合选择性 COX-2 抑制剂或阿片类药物共同作用。笔者所在医院术后往往采用双氯芬酸钠或洛索洛芬钠口服，联合帕瑞昔布或氟比洛芬静脉推注 / 肌内注射。术后暴发性疼痛的资料往往直接采用吗啡或哌替啶肌内注射。曲马多可明显增加患者术后恶心呕吐的发生率，不推荐使用。华西医院在 2015 年开展随机对照研究，纳入 3 组共 90 例 TKA 患者，分别为术中收肌管阻滞 + 术前术后 3 天帕瑞昔布 + 塞来昔布序贯 6 周组，术前术后 3 天帕瑞昔布 + 塞来昔布序贯 6 周组和空白对照组。结果显示采用多模式镇痛的第一组患者在吗啡用量、静息 VAS 评分、HSS 评分和炎性指标方面均明显优于另外两组，证明了多模式镇痛方法的有效性。

（七）强调出院后的疼痛管理

患者出院后仍需进行疼痛管理。膝关节置换术后，患者在住院期间由于医护人员的监督，在出院时往往可以获得较为满意的关节功能。出院后患者由于疼痛和缺乏监督，关节功能往往会丢失，部分患者甚至达不到手术前的关节功能。因此，在患者出院时应对其进行出院宣教，同时予以阿片类或 NSAID 类药物长期口服，避免关节出现慢性疼痛。一般持续时间为 4~6 周。

十、单髁置换的疼痛管理

相对于全膝关节置换，单髁置换手术创伤小，截骨少，术中尽可能地保留了膝关节自身结构（如前、后交叉韧带），使得术后患者的关节功能恢复更加快速。上述优点使得单髁置换的手术数量逐年递增。但单髁置换术后疼痛却严重影响患者关节功能的恢复。单髁置换手术为单侧间室，因此应该加强单侧间室的局部镇痛。术前同样应该予以超前镇痛，提高阈值。术中应该予以神经阻滞联合局部浸润的方法进行镇痛。神经阻滞以收肌管阻滞为主。由于隐神经主要支配膝关节内侧，收肌管阻滞更加适用于内侧间室的单髁置换。术中局部浸润镇痛应以后方为主，包括后方关节囊，后内外侧角，同时包括前方的髌骨上、下极和内、外侧支持带。术后疼痛程度往往优于全膝置换，暴发性疼痛出现比例更低，口服联合静脉镇痛可取得较为满意的效果。

十一、总结

关节置换围手术期发生疼痛是无法避免的，即便对于微创手术而言。如何优化疼痛管理的流程，最大限度降低患者围手术期疼痛程度，是提高微创手术临床疗效的重要手段。围手术期镇痛应落实贯彻在术前、术中和术后三个阶段，遵循早期镇痛、个体化镇痛和多模式镇痛三大原则，最大限度减少患者疼痛的不良感受。疼痛管理的手段主要包括物理镇痛和药物镇痛，其中后者主要包括 NSAID 类、阿片类和局麻药等，同时可辅助镇静睡眠药物。疼痛管理的主要途径包括局部外用给药、口服给药、静脉给药、肌内或皮下给药等。上述多种疼痛管理的手段和途径如何相互搭配组合，以便在降低风险的同时发挥最佳疗效，还需要我们进一步研究和总结。各关节外科中心应建立符合自身实际情况的个性化疼痛管理方案，制订疼痛管理规范化流程，明确常规疼痛患者如何镇痛、暴发性疼痛患者如何镇痛。围手术期疼痛管理有效、规范、安全地实施和开展，可以更好地推动微创关节外科事业的发展，提高患者满意度，缩短患者恢复时间，符合目前主流的 ERAS 要求。

（四川大学华西医院·沈彬）

参·考·文·献

[1] 中华医学会骨科学分会.骨科常见疼痛的处理专家建议[J].中华骨科杂志, 2008, 28(1):78–81.

[2] 沈彬, 翁习生, 廖刃, 等.中国髋、膝关节置换术加速康复——围术期疼痛与睡眠管理专家共识[J].中华骨与关节外科杂志, 2016, 9(2):91–97.

[3] Gerbershagen H J, Aduckathil S, Van Wijck A J M, et al. Pain Intensity on The First Day after Surgery: A Prospective Cohort Study Comparing 179 Surgical Procedures [J]. Anesthesiology, 2013, 118(4):934–944.

[4] Parvizi J, Miller A G, Gandhi K. Multimodal Pain Management After Total Joint Arthroplasty[J]. The Journal of Bone and Joint Surgery (American), 2011, 93(11):1075–1084.

[5] Carli F, Charlebois P, Stein B, et al. Randomized Clinical Trial of Prehabilitation in Colorectal Surgery[J]. British Journal of Surgery, 2010, 97(8):1187–1197.

[6] Foley K M, Posner J B. Pain and its management[M]//Cecil textbook of medicine. 18th ed. Philadelphia: WB Saunders Company, 1988, 104–112.

[7] Bonica J J. The management of pain of cancer[J]. Journal – Michigan State Medical Society, 1953, 52(3):284–290.

[8] Merskey H. Logic, Truth and Language in Concepts of Pain[J]. Quality of Life Research, 1994, 3:S69–S76.

[9] 沈彬, 唐新, 杨静, 等.围手术期口服塞来昔布对全膝关节置换术后疼痛和功能康复的近期影响和安全性观察[J].中华外科杂志, 2009, 47(2):116–119.

[10] Jensen M P, Karoly P, Braver S. The Measurement of Clinical Pain Intensity: A Comparison of Six Methods[J]. Pain, 1986, 27(1):117–126.

[11] Woodforde J M, Merskey H. Some Relationships Between Subjective Measures of Pain[J]. Journal of Psychosomatic Research, 1972, 16(3):173–178.

[12] Berthier F, Potel G, Leconte P, et al. Comparative Study of Methods of Measuring Acute Pain Intensity in An ED[J]. American Journal of Emergency Medicine, 1998, 16(2):132–136.

[13] Hicks C L, Baeyer C L V, Spafford P A, et al. The Faces Pain Scale – Revised: Toward A Common Metric in Pediatric Pain Measurement[J]. Pain, 2001, 93(2):173–183.

[14] Melzack R. The short–form McGill Pain Questionnaire[J]. Pain, 1987, 30(2):191–197.

[15] Phillips W J, Currier B L. Analgesic Pharmacology: I. Neurophysiology[J]. Journal of The American Academy of Orthopaedic Surgeons, 2004, 12(4):213–220.

[16] 康鹏德, 王浩洋, 沈彬, 等.加入局部浸润镇痛的多模式镇痛在全膝关节置换中的应用[J].中华骨科杂志, 2013, 33(3):246–251.

[17] Mccartney C, Nelligan K. Postoperative Pain Management After Total Knee Arthroplasty in Elderly Patients: Treatment Options[J]. Drugs & Aging, 2014, 31(2):83–91.

[18] Casati A, Ostroff R, Casimiro C, et al. 72–hour Epidural Infusion of 0.125% Levobupivacaine Following Total Knee Replacement: A Prospective, Randomized, Controlled, Multicenter Evaluation[J]. Acta bio–medica :Atenei Parmensis, 2008, 79(1):28–35.

[19] Choi P T, Bhandari M, Scott J, et al. Epidural Analgesia for Pain Relief Following Hip or Knee Replacement[J]. Cochrane Database Syst Rev, 2003, 3(3):CD003071.

[20] Fu P, Wu Y, Wu H, et al. Efficacy of Intra–articular Cocktail Analgesic Injection in Total Knee Arthroplasty–A Randomized Controlled Trial[J]. Knee, 2009, 16:280–284.

[21] 谭振, 康鹏德, 裴福兴, 等.多模式镇痛下收肌管与股神经阻滞在全膝关节置换术后初期镇痛及早期康复中的作用[J].中华骨科杂志, 2015, 35(9):914–920.

[22] 杨体敏, 斯海波, 吴元刚, 等.收肌管神经阻滞联合环氧合酶2选择性抑制剂在人工全膝关节置换术后的序贯应用及疗效[J].中国修复重建外科杂志, 2016, (9):1065–1071.

第十七章

围手术期血液管理

一、概述

髋、膝关节置换术作为骨科最成功的手术方式之一，可有效缓解疼痛、改善关节功能、提高患者的生活质量。且随着社会老龄化的进程，因终末期髋、膝关节疾病选择行初次全髋关节置换术或全膝关节置换术的患者将越来越多。据研究报道，至2030年，美国地区每年选择行初次 THA 患者将比2005年增加174% 达到57万人，选择行初次 TKA 将增加673% 达到348万人。

但作为择期手术，髋、膝关节置换术围手术期存在失血量大及异体输血率高等问题。一项欧洲多中心调查研究显示，初次单侧髋膝关节置换术围手术期总失血量为300~1 000 mL，最高可达2 000 mL。大量的围手术期失血将导致术后急性贫血，一项纳入29 068 例全髋、全膝关节置换术患者的调查结果显示，手术导致患者术后血红蛋白平均下降 30 g/L，术后贫血发生率约为51%，异体输血率约为45%。同时，这些老年人群术前常常并存贫血，围手术期大量的失血必将加剧术后贫血。围手术期贫血的发生将显著增加术后并发症发生风险，延长住院时间，延缓术后康复。对美国外科学会 NSQIP 数据库227 425 例外科手术患者的随访数据分析显示，即便是术前的轻度贫血（100 g/L 至正常值），也是术后30天并发症和死亡率的独立危险因素。

异体输血是纠正术后急性贫血的常规治疗方案，对2011年美国外科统计系统22 968 例关节置换术患者的数据分析发现，初次单侧全髋关节置换术患者的异体输血率平均为22.2%；初次单侧全膝关节置换术平均为18.3%。尽管目前输血技术较过去已有了长足的进步，但仍存在医源性感染、免疫反应、容量负荷过载、输血相关肺损伤等风险。此外，异体输血还面临着血液资源紧张的现实问题，伴随医疗卫生事业的发展，临床用血量正急速上升，年均增长率超过10%。与之对应，我国人口献血率仅为0.84%；而世界高收入国家和中等收入国家的献血率分别是4.54% 和1.01%。

围手术期血液管理（perioperative blood management，PBM）是指在围手术期的各个不同阶段采取多种技术进行血液质和量的保护，以达到减少失血、降低贫血及输血率，提高手术安全性和增加患者满意度的目的。其主要内容包括：①术前、术后优化造血。②术中减少失血。③提高贫血耐受性。④合理异体输血。

二、血液管理原则与措施

（一）围手术期评估与计划

术前对患者病情的详细评估对制订围手术期血液管理策略非常重要，包括并存疾病、营养状况、手术难度、预计失血量及对贫血耐受力等方面的评估。术前评估时间至少在择期手术前 3 周进行，以便有充足的时间对患者可能存在的问题进行处置。研究显示，患者年龄、术前血红蛋白水平、体重等因素是术后异体输血的独立预测因子。因此，评估术前血红蛋白水平、营养状况、手术预计失血量及并存疾病可以帮助外科医师制订合理的围手术期血液管理方案。

（二）术前贫血管理

1. 术前贫血发生率　根据 WHO 的贫血诊断标准，国外学者报道关节置换患者术前贫血发生率为 12.8%~24.3%，多数为轻度贫血。而国内由四川大学华西医院牵头的国家卫生和计划生育委员会行业科研专项"关节置换术安全性与效果评价"项目数据库 20 308 例的资料显示，THA 术前贫血率，男性达 25.6%，女性达 32.8%；TKA 术前贫血率，男性达 30.2%，女性达 25.3%；股骨头置换术术前贫血率，男性达 49.4%，女性达 41.3%。

2. 术前贫血原因　关节置换术患者多为中老年人，贫血原因主要包括：①营养缺乏性贫血（约占 34%），属于造血原料缺乏所致贫血，以缺铁性贫血最为常见，叶酸、维生素 B_{12} 缺乏导致的巨幼细胞性贫血较少见。②慢性疾病性贫血（约占 32%），指在一些慢性疾病过程中出现的以铁代谢紊乱为特征的贫血，常见于慢性感染、炎症、肿瘤等慢性疾病合并的贫血。③原因不明性贫血（约占 34%），可能涉及多种复杂致病机制及共病状态。

3. 术前贫血诊断　按照 WHO 贫血诊断标准：血红蛋白（Hb）男性 < 130 g/L，女性 < 120 g/L 或血细胞比容（hematocrit，Hct）男性 < 39%，女性 < 36% 可诊断贫血。临床常根据患者的平均红细胞体积（mean corpuscular volume，MCV）、平均红细胞血红蛋白量（mean corpuscular hemoglobin，MCH）及平均红细胞血红蛋白浓度（mean corpuscular hemoglobin concentration，MCHC）将贫血分为三型。

（1）小细胞低色素性贫血：MCV < 80 fl，MCH < 27 pg，MCHC < 320 g/L，为小细胞低色素型贫血。主要见于缺铁性贫血、铁幼粒红细胞性贫血、珠蛋白生成障碍性贫血及慢性疾病性贫血等。其中以缺铁性贫血最为常见，有条件的医院应检查血清铁或血清铁蛋白，低于正常者诊断为缺铁性贫血。

（2）正细胞正色素性贫血：MCV 正常（80~100 fl），MCH 正常（27~34 pg），MCHC 正常（320~360 g/L），Hb、RBC 平衡下降，为正色素型贫血。主要见于再生障碍性贫血、急性失血性贫血（包括术后失血性贫血）、某些溶血性贫血及正常幼红细胞大细胞性贫血等。此类贫血的诊断和治疗最为复杂。

（3）大细胞性贫血：MCV > 100 fl，MCH > 34 pg，MCHC 正常（320~360 g/L），大多为正色素型贫血。主要见于叶酸和（或）维生素 B_{12} 缺乏引起的营养性巨幼细胞性贫血。

4. 术前贫血处理措施　国际输血替代方法促进网络组织（NATA）制定的《骨科择期手术患者术前贫血的评估与管理》指南推荐：如果可能，强烈建议手术前 28 天左右对择期手术患者进行血红蛋白水平检测。因此，对于诊断术前贫血患者（WHO 标准），可参照《中国髋、膝关节置换术加速康复——围术期贫血诊治专家共识》及《中国骨科手术加速康复——围术期血液管理专家共识》建议，进行以下处理。

（1）治疗慢性出血性原发疾病：贫血患者有慢性出血性疾病如消化道溃疡出血、肠息肉出血或痔疮出血等，应先治疗出血性疾病，同时纠正贫血。

（2）停用非甾体类抗炎药及其他引起出血或影响造血的药物：术前抗凝药的应用推荐参考《中国髋、膝关节置换术加速康复——合并心血管疾病患者围术期血栓管理专家共识》。

（3）营养指导与均衡膳食：根据患者贫血程度和患者饮食习惯等进行个体化营养和均衡膳食，促进造血原料的吸收和利用。

（4）叶酸、维生素 B_{12} 的补充：叶酸、维生素 B_{12} 是红细胞合成的基本原料，这些物质的缺乏可导致术前贫血，对择期手术术前贫血患者，需完善贫血原因的筛查。有研究显示，术前 30~45 天开始补充维生素 C、维生素 B_{12}、叶酸可以降低 TKA 术后患者的输血率。

（5）铁剂应用：铁是红细胞合成的必需原料之一，拟行关节置换术的患者多以老年人居多，术前贫血常见，且多以缺铁性贫血为主。因此，术前补充铁剂可促进术前贫血的纠正，但铁剂有导致便秘（33.3%）、烧心（13.8%）及腹痛（12.6%）等并发症的风险，术前需筛查血清铁及铁蛋白水平，根据情况补充。

对于术前诊断为缺铁性贫血（IDA）的患者，以及铁摄入不足、丢失过多的患者，恰当补充铁剂可以提高患者的手术耐受性，减少输血率；手术急性失血导致的术后贫血患者，补充铁剂可以加快提升血红蛋白、纠正贫血，且有助于患者术后康复、缩短住院时间。铁剂的选择、用法用量及疗程推荐如下：①门诊治疗，IDA 患者宜选择口服铁剂，若患者等待手术期间应选择铁剂静脉滴注，术前根据总缺铁量计算公式补充：

所需补铁量（mg）= 体重（kg）×（Hb 目标值 − Hb 实际值）（g/L）× 0.24 + 贮存铁量（mg）

通常采用铁剂 100~200 mg/d 静脉滴注，以补足所需铁量。②住院治疗，采用铁剂静脉滴注治疗，其应用指征包括：IDA 经门诊口服铁剂治疗未达正常者，或入院后贫血相关检查诊断为 IDA 而短期内又需要施行手术的患者；不耐受口服铁剂、胃肠吸收障碍者；中重度贫血患者；铁缺乏严重，术前时限较短，需快速改善贫血的患者。

铁剂应用的注意事项：①口服铁剂，口服铁剂与维生素 C 共同服用可增加铁剂的吸收率；餐后服用可减少胃肠道刺激。口服铁剂应避免与其他药物同时服用；不宜与抗酸药物、碱性药物等联用；不能与静脉铁剂同时使用。血色素沉着症及含铁血黄素沉着症患者禁用口服铁剂。口服铁剂常见的不良反应是胃肠道刺激、便秘和黑便。②静脉铁剂，常用静脉铁剂有蔗糖铁和右旋糖酐铁，蔗糖铁的不良反应发生率低。建议在使用静脉铁剂过程中严密观察，首次使用时应给予小剂量测试，缓慢输注，避免滴速过快。与静脉铁剂有关的常见不良反应包括：一过性味觉改变、低血压、发热和寒战、恶心和注射部位反应。

（6）重组人红细胞生成素（recombinant human erythropoietin，rHuEPO）的应用：EPO 是由肾小管球旁细胞分泌的一类糖蛋白，是机体对低氧分压的一种反应性应答。EPO 可作用于骨髓红系祖细胞，促进红细胞分化与成熟。在关节置换术的患者中，EPO 在围手术期可术前、术后单独应用或联合铁剂应用。研究证实对预期有较大失血可能性的手术，术前常规应用 EPO 可以获得一定的收益。根据《中国髋、膝关节置换术加速康复——围术期贫血诊治专家共识》，对于术前贫血患者，可门诊治疗：术前 21、14、7 天以及手术当天应用 rHuEPO 4 万 U/d，皮下注射或静脉注射；或住院治疗：术前 5~7 天至术后 3~5 天应用 rHuEPO 1 万 U/d，连用 8~12 天，皮下注射或静脉注射。

（三）术中血液管理

1. 优化手术操作技术

（1）微创手术入路：自进入 21 世纪以来，随着医学各大领域微创技术的进步，微创理念深入人心，微创关节置换术也引起了广泛的关注。随着器械的微创化改进和手术技术的提高，出现很多微创关节置换手术入路，比如直接前方入路、Super-Path 入路，或经股内侧肌入路等。这些微创技术在缩短切口、减轻疼痛、获得更好术后早期功能等方面逐渐获得学界认可，但对于能否减少围手术期失血尚有争议。因此，并不应该一味追求微创，而是更强调选择那些适合微创手术的个体；同时也并非一味追求小切口，而是强调将微创的理念贯穿于整个手术过程中，保护肌肉和软组织，减少组织损伤，尽可能让患者获益。

（2）传统切口的微创理念：微创的核心是组织损伤小、出血少、生理功能影响小，采用传统的后外侧入路髋关节置换术或膝正中切口的膝关节置换术均应采用微创操作，并贯穿于手术全过程。首先，熟悉血管解剖位置，先显露血管，电凝或结扎后切开。髋关节后外侧入路容易引起出血的部位包括：分离臀大肌时出血；股骨转子间嵴滋养血管出血；梨状肌伴行血管出血；后方关节囊营养血管出血；髋臼横韧带深面闭孔动脉分支出血；前方关节囊营养血管出血。通过熟悉血管解剖结构，预先处理血管，可以大大减少出血，减少止血时间，从而缩短手术时间，具体操作方法如下：①减少分离臀大肌时出血，用两把甲状腺拉钩自臀大肌纤维之间分离肌肉，注意肌肉的滋养血管，电凝止血。②减少股骨转子间嵴滋养血管出血，股方肌与股骨之间存在脂肪间隙，在股骨上保留骨膜及脂肪筋膜，以利于股骨滋养孔血管出血时电凝止血。③减少梨状肌伴行血管出血，解剖显露梨状肌伴行血管，预先电凝止血，然后从股骨梨状肌窝切断梨状肌止点，显露和保护臀小肌。④减少后方关节囊营养血管出血，自臀小肌下缘平行臀小肌切开关节囊，止血钳预先从臀小肌下缘至小转子平面钳夹关节囊，然后从股骨颈切开关节囊，用电凝在关节囊边缘电凝止血。⑤减少髋臼横韧带深面闭孔动脉分支出血，在髋臼内沿横韧带切除股骨头圆韧带，保留横韧带不但可以减少出血，还可作为安放髋臼假体的位置参考。⑥减少前方关节囊营养血管出血，保留关节囊可减少手术野出血和缩短手术时间，使用剥离剪自前方关节囊和盂唇之间适当分离，右侧髋臼在 4 点，左侧髋臼在 8 点位置，放置髋臼前方拉钩。然后自臀小肌和股直肌反折头之间放置椎板拉钩，向上方牵引臀小肌，切断股直肌反折头，一般不会出血，有利于髋臼前方显露。其次自关节囊和髋臼横韧带之间用剪刀适当分离，放置髋臼下缘拉钩，最后用椎板拉钩将后方关节囊牵开，显露髋臼后壁。⑦股骨头切除后部分患者股骨颈断面出血较多，用骨蜡或者氨甲环酸湿纱布处理。使用髋臼横韧带定位髋臼，氨甲环酸冲洗或者氨甲环酸湿纱布压迫，减少髋臼松质骨面渗血。内侧入路的膝关节置换术中需注意髌骨上下方的膝上内及膝下内动脉，在切开关节囊前，可应用氨甲环酸溶液及肾上腺素溶液局部浸润，同时切开时需注意止血。

其次，逐层分段切开，有限分离，充分止血，

减少手术过程中出血。髋关节置换术中，在不影响假体安放的前提下，减少对关节囊的切除，同时尽量于关节囊内操作。膝关节置换术中减少对滑膜的切除，对于骨面渗血可采取浸有氨甲环酸溶液的纱布压迫止血。

（3）全膝关节置换的止血带优化：止血带在全膝关节置换术中的应用由来已久，且获得绝大多数关节外科医师的认可。其优势在于能减少骨面及软组织创面渗血，保持手术视野清晰，有利于骨水泥与骨界面的整合。但同时也存在诸多风险，包括增加术后隐性失血，引起术后大腿痛，另外也可能造成止血带麻痹症状。因此，有学者研究不同止血带使用时间对术后临床效果的影响，目前学界尚无一致结论。

对 14 项研究 996 例患者进行关于止血带应用的系统评价发现在不使用氨甲环酸情况下，全膝关节置换术全程应用止血带可以有效减少患者围手术期总失血量。在此基础上，笔者进行了优化止血带应用方面的探索，希望在应用氨甲环酸和其他止血措施的前提下，不用止血带或减少术中止血带的使用时间，以期既可以保持良好的术中视野，又能减少术中失血，同时避免出现止血带并发症，加速患者康复。我们的前瞻性随机对照研究显示，联合术中控制性降压、氨甲环酸应用、微创理念操作与技术，可以达到术野清晰、减少术中出血的目的。非止血带组术后隐性失血明显少于止血带组，平均减少 148.6 mL；且非止血带组患者的术后疼痛更轻、关节功能恢复更快、住院时间更短、并发症发生率更少。

因此，针对手术时间 < 1.5 小时，预计出血量 < 200 mL，术中控制性降压稳定患者可选择不使用止血带。尤其是对有动脉血管并发症发生风险的患者，例如术前血管成像显示存在严重动脉粥样硬化，动脉管腔硬化、狭窄或闭塞，腘动脉可疑动脉瘤等，尽可能不使用止血带。

2. 抗纤溶药与局部止血药物的应用　骨科手术围手术期总失血量包括显性失血及隐性失血。文献报道单侧髋、膝关节置换术隐性失血量为 500~1 000 mL，

占总失血量的 50%~60%。大量隐性失血的主要原因在于手术创伤及止血带应用导致的纤溶亢进。抗纤溶药主要包括抑肽酶、6- 氨基己酸、氨甲苯酸与氨甲环酸（tranexamic acid，TXA），目前最常用的是 TXA。TXA 是一种人工合成的赖氨酸衍生物，其可竞争性结合纤溶酶原的赖氨酸结合位点，抑制纤溶酶原激活，从而发挥止血作用。

目前，大量研究均已证实氨甲环酸能有效减少髋、膝关节置换术围手术期失血量并降低输血率。TXA 在髋、膝关节置换术中的应用方式包括口服应用、静脉应用、局部应用、静脉联合局部应用；常见的静脉剂量选择是 15 mg/kg、20 mg/kg、30 mg/kg 或 1 g 于切皮前静脉滴注，局部应用剂量多为 2~3 g，应用时间可分为单次给药或重复多次给药，具体应用方案推荐参考《中国髋、膝关节置换术围术期抗纤溶药物序贯抗凝血药应用方案的专家共识》。

纤溶持续时间是决定抗纤溶治疗的关键因素，通过连续监测纤维蛋白（原）降解产物（FDP）及 D- 二聚体的变化趋势，我们发现初次髋、膝关节置换术后 6 小时纤溶亢进达峰值，持续约 24 小时，24 小时后趋于下降，这为 TXA 多次静脉应用奠定了理论基础。因此，髋、膝关节置换术切皮前 5~10 分钟均采用 TXA 15~20 mg/kg 静脉滴注基础上，分别于首剂后 3 小时、6 小时再次给予 TXA 10 mg/kg（或 1 g）静脉滴注。结果发现三次静脉应用可明显减少隐性失血，进一步降低血红蛋白丢失，实现零输血率。除此之外，TXA 多次静脉应用还可抑制术后炎症反应、减轻疼痛及缩短住院时间。

另外，髋、膝关节置换术患者是静脉血栓栓塞症发生的高危人群，为了降低静脉血栓栓塞症的发生率，围手术期应用抗凝血药物也很必要。因此，需在髋、膝关节置换术围手术期良好地平衡抗纤溶药与抗凝血药的应用，既减少患者的失血量、降低输血率，又不增加患者发生静脉血栓栓塞症的风险，保障医疗安全。按照《中国髋、膝关节置换术围术期抗纤溶药序贯抗凝血药应用方案的专家共识》的建议，在髋、膝关节置换术围手术期应用氨甲环酸 6 小时后根据引流量的变化，选择抗凝血药

应用时间。大部分患者术后 6~8 小时内伤口出血趋于停止，如引流管无明显出血或引流管血清已分离，表明伤口出血趋于停止，在 6~8 小时内应用抗凝血药，个别患者术后 6~8 小时仍有明显出血，则适当延后应用抗凝血药。髋、膝关节置换术后抗凝血药物预防持续时间根据《中国骨科大手术静脉血栓栓塞症预防指南》，推荐预防时间最短为 10 天，可延长至 11~35 天。在应用时应注意抗凝血药物的有效性和安全性，当患者出现凝血功能异常或出血事件时，应综合评价出血与血栓的风险，及时调整药物剂量或停用。

局部使用的止血药物包括：胶原因子、纤维蛋白黏合剂、富血小板血浆等。胶原因子可以刺激内源性凝血途径，从而增强凝血。纤维蛋白黏合剂内含两种独立的凝血纤维蛋白，在体内系列因子作用下可以产生纤维蛋白凝集。富血小板血浆是人体血浆经过离心后取出的成分，包含多种血液凝固物质。目前关于此类局部止血药物的研究尚无定论，后期需要更多的研究来进一步证实局部应用止血药物是否可以减少患者失血量及输血率。

3. 控制性降压　控制性降压是指利用药物和（或）麻醉技术使动脉血压降低至 50~65 mmHg，或将动脉收缩压控制在其基础值 30% 以内，以利于手术操作、减少手术出血及改善血流动力学的方法。已有研究证实，控制性降压不会降低脑血流和脑氧代谢，且不会导致心脏、肾脏等重要脏器的缺血缺氧性损害。控制性降压的主要优势在于减少术野的渗血，提供清晰的术野，减少止血带的应用，降低失血量和输血率，以促进术后康复。其禁忌证包括：①严重心脑血管疾病、未控制的高血压、糖尿病晚期、肾功能不全等器质性疾病。②存在氧供耗失衡情况如肺通气和换气障碍等。③有栓塞或血栓病史等。

控制性降压均应在全身麻醉下进行，实施要点在于可控性和个体化，即降压范围、降压时间和恢复前血压水平可控。主要在手术渗血最多或手术关键步骤时进行降压，降压时间通常不应超过 30 分钟。主要方法是应用全身麻醉药，同时兼

顾麻醉和降压两方面。短效阿片类药物瑞芬太尼联用异丙酚、吸入麻醉药如地氟醚、七氟醚等，易于给药，起效迅速，停止给药或降低药物浓度时降压作用可快速消失，无毒性代谢产物且可快速代谢，是控制性降压较理想的用药方案。此外，还可单独或联合应用短效钙通道阻滞剂，β-肾上腺素受体阻滞剂，或硝普钠、硝酸甘油等药物实现控制性降压。

4. 术中自体血液回输　自体血液回输在临床上已广泛应用于预期失血量较多的手术，可回收术野的血液经滤过、洗涤和浓缩等步骤后回输给患者。适应证包括：①预期出血量 > 400 mL 或 > 10% 血容量。②患者低 Hb 或有高出血风险。③患者体内存在多种抗体或为稀有血型。④患者拒绝接受同种异体输血等。已有多项随机对照临床研究和 meta 分析证实，自体血液回输可有效降低成人骨科手术对同种异体输血的需求，且对患者的临床指标无不良影响，可广泛应用于关节置换术合并严重畸形、同期双髋、双膝置换术或翻修术等预期出血量较多的手术。

禁忌证包括：①回收的血液中含有促凝剂、碘伏、抗生素等的冲洗液，含有亚甲蓝等难以洗出的物质。②回收的血液被细菌、粪便、羊水或毒液等污染。③恶性肿瘤患者。④回收的血液严重溶血。⑤血液系统疾病，如镰状红细胞性贫血、珠蛋白生成障碍性贫血等。⑥其他原因，包括一氧化碳中毒、血中儿茶酚胺含量过高（嗜铬细胞瘤）等。

5. 电凝止血　（双极电凝与氩激光电凝）与单极电凝不同，双极电凝采用双极射频释放。其优点在于使用过程中允许不断地使用生理盐水进行冲洗，而保持电刀头温度不高，促使血管皱缩，并减少周围组织损伤。氩激光电凝的作用方式是通过离子化的氩气将辐射热量传递给组织，造成组织的凝固。氩气使用时可以将血液从组织上吹离，以改善周围组织的可视性并减少焦痂深度，以减少周围组织创伤。双极电凝与氩激光在多种手术中已提供了较为可靠的止血效果。但是，在关节置换术中的应用尚缺乏证据支持。

（四）术后血液管理

手术创伤造成的显性失血和（或）隐性失血，易造成手术患者出现术后贫血或加重贫血或低血容量性休克。根据国家卫生和计划生育委员会行业科研专项"关节置换术安全性与效果评价"数据库的资料显示：THA 术后贫血率，男性达 86.2%，女性达 89.8%；TKA 术后贫血率，男性达 82.5%，女性达 84.3%；股骨头置换术后贫血率，男性达 88.6%，女性达 78.6%。术后贫血率比术前增加 1 倍，术后血液管理更为重要。

1. 术后减少出血措施　对于术后减少出血，应密切观察伤口有无渗血、引流管出血量或注意全身其他部位出血；使用药物预防消化道应激性溃疡出血，减少医源性红细胞丢失，增加组织氧供，减少组织氧耗。同时肢体切口部位适当加压包扎、冰敷，减少出血。

2. 营养支持、补充铁剂和 rHuEPO　对于术后贫血患者，应该持续进行营养支持，膳食结构以高蛋白（鸡蛋、肉类）、高维生素饮食（水果、蔬菜）为主，必要时请营养科配置营养要素饮食；同时对于食欲欠佳患者给予促胃肠动力药。

术后贫血患者继续使用 EPO 治疗可有效改善贫血。建议术后 Hb < 95 g/L 患者于术后第 1 天开始应用 EPO 1 万 U/d，连用 5~7 天，皮下注射或静脉注射，同时联合铁剂。术前诊断为 IDA 而术后仍有贫血应序贯治疗者，可选择铁剂静脉滴注，根据公式计算所需补铁量，铁剂 100~200 mg/d 静脉滴注，直至补足铁量，同时联合 EPO 皮下注射；术后急性失血造成贫血者，住院期间以铁剂 100~200 mg/d 静脉滴注；术后贫血经治疗 Hb 达 100 g/L 以上者，可出院后继续口服铁剂治疗或联合 EPO 皮下注射。

3. 贫血耐受性管理　贫血耐受性管理主要指通过术前评估心肺功能，术中根据目标导向性输液或限制性输液治疗优化心输出量，术后加强供氧和充分镇痛以减少氧耗，应用药物改善贫血、提高体能等使患者更好地耐受贫血。患者术后全身情况好，饮食佳，血压、氧饱和度、心率、心电图、尿量均正常，肢体末梢循环可，说明器官灌注和氧合充分，多数患者 Hb 水平在 70~80 g/L 可较好地耐受贫血，但同时需积极纠正贫血，以降低输血率。

4.异体输血　异体输血是我国目前治疗骨科手术围手术期贫血的主要手段，其优点是可以迅速提升 Hb 水平，适用于急救患者和采用其他方式治疗无效的贫血患者。但异体输血存在病毒感染、免疫过敏反应、急性溶血反应、输血相关急性肺损伤等风险，同时我国还面临着血液资源紧张的现实问题。因此，越来越多国家的骨科手术围手术期血液管理策略建议采用限制性输血策略，严格输血指征。对

31 项随机对照研究结果进行系统评价提示，限制性输血策略（Hb 水平在 70~90 g/L）较非限制性输血策略可降低输血率 39%~43%，且不会增加术后 30 天内的死亡率、并发症发生率和再入院率，也不会影响患者术后康复。因此，临床实践中建议采用 2000 年我国卫生部颁发的《临床输血技术规范》中的规定：Hb > 100 g/L 一般不必输血；Hb < 70 g/L 需要输血；Hb 为 70~100 g/L 应根据患者的年龄、贫血程度、心肺功能情况、有无代谢率增高而定。

（四川大学华西医院·周宗科 / 谢锦伟）

参·考·文·献

[1] Ma J, Huang Z Y, Shen B, et al. Blood Management of Staged Bilateral Total Knee Arthroplasty in a Single Hospitalization Period[J]. Journal of Orthopaedic Surgery and Research, 2014, 9(1):116.

[2] Kurtz S, Ong K, Lau E, et al. Projections of Primary and Revision Hip and Knee Arthroplasty in The United States from 2005 to 2030[J]. Journal of Bone & Joint Surgery, American Volume, 2007, 89(4):780–785.

[3] Rosencher N, Kerkkamp H E, Macheras G, et al. Orthopedic Surgery Transfusion Hemoglobin European Overview (OSTHEO) study: Blood Management in Elective Knee and Hip Arthroplasty in Europe[J]. Transfusion, 2003, 43(4):459–469.

[4] Spahn D R. Anemia and Patient Blood Management in Hip and Knee Surgery: A Systematic Review of The Literature[J]. Anesthesiology, 2010, 113(2):482–495.

[5] Milman N. Anemia— Still A Major Health Problem in Many Parts of The World![J]. Annals of Hematology, 2011, 90(4):369–377.

[6] Hart A, Khalil J A, Carli A, et al. Blood Transfusion in Primary Total Hip and Knee Arthroplasty. Incidence, Risk Factors, and Thirty–day Complication rates[J]. J Bone Joint Surg(Am), 2014, 96(23):1945–1951.

[7] Ahmed I, Chan J K, Jenkins P, et al. Estimating The Transfusion Risk Following Total Knee Arthroplasty[J]. Orthopedics, 2012, 35(10):e1465–e1471.

[8] Cuenca J, García–Erce J A, Martínez F, et al. Preoperative Haematinics and Transfusion Protocol Reduce The Need for Transfusion After Total Knee Replacement[J]. Int J Surg, 2007, 5(2):89–94.

[9] Alsaleh K, Alotaibi G S, Almodaimegh H S, et al. The Use of Preoperative Erythropoiesis–Stimulating Agents (ESAs) in Patients Who Underwent Knee or Hip Arthroplasty: A Meta-analysis of Randomized Clinical Trials[J]. The Journal of Arthroplasty, 2013, 28(9):1463–1472.

[10] 周宗科，翁习生，向兵，等.中国髋、膝关节置换术加速康复——围术期贫血诊治专家共识[J].中华骨与关节外科杂志，2016, 9(1):10–15.

[11] Huang Z, Ma J, Zhu Y, et al. Timing of Tourniquet Release in Total Knee Arthroplasty[J]. Orthopedics, 2015, 38(7):445–451.

[12] Yue c, Kang p, Yang P, et al. Topical Application of Tranexamic Acid in Primary Total Hip Arthroplasty: A Randomized Double-blind Controlled Trial[J]. J Arthroplasty, 2014, 29(12):2452–2456.

[13] Wang C, Kang P, Ma J, et al. Single–dose Tranexamic Acid for Reducing Bleeding and Transfusions in Total Hip Arthroplasty: A Double–blind, Randomized Controlled Trial of Different Doses[J]. Thromb Res, 2016, 141:119–123.

[14] Yue C, Pei F, Yang P, et al. Effect of Topical Tranexamic Acid in Reducing Bleeding and Transfusions in TKA[J]. Orthopedics, 2015, 38(5):315–324.

[15] Xie J, Ma J, Yue C, et al. Combined Use of Intravenous and Topical Tranexamic Acid Following Cementless Total Hip Arthroplasty: A Randomised Clinical Trial[J]. HIP International, 2016, 26(1):36–42.

[16] Huang Z, Ma J, Shen B, et al. Combination of Intravenous and Topical Application of Tranexamic Acid in Primary Total Knee Arthroplasty: A Prospective Randomized Controlled Trial[J]. The Journal of Arthroplasty, 2014, 29(12):2342–2346.

[17] Xie J, Ma J, Yao H, et al. Multiple Boluses of Intravenous Tranexamic Acid to Reduce Hidden Blood Loss After Primary Total Knee Arthroplasty Without Tourniquet:A Randomized Clinical Trial[J]. The Journal of Arthroplasty, 2016, 31(11):2458–2464.

[18] Xie J, Ma J, Kang P, et al. Does Tranexamic Acid Alter The Risk of Thromboembolism Following Primary Total Knee Arthroplasty with Sequential Earlier Anticoagulation? A Large, Single Center, Prospective Cohort Study of Consecutive Cases[J]. Thrombosis Research, 2015, 136(2):234–238.

[19] 岳辰，周宗科，裴福兴，等.中国髋、膝关节置换围术期抗纤溶药序贯抗凝血药应用方案的专家共识[J].中华骨与关节外科杂志，2015, 8(4):281–285.

[20] Huang Z, Ma J, Shen B, et al. Use of A Bipolar Blood–Sealing System During Total Joint Arthroplasty[J]. Orthopedics, 2015, 38(12):757–763.

[21] Xie J, Feng X, Ma J, et al. Is Postoperative Cell Salvage Necessary in Total Hip or Knee Replacement? A Meta-Analysis of Randomized Controlled Trials[J]. International Journal of Surgery, 2015, 21:135-144.

[22] Xie J, Xu B, Kang P, et al. The Efficacy and Safety of Postoperative Retransfusion Drain Following Total Hip Arthroplasty: A Meta-analysis[J]. Zhonghua Wai Ke Za Zhi, 2016, 54(2):108-113.

[23] 康鹏德, 翁习生, 刘震宇, 等. 中国髋、膝关节置换术加速康复——合并心血管疾病患者围术期血栓管理专家共识[J]. 中华骨与关节外科杂志, 2016, 9(3):1-4.

[24] 周宗科, 翁习生, 孙天胜, 等. 中国骨科手术加速康复——围术期血液管理专家共识[J]. 中华骨与关节外科杂志, 2017, 10(1):1-7.

[25] 中华医学会骨科学分会. 中国骨科大手术静脉血栓栓塞症预防指南[J]. 中华骨科杂志, 2016, 36(2):65-71.

[26] Carson J L, Stanworth S J, Roubinian N, et al. Transfusion thresholds and other strategies for guiding allogeneic red blood cell transfusion[J]. Cochrane Database Syst Rev, 2016, 10:CD002042.

第十八章

围手术期饮食和营养管理

一、加速康复关节外科围手术期饮食 与营养管理概述

在人工关节置换的围手术期管理中，饮食和营养管理是加速康复综合措施中的重要一环，与麻醉管理、镇痛管理、血液管理、DVT 管理、睡眠管理、感染预防管理、体液管理、康复管理等同样重要，环环相扣，缺一不可。其中，与麻醉管理、体液管理、血液管理的关系尤其密切，与镇痛管理、睡眠管理、康复管理亦有很大关联，良好优化的饮食与营养管理可以降低感染发生率，减轻关节置换术后康复训练的负荷，促进更好、更快、更容易的功能恢复，有助于缩短住院时间、改善患者体验、提高患者满意度。相反，忽视营养不良问题可以导致许多方面的不良临床结果，如假体周围感染、住院时间延长、总费用增加、再入院率增加等。

关节置换患者的营养管理应该涵盖两个方向的内容：其一是发现并且提前干预术前即存在营养不良的患者，以减少营养不良相关并发症的发生率；其二是通过改变传统的超长时间禁饮禁食管理策略，在手术当天提供充足的膳食供应，使患者免于饥饿状态与负氮平衡，促成患者更优更快地"加速康复"。

宏观而言，所有其他管理模块的负面因素都会影响到患者的体能、食欲和进食能力，而摄入不足又会反过来影响整体康复进程，这种负反馈的强

化因素越多，患者恢复就越慢。此类负面因素涉及的方面非常之多，比方说，不良手术操作增加局部创伤程度、吸入性麻醉药增加恶心呕吐反应（postoperative nausea and vomiting，PONV）、术中高血压增加出血与失血、输液过多所致容量扩张与血液稀释、镇痛不足或镇痛药物副作用、导尿管与引流管所致不适与不良心理预期、睡眠欠佳或焦虑状态所致精神萎靡、超长时间禁饮禁食所致饥饿状态等。这些负面因素在传统的管理模式中普遍存在，而且通常是作为"临床常规"而不得违反的，但是这些处理方式一般来说却缺乏相应的循证医学证据证明其合理性。

相反，加速康复管理模式中所倡导的许多措施是建立在大量的循证医学证据基础上的，自丹麦 Hvidovre University Hospital 胃肠外科的 Henrik Kehlet 医师 1997 年发表文章提出这一概念以来，该模式深刻地影响与改变了世界各国的外科与麻醉管理体系，也是近 20 年来最伟大的医学革新之一。

人工关节置换手术是一个胃肠道外的手术，相比胃肠道手术有天然的优势可以更好地做好围手术期的营养与饮食管理。虽然关节外科医师对于营养与代谢的关注和理解远不及普外科医师，但是关节外科患者相比普外科患者的营养问题要简单得多，大多数择期手术的患者都有较好的营养基础，"少数"稍差的患者也有充足的时间进行术前营养强化。问题在于，所谓的"少数"只是关节外科医师对该问题忽视之后的错觉，真相是术前营养不良在

关节外科患者中占比可高达 27%。而且，有时在限期手术的患者中也会面临较为棘手的情况，比如高龄与超高龄的股骨颈骨折、类风湿性关节炎等免疫低下状态、严重畸形的强直性脊柱炎、合并较多和（或）较重内科疾病等，此时，饮食与营养管理方面的手段就显得更重要了。另外，今天的关节外科手术患者中已经不可避免地包含了许多存在营养风险的患者，对此类患者进行合理正确的营养管理，是手术安全成功、降低并发症发生率、促成患者更快、更优康复的重要保证。

无论如何，今天的关节外科医师已经远远不能够仅仅是一个"外科"医师了，基于加速康复理念的知识与措施已经或者正在成为我们取得更好临床效果的有力保障，围手术期的综合管理能力越来越成为关节外科团队的基本素养。

二、围手术期营养与代谢的基本病理生理

正常情况下，来自饮食摄入的糖、脂肪与蛋白质以及其他营养素，通常能够满足普通新陈代谢的能量需求，以及储备库的部分更新。人体的能量储备散布在各个功能器官之中，其中肝脏与骨骼肌是最重要的能量物质储备部位，能量储备是人体各器官功能正常发挥的重要前提和保障，按时合理的饮食则是正常能量代谢的基础。人体在静息状态下维持正常生理功能和内环境稳定等活动亦需消耗能量，称为基础能量消耗（或称静息能量消耗），约占人体日常能量消耗的 60%~70%。可见，患者在整个围手术期中，即使卧床不动，仍需要消耗大量能量。

在围手术期中，患者机体因麻醉反应与手术创伤诱发全身应激反应，其严重程度与组织损伤的严重程度相一致，也与机体的基础状况相关，这种反应是机体的自我保护机制，亦被认为是生命系统的固有生存机制之一。应激（stress）是指机体在受到各种强烈因素（即应激原）刺激时所出现的，以交感神经兴奋和下丘脑－垂体－肾上腺皮质分泌增

多为主的一系列神经内分泌反应以及由此而引起的各种功能和代谢的改变。手术创伤本身以及炎症反应产生的大量细胞因子都会刺激该系统，促使肾上腺素、皮质激素、醛固酮、抗利尿激素、胰高血糖素、生长激素等许多激素的分泌增加，以此维持血容量、增加肺通气量与心输出量，满足氧耗增加需求。因此，应激反应一旦开始，就必然伴有代谢水平的猛然提高，其特征为静息能量消耗增高、高血糖以及蛋白质分解增强。

应激是一种全身性的适应性反应，既可以对人体有利，也可以对人体有害。如果应激原不过分强烈，作用时间不过分持久，那么所引起的应激反应将有利于动员机体身心，帮助机体更有效地去适应代偿和更好防御，这种对机体有利的应激，被称为良性应激（benign stress）。如果应激原的作用过于强烈且持久，则应激反应亦会相应增强与持久，进入伤敌自伤的阶段，直至出现应激性溃疡等应激性病理变化，此类对机体有损害的应激，被称为劣性应激（malignant stress）。因此，在保证手术质量的同时，微创化手术操作、缩短手术时间是所有外科医师永恒追求的目标之一。

任何躯体的或情绪的刺激，只要达到一定的强度，都可以成为应激原（stressor）。在整个围手术期中，焦虑、失眠、病房与手术室的情景诱导、麻醉、手术创伤、失血、饥饿、体液稀释、术后疼痛等几乎所有的环节，都是应激原，所有这些因素的叠加，产生了远远超过其数学总和的应激反应。加速康复需要优化和控制的是整个系统，而不是某一单个因素，饮食与营养管理是其中的重要一环。

但是，在传统的围手术期管理模式中，却需要超长时间的禁饮禁食，通常在手术前晚 10 时开始禁饮禁食，术后麻醉清醒回到病房后继续禁饮禁食 6~8 小时，加上手术室的时间，即便是当天第一台手术的患者，总的禁饮禁食时间一般也会长达 18~20 小时，手术排程在下午、傍晚甚至晚上的患者，其禁饮禁食总时间甚至会超过 30~40 小时，因为绝大部分术后被限时到半夜的患者并不会真的在半夜进食，也有太多的患者已经被饿

得不能进食。

围手术期应激反应时，手术区域炎症反应与伤口愈合既需要消耗也需要合成大量蛋白质，局部区域的正氮平衡需要机体其他部位的蛋白质与能量动员来确保，从而诱发全身器官与肌肉的能量储备物质的分解代谢。超长时间的禁食会导致能量物质储备库存的超限消耗，如果得不到及时的摄入补充，机体将会进一步提升应激反应水平，直至进入劣性应激阶段。此时，肝脏与肌肉内的糖原储备已经耗尽，基础能量消耗开始依赖糖异生作用，即通过分解肝脏与肌肉内的功能蛋白质来提供基础代谢所需能量。此时，对于非手术区域器官而言，一方面需要增加输出功率以应对更高级别的应激反应，另一方面却需要分解自身功能蛋白质以供应手术区域，处于非常不利的负循环中。如果这种负循环持续过久且得不到有效阻断，就有可能会导致多器官功能衰竭，这是许多外科患者最终死亡的重要路径，典型的例子是严重多发伤患者，以及术前营养不良但又必须手术者，还有一些患者是其某些器官原来就存在一定程度的功能衰竭。

因此，围手术期饮食与营养管理的核心内涵就是通过术前、术中、术后的优化供应，保证全身与手术局部的蛋白质与能量供应，避免患者在手术日进入饥饿状态，将代谢动员控制在能源储备物质原来的新陈代谢水平上，将应激水平控制在良性应激的范围内，避免周围器官超限消耗储备物质、分解功能蛋白，从而确保器官功能正常发挥，降低整体动员与应激反应的水平，避免出现劣性应激，从而促进机体加速康复。

三、术前营养风险筛查与营养评估

在传统观念中，人工关节置换手术大多数是择期手术，普通患者一般不存在营养问题，这也是术前营养评估在关节外科不受重视的很大原因。但是，恰恰相反的是，Greene 等早在 1991 年即已报道大约 27% 的全髋、全膝置换患者存在术前营养不良，而

且淋巴细胞计数 < 1 500/mm^3 时，存在 5 倍的伤口不良事件风险，白蛋白 < 35 g/L 时则有 7 倍相关风险。现状并无明显好转，文献报道的髋、膝关节置换患者术前营养不良发生率依然在 8.5%~50%。

营养不良（malnutrition）是指能量、蛋白质和（或）其他营养素缺乏、过剩或者失衡的营养状况，可对机体功能和临床结果产生可以观察到的不良反应。由该定义可见其含义相当广泛，营养不良不仅仅指蛋白质－能量的营养不良，而且也包括了其他营养素如维生素或微量元素的失衡。外科患者的营养不良多数是营养低下（undernutrition），也有营养过剩（overnutrition）的情况，即超重和肥胖，但在传统定义中，营养不良通常仅指营养低下。关节置换患者存在营养低下时，对患者的精神与机体功能都会有明显的负面影响，大大增加手术部位感染等术后并发症的发生率、增加非计划 ICU 入住、滞后康复进程、延缓出院时间，最终增加医疗资源消耗与总体费用，对高龄患者还会增加其死亡率。营养过剩就是营养素摄入量超过需要量而在体内蓄积，导致肥胖（BMI > 30）或其他不良后果，肥胖症又会引起代谢综合征和许多其他并发症，肥胖本身还会增加手术显露的困难，这些都会对临床结果造成不良影响。

因此，对关节置换患者的营养问题确实不应忽视，这是改善患者感受、减少并发症、加速术后康复的重要路径。忽视营养问题所致的术后严重并发症，在现今是不可接受的。

另外，随着人口的老龄化、学科的发展、技术的进步与传播，人工关节置换的手术指征已经有了极大扩展，许多原来难以手术的患者现在都已能够手术，而这些高难病例伴随营养与代谢问题的概率显然要远高于普通患者。因此建议在以下这些关节外科病例中，必须要更加重视营养风险筛查（nutrition risk screening）与营养评估（nutrition assessment）：高龄与超高龄股骨颈骨折、自身免疫性关节炎、血友病、心脏或肾脏移植术后、血透患者、血液系统恶性肿瘤治疗后稳定期、艾滋病、合并多种内科疾病，以及其他影响患

者营养状况的情形，以便及早发现存在营养风险（nutrition risk）的患者，尽早对其进行合理的营养干预，改善临床结果。

营养风险的概念由欧洲肠外肠内营养学会（European Society for Parenteral and Enteral Nutrition，ESPEN）于 2002 年提出，是指"现存或者潜在的与营养因素相关的导致患者出现不利临床结果的风险"，可见该概念并不指"发生营养不良的风险"，而是指发生临床不良结果的相关风险。临床结果可以指生存率、死亡率、住院时间、住院费用、并发症发生率、患者满意度、功能状况、生活质量等相关指标。

营养筛查（nutrition screening）被美国肠外肠内营养学会（American Society for Parenteral and Enteral Nutrition，ASPEN）定义为"判断个体是否已有营养不良或有营养不良的风险，以决定是否需要进行详细的营养评估"。

营养评估的 ASPEN 定义是指通过评价患者的病史、营养史、用药史、体格检查、人体组成测量以及化验数据等手段来综合诊断其营养问题。我国吴国豪教授的表述为"通过临床病史采集与体格检查、人体测量检查、生化检查、人体组成测定，以及各种综合营养评价的工具，采用主观或客观的指标与手段，判定机体营养状况，确定是否存在营养不良，以及其类型和程度，估计营养不良所致的危险性，并监测营养支持的疗效"。可见，营养评估并不是单次，而是需要根据临床情况与营养干预情况多次进行。营养评估的目的是要发现营养不良与潜在营养不良的患者，从而提前干预，减少相关不良后果。但是，对那些并无营养风险的患者，如果盲目听从家属要求，在手术后不必要地输注白蛋白、脂肪乳剂、氨基酸等，过度增加患者的蛋白质与脂肪负荷，反而会增加高血脂或者肝功能异常等不良反应的风险。

营养评估是临床营养支持的基本问题，但是，营养评估涉及的内容极其繁杂，各种方法与手段均有一定的局限性，相互参照可以提供更加全面

的判断，但也限制了其准确性。临床病史的许多方面都与营养评估有关，包括体重变化、进食情况、膳食习惯、既往合并疾病与用药、精神疾病史等。人体测量检查项目中患者的身高、体重、BMI、肌肉、小腿围、臂围、三头肌处皮褶厚度、毛发、皮肤色泽等均可反映其营养状况，但这些指标通常只能反映慢性营养变化情况，不能反映亚急性与急性变化。化验指标中与营养相关的项目包括各类血浆蛋白，如白蛋白、前白蛋白、转铁蛋白、视黄醇结合蛋白、胆固醇、淋巴细胞计数、血红蛋白等。人体组成测定的方法包括生物电阻抗法等。关节外科文献中最常用的营养不良简单标准是采用血清学指标，将白蛋白 < 35 g/L、淋巴细胞计数 < 1 500 个 /mm³、转铁蛋白 < 200 mg/dL 作为营养不良的标准。

文献发表的综合营养评价相关工具多达 70 余种各类量表，但由于人体以及不同疾病状态的复杂性，导致营养评估的困难，这些工具都存在一定的局限性。优秀的营养评估工具既不能太简单，不足以充分反映患者情况，也不能太复杂，影响其可操作性，而且还必须具备良好的可靠性与稳定性，以及较小的观察者间差异，以利于随机对照研究的开展，获得充分的循证医学证据。目前外科临床最常用的营养评估量表为 NRS2002（Nutritional Risk Screening 2002，表 18-1），该量表曾通过 128 项随机对照研究来验证其预测效度，因此被国际营养学界广为接受，作为对住院患者营养风险筛查的首选工具。该工具亦曾被中华医学会肠外肠内营养学分会在我国进行了多项住院患者营养风险筛查，认为其能够应用于大多数中国住院患者。中华医学会肠外肠内营养学会以及 ASPEN 和 ESPEN 均推荐营养不良通用筛查工具（malnutrition universal screening tools，MUST）用于门诊与社区中的营养不良筛查。MUST 比较简便、快捷，无须特殊临床检测指标。另一个适用于老年人的较常用量表是微型营养评定（mini nutritional assessment，MNA），该工具共包括 18 项内容，且有很高的准确性，是老年人首选的营养评价工具。

表 18-1　NRS 2002 营养风险筛查评分

1. 营养受损状况评分:
　无 (0): 正常营养状态
　评 1 分: 近 3 个月体重下降 > 5%, 或近 1 周内进食减少 1/4~1/2
　评 2 分: 近 2 个月体重下降 > 5%, 或近 1 周内进食减少 1/2~3/4, 或 BMI < 20.5 及一般情况差
　评 3 分: 近 1 个月体重下降 > 5%, 或近 1 周内进食量减少 3/4 以上, 或 BMI < 18.5 及一般情况差

2. 疾病严重程度 (营养需要量增加) 评分:
　无 (0): 正常营养需要量
　评 1 分: □一般恶性肿瘤　　　　　　□髋部骨折
　　　　　□长期血液透析　　　　　　□糖尿病
　　　　　□慢性疾病 (如肝硬化、COPD)
　评 2 分: □血液恶性肿瘤　　　　　　□重度肺炎
　　　　　□腹部大手术　　　　　　　□卒中
　评 3 分: □颅脑损伤　　　　　　　　□骨髓移植
　　　　　□重症监护患者 (APACHE > 10 分)

3. 年龄评分
　0 分: 年龄 < 70 岁　　　　评 1 分: 年龄 > 70 岁

评分结果与营养风险的关系:

(1) 总评分 ≥ 3 分 (或胸水、腹水、水肿且血清白蛋白 < 35 g/L 者): 表明患者有营养不良或有营养风险, 即应该使用营养支持。

(2) 总评分 < 3 分: 每周复查营养评定。以后复查的结果如果 ≥ 3 分, 即进入营养支持程序。

(3) 如果患者计划进行腹部大手术, 就在首次评定时按照新的分值 (2 分) 评分, 并最终按新总评分决定是否需要营养支持 (≥ 3 分)。

四、围手术期营养支持

营养支持是围手术期管理程序的重要组成部分。手术创伤应激、传统的围手术期饮食管理模式所致手术前后长时间禁食、过多补液所致虚弱感、麻醉药物反应、术后恶心呕吐 (PONV) 等诸多因素均可造成围手术期较长时间无法正常进食, 影响营养物质摄入, 引起机体分解代谢增加, 自身组织消耗, 从而降低其营养水平, 增加并发症风险。食物摄入不足是外科住院患者营养不良的最常见原因。相反, 大量的循证医学证据表明, 围手术期合理的营养支持有助于降低患者分解代谢的水平, 减少器官功能蛋白消耗, 促成早期功能活动, 加快康复速度, 降低不良临床结果的发生率。Daniel D. Bohl 等分析了美国外科医师学院手术质量促进程序 (American College of Surgeons National Surgical Quality Improvement Program, ACS-NSQIP) 数据库中的 49 603 例初次全髋与全膝置换手术患者, 其中 1 964 例 (4.0%) 为术前低白蛋白血症患者 (Alb < 35 g/L), 相比术前正常的患者, 其术后 30 天内的切口感染、肺炎、住院时间延长与再入院率均高于对照组。这些作者还从该数据库中分析了 4 517 例髋膝翻修的患者, 发现因感染而翻修者的术前低蛋白血症发生率较高 (42.8% *vs.*11.8%, *P* < 0.001), 而在非感染性翻修者中, 术前低蛋白血症者的术后早期感染发生率较高 (4.5% *vs.* 2.1%, *P*=0.005)。

患者的营养状况从健康到重度营养不良存在许多灰阶, 需要根据营养筛查与评估的结果制订相应的营养支持计划, 综合运用膳食调整、口服营养补充 (oral nutritional supplements, ONS)、管饲和 (或) 胃肠外补充 (静脉) 等多种方式, 纠正、改善、增强患者的营养状况, 帮助患者更好应对手术应激, 减少营养相关并发症发生率。

依据手术的紧迫性, 可以将关节外科患者分成

择期与限期两大类。当关节炎、骨坏死等择期手术的患者存在营养风险时，立即手术并非最佳选择，而应该推迟手术时间，采用膳食调整和（或）ONS的方式进行胃肠道内的营养支持，直至相关营养指标符合手术要求后，方可安排手术。但如果是股骨颈骨折、假体周围骨折等限期手术的情况，或者其他需要快速改善患者的营养状况时，则可以采用以静脉补充为主，其他途径为辅的方式，快速提高血浆清蛋白水平，同时在整个围手术期与术后康复过程中加强营养干预，定期反复评估，直到营养指标得到明显改善。

对于经筛查评估为无营养风险的"健康"患者，传统管理理念不再关心患者的营养问题，通常只是"静待"手术，这种方式在加速康复的管理模式中已被颠覆。围手术期的应激与代谢水平的提升，需要消耗大量的能量与蛋白质，术前营养正常的患者，也可能会因消耗的增加与临时性的摄入不足而进入短期的营养不良状态，从而增加并发症风险，影响早期活动与康复进程。对于此类患者的处理策略相当简单，通常只需要在入院前1~2周或者入院后增加动物蛋白的摄入比例，为手术所需的应激与愈合反应提供充足储备。膳食调整时，主要是补充高蛋白高热量的食物，但对糖尿病患者则应提供高蛋白低热量的膳食，以保持血糖的平稳控制。

对于存在营养风险的择期关节外科患者，更应该在等待手术期间进行合理充足的营养支持，通常可以结合采用膳食调整与口服营养补充（ONS）两种方法。由于关节外科手术是胃肠道外的手术，绝大多数患者的代谢与吸收都是正常的，营养风险多数来自不良膳食结构与习惯，膳食调整可以有效纠正其营养情况。轻微营养不良者由外科医师指导即可，对于情况较为严重的患者，更加可靠的方法是由专业的营养师会诊后予以膳食处方。对于合并胃肠道疾病或者代谢性疾病的患者，单纯膳食调整不足以较快纠正其营养不良状态时，ONS是有效的补充手段。ONS是指以增加口服营养摄入为目的，将能够提供多种宏量与微量营养素的营养液体、半固体或粉剂的制剂加入饮品和食物中经口服用。ONS的实质是强化配方的肠内营养，加强了食物中各类营养素的含量，并使其易于消化吸收。ONS既可以提供均衡的蛋白质、碳水化合物、脂肪、矿物质与维生素的配比，做成均衡膳食，亦可以根据不同病种人群的特定需求强化其中的某一种组分。ONS是营养不良的有效解决方案，是围手术期营养支持的重要方式，其适用人群十分广泛，所有存在营养风险但尚能经口进食的患者，在整个围手术期都适用ONS，直至其度过围手术期或摆脱营养不良风险。ONS同样适用于社区内有指征的人群，有需求的住院患者在出院后亦可以继续服用。

术前筛查存在营养风险的限期关节外科患者，可以综合运用膳食调整、ONS、管饲与静脉营养的方法快速纠正其营养不良状态。因进食困难而致重度营养不良的患者往往存在关节外科的手术禁忌证，此类患者临床并不常见，因此关节外科医师对于管饲与静脉营养比较陌生，确实必要时可以请相关科室会诊协助。在高龄与超高龄的股骨颈骨折患者中，更常见的是低白蛋白血症，可以在术前采用直接静脉输注白蛋白的方式，快速提高血清白蛋白水平至3.5 g/L以上，输注时需要注意蛋白质大分子的扩容作用，加用利尿药，保护心肾功能。需要注意的是，此类患者存在术后食欲低下的风险，当患者2~3天不愿进食时，即应提高警惕，尽早请营养科会诊，予以管饲或者静脉营养。

关节外科患者围手术期的"营养评定－干预－再评定"是需要反复进行的，干预的方法与途径需视患者情况灵活运用，其目标与效果可以从以下几个方面来进行判断：①预防或改善精神与躯体的功能受损。②减少疾病与治疗所致并发症的数量与严重程度。③加速疾病恢复，缩短康复时间。④减少医疗资源消耗，如降低住院时间与用药。

五、手术日饮食管理方案

关节置换手术是胃肠道外手术，经口营养供

应是最佳途径，因此，围手术期饮食与营养管理的核心措施是合理多吃且吃好，在手术当日，则需要根据手术安排的具体时间点，合理安排进食固态与液态食物的时间点，避免患者在手术日进入饥饿状态，减少胰岛素抵抗反应。已有大量的循证医学证据表明，传统的长时间禁饮禁食的管理模式应该被摒弃。

手术过程中，为防止恶心呕吐时胃内容物呛入气道导致患者窒息死亡，要求必须在胃排空状态下进行手术，当然，局麻小手术不在此列。但是，传统的隔夜禁食模式却缺乏明确的循证医学证据，相反，在广泛循证证据的基础上，对于不存在胃肠道动力异常的择期手术患者，美国麻醉医师协会（American Society of Anesthesiologists，ASA）早在1999年即已开始提倡术前2小时禁清饮料（clear liquid）、术前6小时禁牛奶与易消化的固体食物，术前8小时禁煎、炸食物与肉类，其中，清饮料的定义包括但不限于清水、无颗粒的果汁、碳酸盐饮料、清茶、清咖啡等。近20年来，ASA分别于2011年和2017年发布了该指南的更新版本，但其基本原则始终如一，更新的只是更多的循证证据与部分细节。

对于习惯于传统禁食模式的麻醉科与外科医师而言，有必要复习一下胃排空的病理生理机制。食物由胃排入十二指肠的过程称为胃排空（gastric emptying）。胃排空的动力来自幽门两侧的压力差，胃运动产生的胃内压增高是胃排空的原始动力，影响胃排空的促进因素包括胃内食物的种类与容量、胃泌素，抑制因素包括肠胃反射、肠抑胃素、胰液素、抑胃肽、胆囊收缩素等。进食时，食物刺激胃壁扩张，通过壁内神经反射或迷走-迷走神经反射，引起胃运动的加强，胃内压力升高大于十二指肠压时，胃内容物即可进入十二指肠。而进入十二指肠的胃内容物通过肠壁的各种感受器，反射性引起胃运动减弱，排空减慢，对胃的运动和排空起抑制作用。当进入十二指肠的盐酸被中和，消化的食物被吸收，对胃的抑制作用便逐渐消失，胃的运动又逐渐增强，直至另一部分胃内容物被排到十二指肠，

所以胃的排空是间断进行的。

胃排空的速度与食物性状和化学组成有关。小颗粒食物的排空快于大块食物，流体食物快于固体食物，稀薄食物快于黏稠食物；在三种主要食物成分中，糖类排空最快，蛋白质次之，脂类最慢；等渗溶液排空快于高渗液体。排空速率当然还与食物的量有关，其时间与留在胃内作用物量的平方根成正比。一般情况下，对于混合性食物，胃完全排空的时间需3~4小时，透明液体的排空时间约为1小时。老年人的胃肠动力较弱，排空时间要慢于年轻人。而且，在正常成人，术前2小时进食200~300 mL清饮后，促进了胃蠕动与排空，手术时的胃内容物容量较禁饮4~6小时者要更少，因此更为安全。

20年来，ASA所推荐的术前禁饮禁食原则并无改变，始终推荐在手术麻醉前6小时可以进固体食物，术前2小时可以饮用透明饮料以补充体液、电解质、糖分。中国医师协会麻醉学医师分会2015年发表的《促进术后康复的麻醉管理专家共识》也明确表述：麻醉诱导前2小时进食高碳水化合物可减轻焦虑、饥饿和口渴的感觉，并且减弱术后胰岛素抵抗、减少术后氮和蛋白质损失、维持肌力，加速患者康复。因此推荐所有非糖尿病患者术前均应进食碳水化合物。术前过长时间禁食对患者不利。推荐无胃肠动力障碍患者饮清液（含碳水化合物，不超过400 mL）至术前2~3小时，仍推荐术前6小时起禁食固体食物。

在关节外科临床实际操作中，可以根据团队的工作节奏与手术速度合理安排患者术前进饮进食的时间。笔者团队对于普通的髋膝关节初次置换手术，通常的平均手术时间在60分钟左右，手术室接台工作时间亦按60分钟计算，首台手术一般可以在早晨8:30到9:00切皮，上午通常可以完成两台手术，下午完成两台手术，有多于4台以上手术时，16:00以后可能会有空余的手术室进行分台手术。我们根据这一工作节奏安排如下表的患者进饮进食时间表，供大家参考，读者可以根据自己的工作节奏，与麻醉科、护理部、膳食科协商相应的进

饮进食时间表（表18-2）。

表18-2　不同手术次序的进饮进食安排时间表

手术序数	手术时间	进食安排	清饮时间
1	8:30	手术前晚22:00后禁食	5:30
2	10:30		8:00
3	12:30	手术当天6:00前早餐	10:00
4	14:30		12:00
5	16:30	手术当天6:00前早餐	14:00
6	17:30	手术当天10:00前加餐	14:00

对于一个胃肠道外的手术来说，正常情况下患者的消化系统并未受到太多干扰，其功能状态良好，因此术后回到病房安顿好后，可以而且应该鼓励患者尽早进食，以尽快补充液体、电解质、能量、蛋白质、矿物质等宏量与微量营养素，减轻干渴、疲劳、虚弱等不适感觉，促进患者尽早活动，加快康复进程。对于麻醉科而言，患者是需要等待至麻醉清醒后才会被送回病房，亦即回到病房的患者已经麻醉清醒，其误吸致吸入性肺炎的风险已经非常小。此时，可以进行窪田饮水试验来进一步确认患者的清醒程度，该方法由窪田俊夫于1982年提出。如果患者喝下两三口一茶匙水没有问题，让患者"像平常一样"喝下30 mL温水，然后观察和记录饮水时间、有无呛咳、饮水状况等。在5秒内将水一次喝完，无呛咳属于正常；饮水时间超过5秒或分2次喝完，均无呛咳者属于可疑；分1~2次喝完，或难以全部喝完，出现呛咳者属于异常。可疑或异常者须加强监护，间隔15~30分钟后再重复窪田饮水试验，正常后即可开始进饮进食。

饮水试验是测试患者能否进食的重要步骤。进食的顺序，可以按照清水、清饮料、流质、半流质、半固体、固体的顺序进行，可以视情况跳跃该顺序，不必拘泥，但应该让患者小量分批地逐渐进行，直至其可以顺利正常进普食。为鼓励和促进患者尽早进食，可以加用合适的ONS品种，也可以由营养室提供符合患者口味的定制术后餐。当患者可以正常进食时，通常建议进清咸少油的普食，油

腻食品容易增加PONV发生率。

单侧普通初次关节置换手术的患者，在手术当日，膳食供应包括了术前2小时的电解质清饮、术后回病房后的再次清饮+流质+半固体等，以及一顿普食正餐，这样可以确保这一天中的能量、电解质、液体、蛋白质的摄入，避免机体进入分解代谢与负氮平衡。与之密切相关的，是限制性输液策略，患者在手术室内的总输液量应该控制在1 000 mL上下，过多的输液只会稀释血液、增加机体液体负荷。对机体而言，经口摄入液体的效果要远优于静脉输液。

要使患者在围手术期特别是术后能够良好进食，就必须要做好PONV的预防工作。PONV的高危因素包括许多内容，但在关节外科，主要有三个因素：年轻女性、不吸烟的男性以及晕动症病史。对于高危人群，应该采取积极的预防措施，在麻醉诱导期即给予5-HT$_3$受体抑制药、地塞米松、氟哌利多，避免使用吸入麻醉剂，改用全凭静脉麻醉策略。患者回到病房后要避免去枕平卧体位，应该将床头抬高20°~50°，适度半坡位可以减少PONV的发生率，而且发生呕吐时的误吸风险更小，半坡体位的采用与麻醉方式亦无相关性。

六、高龄与超高龄股骨颈骨折患者的围手术期营养问题

随着我国社会的日益老龄化，高龄与超高龄老年人股骨颈骨折的病例也越来越多，构成了我国关节外科手术病例相当大的比重，但其手术指征的掌握、手术方式选择、围手术期管理等方面的规范还很不完善，不同医院与不同医师的处理方法有很大差别，加上其独特的营养问题，因此很有稍加展开阐述的必要，在此向读者介绍笔者的一点心得。

高龄与超高龄股骨颈骨折患者手术指征的掌握与年龄无关，而与其活动能力有关。笔者经验，患者骨折前行走能力是手术指征的最重要评判标准，除长期卧床者与近期新发重大疾病者外，其余能下地行走的

患者在我院均无手术禁忌证。长期卧床患者自床上滚落亦可发生股骨颈骨折，此类患者自身要求极低，且多合并较重内科情况，既存在手术禁忌证，也无手术必要。有些患者在近 3 个月内发生过重大疾病，如心肌梗死、脑梗死、肺栓塞、下肢深静脉血栓形成、胃出血、恶性肿瘤等，股骨颈骨折手术会极大增加原发疾病再发或加重的风险，而且，这种情况一旦出现通常是致命的，因此存在手术禁忌证；在 3~6 个月以前发生者，为相对禁忌证；在 6 个月以前发生者，仍需慎重综合评估患者情况与手术团队能力、充分告知风险后方可手术；一年以前发生者，已相对安全。

高龄患者的行动能力是其身体状况的综合体现，除上述情况外，无论患者内科合并疾病如何，能独自室外行走者可以行全髋关节置换术，室外需陪伴或仅能室内行走者宜行半髋关节置换术。另外，亦需结合患侧髋臼软骨磨损的情况、骨折前有疼痛症状、X 线片可见骨关节炎表现、术中发现髋臼软骨的明显磨损，以及术中生物柄前倾角较小致稳定性较差等情况时，宜行全髋关节置换。手术时机应以"争分夺秒"的态度来对待，尽早手术，2011 年版的 NICE 指南认为应尽最大可能在骨折36 小时之内手术，超出这一期限后手术相关并发症风险会成倍提高。骨折创伤后，因应激反应，血糖、血压等指标会有升高，血气指标会有所下降，甚至很快出现肺炎、尿路感染、浅压疮等，这些都不应该成为延误手术的理由，恰恰相反，这些变化正是催促尽快手术的号角，骨折后的每半天都是宝贵的，每延误一夜都会增加更多的风险。我国不同医院的设施与人力配置情况千差万别，需要主诊医师因地制宜，尽最大可能减少术前等待时间。

高龄与超高龄患者的术前营养状况可以相差甚远，其中非常重要的预判因素是其骨折前的饮食情况。独居、素食以及平素胃口较差者，容易伴随营养不良情况，需要在术前明确评估后尽快改善。骨折后所致的疼痛应激、卧位、活动减少均会增加患者的痛苦体验，减少体能消耗支出，降低胃肠道的蠕动能力，增加便秘发生率，这些因素都会导致患者食欲下降，加重其营养不良的程度。MNA 是相对比较适合老年人的营养筛查工具，可以用于社区患者筛查，亦可用于住院老年患者的营养评估。由于老年患者的能源储备库存通常较少，其营养状况发生变化时会有较快速度，因此需要根据情况定期或不定期反复评估。

高龄老人的胃排空能力较差，术前清饮的时间可以适当提前。围手术期食欲不易提升，需要综合运用膳食调整、ONS、管饲、静脉营养等各种手段来强化其营养供应，很多时候需要麻醉科、监护室、营养科、康复科、护理部、内科各科室的多学科团队紧密协作，才有可能帮助患者安然度过围手术期。

（复旦大学附属中山医院·邵云潮）

参·考·文·献

[1] Blevins K, Aalirezaie A, Shohat N, et al. Malnutrition and The Development of Periprosthetic Joint Infection in Patients Undergoing Primary Elective Total Joint Arthroplasty[J]. The Journal of Arthroplasty, 2018, 33(9):2971–2975.

[2] Courtney P M, Bohl D D, Lau E C, et al. Risk Adjustment is Necessary in Medicare Bundled Payment Models for Total Hip and Knee Arthroplasty[J]. The Journal of Arthroplasty, 2018, 33(8):2368–2375.

[3] Golladay G J, Satpathy J, Jiranek W A. Patient Optimization-Strategies That Work:Malnutrition[J]. The Journal of arthroplasty, 2016, 31(8):1631–1634.

[4] Ellsworth B, Kamath A F. Malnutrition and Total Joint Arthroplasty [J]. Journal of Nature & Science, 2016, 2(3), pii:e179.

[5] Kehlet H. Multimodal Approach to Control Postoperative Pathophysiology and Rehabilitation[J]. BJA British Journal of Anaesthesia, 1997, 78(5):606–617.

[6] Greene K A, Wilde A H, Stulberg B N. Preoperative Nutritional Status of Total Joint Patients. Relationship to Postoperative Wound Complications[J]. J Arthroplasty, 1991, 6(4):321–325.

[7] 吴国豪 . 临床营养治疗理论与实践 [M]. 上海：上海科学技术出版社，2015, 1.

[8] 陈孝平，汪建平 . 外科学 [M]. 8 版 . 北京：人民卫生出版社，2013:107–113.

[9] Fu M C, McLawhorn A S, Padgett D E, et al. Hypoalbuminemia Is a Better Predictor than Obesity of Complications After Total Knee Arthroplasty: A Propensity Score–Adjusted Observational Analysis[J]. HSS J, 2017, 13(1):66–74.

[10] Boniello A J, Simon M S, Emenari C C, et al. Complications and Mortality Following Total Hip Arthroplasty in The

Octogenarians: An Analysis of a National Database[J]. J Arthroplasty, 2018, 33(7S):S167–S171.

[11] Bohl D D, Shen M R, Hannon C P, et al. Serum Albumin Predicts Survival and Postoperative Course Following Surgery for Geriatric Hip Fracture[J]. J Bone Joint Surg Am, 2017, 99(24):2110–2118.

[12] Kondrup J, Allison S P, Elia M, et al. ESPEN Guidelines for Nutrition Screening 2002[J]. Clin Nutr, 2003, 22(4):415–421.

[13] Mueller C, Compher C, Ellen D M. A. S. P. E. N. Clinical Guidelines:Nutrition Screening, Assessment, and Intervention in Adults[J]. JPEN J Parenter Enteral Nutr, 2011, 35(1):16–24.

[14] 中华医学会肠外肠内营养学分会 . 成人口服营养补充专家共识 [J]. 中华胃肠外科杂志 , 2017, 20(4):361–365.

[15] 中华医学会肠外肠内营养学分会 . 成人围手术期营养支持指南 [J]. 中华外科杂志 , 2016, 54(9):641–657.

[16] Malone A. Clinical Guidelines from The American Society for Parenteral and Enteral Nutrition: Best Practice Recommendations for Patient Care[J]. J Infus Nurs, 2014, 37(3):179–184.

[17] Bohl D D, Shen M R, Kayupov E, et al. Hypoalbuminemia Independently Predicts Surgical Site Infection, Pneumonia, Length of Stay, and Readmission After Total Joint Arthroplasty[J]. J Arthroplasty, 2016, 31(1):15–21.

[18] Bohl D D, Shen M R, Kayupov E, et al. Is Hypoalbuminemia Associated with Septic Failure and Acute Infection After Revision Total Joint Arthroplasty? A Study of 4517 Patients From The National Surgical Quality Improvement Program[J]. J Arthroplasty, 2016, 31(5):963–967.

[19] 中国医师协会麻醉学医师分会 . 促进术后康复的麻醉管理专家共识 [J]. 中华麻醉学杂志 , 2015, 35(2):141–148.

[20] Practice Guidelines for Preoperative Fasting and The Use of Pharmacologic Agents to Reduce The Risk of Pulmonary Aspiration:Application to Healthy Patients Undergoing Elective Procedures: A Report by The American Society of Anesthesiologist Task Force on Preoperative Fasting[J]. Anesthesiology, 1999, 90(3):896–905.

[21] Practice Guidelines for Preoperative Fasting and The Use of Pharmacologic Agents to Reduce The Risk of Pulmonary Aspiration:Application to Healthy Patients Undergoing Elective Procedures: An Updated Report by The American Society of Anesthesiologists Committee on Standards and Practice Parameters[J]. Anesthesiology, 2011, 114(3):495–511.

[22] Practice Guidelines for Preoperative Fasting and The Use of Pharmacologic Agents to Reduce The Risk of Pulmonary Aspiration: Application to Healthy Patients Undergoing Elective Procedures: An Updated Report by The American Society of Anesthesiologists Task Force on Preoperative Fasting and The Use of Pharmacologic Agents to Reduce The Risk of Pulmonary Aspiration[J]. Anesthesiology，2017，126(3):376–393.

[23] 朱大年 , 王庭槐 . 生理学 [M]. 8 版 . 北京 : 人民卫生出版社 , 2013:201–203.

[24] Murphy M C, Brooks C N, New S A, et al. The Use of The Mini–Nutritional Assessment (MNA) Tool in Elderly Orthopaedic Patients[J]. Eur J Clin Nutr, 2000, 54(7):555–562.

第十九章

关节假体感染的围手术期预防

关节置换是应对各种原因导致的关节畸形、功能障碍的最有效也是最终的解决方案。关节假体感染是关节置换术后最严重的并发症，往往导致关节置换的失败。关节假体周围感染的发生对患者是一种灾难性事件，带给患者沉重的经济和身体负担。尽管我们对假体周围感染的认识有所提高，但是近些年关节假体周围感染发生率并没有下降，初次关节置换后假体周围感染率仍然保持在 1%~2%，关节翻修后假体周围感染的发生率高达 7%。采用科学有效的围手术期措施指导外科医师减少术后假体周围感染有着十分现实的意义。

关节假体置入人体后，假体、机体、细菌三者保持一种平衡，当这种平衡被打破时就可能导致假体周围感染的发生。术前、术中、术后因素都可以导致机体平衡的打破。针对术前、术中、术后危险因素采取合适的措施，可以减少关节假体周围感染的发生。围手术期假体周围感染的危险因素见表19-1。然而针对术前、术中、术后危险因素采取何种措施才是合适、有效的呢？

一、术前预防措施

糖尿病、类风湿、肥胖、人类免疫缺陷病毒、吸烟等危险因素均可以影响机体免疫系统的正常工作，导致患者免疫力低下引起关节置换后假体感染发生的概率明显增加。同时，手术部位皮肤定植菌

表 19-1　假体感染的危险因素

围手术期阶段	危险因素
术前阶段	营养不良
	糖尿病血糖未控制
	病理性肥胖（BMI > 40）
	手术时间过长
	感染性关节炎
	创伤性关节炎
	耐甲氧西林金黄色葡萄球菌定植
	抑郁症
术中阶段	备皮
	外科手术衣和手套
	抗生素骨水泥使用
	手术室环境和人员流动
	切口缝合方法
术后阶段	术后引流管保留时间 > 1 天
	术后输血
	伤口引流时间过久
	口腔操作

可以导致术后感染发生概率增加，因此术前皮肤的去定植有着积极意义。

（一）营养不良

术前评估患者的营养状况是十分必要的。营养不良和多种关节置换后并发症相关，可以导致术后伤口愈合延迟、手术部位感染进而延长患者的住院

时间。一般对营养不良的衡量标准是免疫学和血清学指标。现在一般认为当血清白蛋白 < 35 g/L、淋巴细胞总数 < 1 500/mm³、血清转铁蛋白水平 < 2 g/L，以及低血清前白蛋白为营养不良。而据 Gherini 等研究表明只有血清转铁蛋白水平低于正常和术后伤口延迟愈合相关。另外一些研究表明患者缺乏钙和维生素 D 时关节假体感染发生率也会增加。因此，当患者术前出现血清白蛋白 < 35 g/L，血淋巴细胞总数 < 1 500/mm³ 应该予以积极营养治疗，改善患者术前营养状况。同时还应该注意患者钙和维生素 D 缺乏，积极予以纠正。

（二）糖尿病和高血糖

糖尿病是关节假体感染发生的独立危险因素。当糖尿病血糖没有得到有效控制时会导致手术部位切口感染概率增加，甚至非糖尿病患者血糖水平升高没有得到很好控制也会导致手术部位切口感染概率增加。手术切口感染可以导致假体感染的发生。糖尿病患者血糖水平同样会影响到假体感染的发生概率。糖尿病患者血糖水平控制标准现在还存在争议，美国卫生保健流行病学协会建议血糖水平控制在 180 mg/dL（10.1 mmol/L）以下，而世界卫生组织和疾病预防控制中心建议血糖水平低于 200 mg/dL（11.2 mmol/L）。糖化血红蛋白（HbA_{1c}）常作为糖尿病患者血糖控制情况的指标之一。过去认为血糖控制在 200 mg/dl 和 HbA_{1c} < 7%，可以减少术后并发症的发生。HbA_{1c} 控制良好（< 7%）能否减少假体周围感染的发生尚未证实。而 Jesse 等研究表明 HbA_{1c} < 7% 和糖化血红蛋白控制不佳相比并没有减少术后假体感染发生的概率。不同机构对需行关节置换的糖尿病患者血糖控制水平见表19-2。

表 19-2 患者假体感染的自身危险因素

危险因素	与假体感染的关系	干预措施	目标
病理性肥胖	延长手术时间，增加伤口不良愈合风险和其他并发症风险	饮食、运动、减肥手术	BMI < 40
营养不良	切口愈合不良、切口引流时间延长	增加蛋白质、维生素、矿物质的摄入，以及增加热量摄入	血清白蛋白水平 ≥ 35 g/L；血清转铁蛋白含量 ≥ 2 g/L；血清前白蛋白水平 ≥ 0.15 g/L；总淋巴细胞 ≥ 1.5×10^9/L
高血糖和未控制血糖的糖尿病	形成糖化产物，降低机体对细菌的免疫屏障作用	饮食、锻炼、胰岛素	糖化血红蛋白 < 8%，血糖 < 200 mg/dL（11.2 mmol/L）
类风湿性关节炎	免疫抑制疗法（糖皮质激素和 DMARD），增加手术伤口并发症、其他并发症	围手术期停止免疫抑制疗法	
吸烟	低灌注、血小板聚集和血栓形成，伤口缺氧，伤口愈合不良，降低免疫防御	术前评估吸烟史，戒烟	
酗酒	蛋白质生成减少、营养不良，宿主免疫减弱、伤口愈合不良	术前评估酗酒史，术前戒酒	
抑郁症	存在其他疾病（营养不良、需要异体输血等）、免疫调节能力低下	术前抑郁症的评估、术前抑郁症的治疗	

（三）肥胖

肥胖不仅会增加术后切口部位的感染，而且也会增加关节置换术后假体感染的危险。BMI 是用来衡量体重是否合适的指标。BMI < 30 是健康的范围，当 BMI 为 30~39 定义为肥胖，而当 BMI > 40

一般认为是病理性肥胖。关节假体感染的发生随着 BMI 增加而增加，当 BMI > 40，假体感染发生率和正常相比增加 3.3 倍，而当 BMI > 50 时将会使假体感染发生率增加 15 倍。因此术前积极控制患者体重，将患者术前 BMI 控制在 30 可以减少术后假体感染的发生。

（四）类风湿和免疫抑制剂使用

患者患有类风湿疾病会增加关节置换后假体感染的风险。服用抗类风湿药物会额外增加患者术后假体感染风险。常用的抗风湿药物（DMARD）包括甲氨蝶呤、羟氯喹和利氟米特、糖皮质激素和生物制剂，以及肿瘤坏死因子抑制剂等。这些药物通过降低免疫系统功能治疗类风湿疾病，使用这些药物同时使假体感染发生率增加。患有类风湿疾病同时需要服用抗类风湿药物、行关节置换患者怎样才能既控制类风湿又不增加术后假体感染发生率呢？国际共识组织建议术前停用抗类风湿药物，具体术前停药时间见表 19-3。

表 19-3　抗类风湿药术前停药时间

停药时间	药物半衰期	药物名称
不需要术前停药	1~2 个月	羟氯喹
最少术前 1.5 周停药	4.3 天	依那西普
术前 3 周停药	8~10 天	英夫利息单抗
术前 1 个月停药	12~14 天	戈利木单抗、托珠单抗、阿巴西普等
术前 6 周停药	大约 2 周	来氟米特
术前 2 个月停药	21 天	利妥昔单抗
术前 1 周停药	2~17 小时	非甾体类抗炎药
	1~2 小时	别嘌呤醇
	26~32 小时	秋水仙碱
	5 小时	柳氮磺胺吡啶
	7.6 小时	硫唑嘌呤
	0.7~5.8 小时	甲氨蝶呤

（五）抑郁症

随着社会发展、生活节奏加快，人们承受的精神压力逐渐加大。这也导致患有抑郁症的患者增多。抑郁可以导致营养不良的发生，而营养不良是假体感染发生的危险因素。抑郁可以导致免疫细胞功能异常，引起患者容易发生感染疾病。虽然抑郁症导致患者关节置换后假体感染的具体机制尚不清楚，但是抑郁症会导致假体感染发生概率明显增加。因此术前对抑郁症患者人文关怀、改善患者精神状况可以减少术后假体感染的发生。

（六）吸烟和饮酒

吸烟可以导致血管的收缩以及局部血小板凝集，这导致局部软组织血供不足，愈合能力下降。香烟中的尼古丁可以影响免疫细胞的正常功能，导致免疫能力下降。因此吸烟可以导致切口、假体感染发生率增加。Singh 等研究表明吸烟者切口感染发生率明显高于非吸烟者。Tonnesen 等研究发现吸烟者停止吸烟 4~6 周后免疫系统功能才可以恢复。外科协会同样建议术前 4~6 周戒烟以减少术后并发症的发生。因此吸烟患者应该术前 4~6 周戒烟，减少术后切口感染和假体感染的发生。

酗酒和术后众多并发症有关，可以导致术后并发症发生率和死亡率增加。这可能与酒精导致免疫系统功能紊乱和代谢反应增强有关。虽然现在对术前多久停止饮酒尚无公认标准，但一般建议有酗酒史患者最少术前 4 周戒酒。

（七）术前皮肤准备

1. 减少皮肤细菌定植　人体表面定植有很多微生物群，正常情况下这些微生物由于正常的皮肤黏膜屏障并不会致病。当手术等导致屏障破坏时，会引起感染的发生。手术前一天晚上使用氯己定全身淋浴并且换用清洁的衣物和床单等可以达到减少关节置换后假体感染的目的。Edmiston 等研究发现了很有意思的现象，即术前使用 4% 的氯己定淋浴比将 2% 氯己定涂抹在浴巾上淋浴后皮肤的氯己定浓度低。Darourche 等研究认为使用含有乙醇的氯己定比使用聚维酮碘更能有效减少皮肤微生物的定植。Maiwald 等比较都含有乙醇的氯己定和聚维酮碘皮肤术前清洁效果发现，两者效果并没有差别。Dumville 等认为术前使用氯己定淋浴比使用聚维酮碘效果稍好。疾病预防控制中心和国际共识会议建议术前皮肤清洁淋浴应该使用含有乙醇的清洁剂。不同组织对术前皮肤准备建议见表 19-4。

表 19-4　不同组织对于减少切口感染的建议

项目	国际共识会议	世界卫生组织	疾病控制预防中心	美国卫生保健流行病协会	国家健康护理研究所
鼻定植菌筛查和去定植	反对普遍性筛选，针对细菌定植者选择莫匹罗星去定植（强建议）	2% 莫匹罗星，使用含或不含抗生素的溶液清洗；选择鼻腔有定植者去定植（中等建议）	未涉及	对高风险者进行定植菌筛查和去定植（中等强度建议）	反对常规去定植
术前皮肤准备	至少术前 1 天开始使用氯己定（或者其他防腐成分的溶液）（强建议）	淋浴或洗澡，未确定的：抗菌皂或者淋浴布	至少术前 1 天使用抗菌皂或者消毒剂淋浴或浴盆洗澡；未确定：最佳时间，洗澡方法或者抗菌浴布	未确定氯己定是否有效	术前当天或术前 1 天使用肥皂洗澡或淋浴，没有证据表明术前淋浴或洗澡有效；未明确：氯己定是否有效
免疫抑制治疗	停止免疫抑制治疗（强建议）	不停止免疫抑制治疗（很弱建议）	未解决：具体治疗效果、持续时间、剂量或围手术期的管理	尽可能避免围手术期使用免疫抑制药物（弱建议）	未涉及
血糖控制（含围手术期建议）	血糖水平 < 200 mg/dL（11.2 mmol/L）以及糖化血红蛋白 < 7%（强建议）	对糖尿病和非糖尿病使用现有控制标准，血糖控制水平没有定论	糖尿病和非糖尿病患者维持血糖水平 < 200 mg/dL 未解决的：更严格的血糖控制，最好的时机、持续时间或方法减少 SSI 或糖化血红蛋白目标	术前糖化血红蛋白水平 < 7%，术后血糖 < 180 mg/dL（10.1 mmol/L），但反对更严格的血糖控制水平 [血糖浓度 < 110 mg/dL（6.16 mmol/L）]（中等建议）	反对非糖尿病患者术后常规使用胰岛素

2. 毛发剃除 使用刀片剃毛会引起皮肤微小损伤并且可以导致细菌定植，这种情况应该避免出现。Kowalski 等比较术前剃毛和非剃毛的术后切口感染的发生率，发现两者没有差别。这可能提示术前剃毛可能没有必要，而术前剃毛还有可能损伤皮肤导致感染发生率增加。世界卫生组织并不建议术前常规剃毛，如果要剃毛最好使用剪毛器，避免损伤皮肤。

（八）鼻腔定植菌筛查与去定植

金黄色葡萄球菌是最常见的导致假体感染的病原体之一。有证据表明鼻腔和皮肤定植的金黄色葡萄球菌与术后伤口的感染、假体感染有直接联系。鼻腔定植有大量金黄色葡萄球菌和没有定植金黄色葡萄球菌、少量定植金黄色葡萄球菌者相比，感染发生危险增加 3~6 倍。Ricardo 等的一项术前小样本前瞻随机实验认为术前的去定植和不处理结果并没有差别，并且认为假体感染发生和鼻腔金黄色葡萄球菌定植缺乏因果联系。Ricardo 等研究结果由于样本量小，需要进一步研究验证。Price 等发现近年来金黄色葡萄球菌以及耐甲氧西林金黄色葡萄球菌鼻腔定植率呈逐年增减趋势。美国由于耐甲氧西林金黄色葡萄球菌导致的假体感染占假体感染总数的 12%~23%。Malcolm 等研究发现术前筛查患者鼻腔定植的金黄色葡萄球菌和耐甲氧西林金黄色葡萄球菌并且选用莫匹罗星以及针对定植菌的抗生素对降低术后假体感染发生率有效。不同卫生组织对鼻腔定植菌筛查和去定植见表 19-4。

二、术中预防措施

（一）手术室环境和人员流动

20 世纪 70 年代的一系列研究认为层流系统可以减少手术室微粒含量，从而减少手术室细菌达到减少手术切口感染的目的。然而 Salassa 等研究发现层流手术室和普通手术室相比并不能减少切口感染的发生，相反切口感染发生率还会略高。一项针对新西兰关节登记数据库的研究同样发现关节置换使用层流手术室并不能减少术后感染的发生率。是否需要使用层流手术室现在各卫生组织还没有达成一致，不同组织建议见表 19-5。

表 19-5　不同卫生组织对于预防术后感染发生的术中措施的建议

项目	国际共识会议	世界卫生组织	疾病控制预防中心	美国卫生保健流行病协会	国家健康护理研究所
手术室层流系统	不必要（强建议）	反对使用（非常弱建议）	未涉及	同美国建筑师协会标准	未涉及
手术室人员流动	尽可能减少人员流动（强建议）	未涉及	未涉及	尽可能减少人员流动（弱建议）	尽可能减少人员流动
密封胶和密闭窗布	此方面尚未解决	反对（很弱）	没有必要	反对（强建议）	反对常规性使用未浸渍的密闭手术部位窗布
保持正常体温	保持正常体温很重要（强建议）	建议手术室使用保持体温设备（中等建议）	保持正常体温的重要性。未解决：保温原理、时间、最低体温下线	麻醉时间大于 1 小时的保持正常体温	保持正常体温很重要
抗生素骨水泥	认可抗生素骨水泥的有效性，对于术后假体感染发生高风险的建议使用	未涉及	未确定抗生素骨水泥对生物膜形成是否有效	未涉及	未涉及
伤口敷料	使用含有亲水性纤维敷料（弱建议）	反对使用任何新型敷料	未解决	未涉及	未解决建议：含银的尼龙敷料优于纱布
同种异体输血	增加关节置换后假体感染的风险（强建议）	未涉及	反对无指征的输血。未解决：输血是否为感染发生的独立危险因素、感染和输血量以及输血成分的关系	增加切口感染风险，降低巨噬细胞功能。建议：减少术中出血、减少输血	未涉及

限制手术室内人员流动可以减少人员流动导致的外界不洁空气的流入，同时可以降低手术室工作人员皮肤的细菌脱离导致的污染。Nillson 等通过比较层流手术室有无巡回护士和层流手术室

空气内细菌含量发现，巡回护士会导致层流手术室细菌含量升高。因此手术室应该尽量减少人员流动。

（二）双层手套

手术中手套成为一种污染源，可以将病原体带进手术部位导致感染发生。McCue 等对 10 例全髋关节置换后术者的双层手套进行培养，发现接触过手术覆盖物的外层手套常被污染。骨科手术由于其特殊性，常容易导致手套的划破。Makama 等研究认为采用双层手套可以减少手套破裂风险，减少患者手术部位被污染的概率。因此关节置换采用双层或者三次手套，并且接触手术铺单等后及时更换以及术中有规律的更换外层手套可以减少术后假体感染发生。

（三）预防性地使用抗生素

1. 预防性使用抗生素种类　由于术前预防性使用抗生素对于减少术后切口感染十分有效，因此术前一般会预防性使用抗生素。AlBuhairan 等的一项 meta 分析表明，预防性使用抗生素可以降低 8% 感染率。第一、二代头孢菌素抗菌谱包括了几乎全部的关节假体感染的细菌，因此对于大部分患者术前预防性采用第一、二代头孢菌素。对于可能有耐甲氧西林金黄色葡萄球菌和对头孢菌素过敏者使用万古霉素。最近在欧洲对于术后假体感染发生的高危人群预防性单独使用替考拉宁或者庆大霉素联合使用。

2. 抗生素使用时间和使用量　外科感染预防指南认为预防性抗生素使用应该在手术切皮前 1 小时前完成，抗生素使用一般不应该超过术后 24 小时。万古霉素一般切皮前 2 小时使用，因为万古霉素的使用过快会导致的患者不良反应。

预防性使用头孢唑啉、万古霉素使用量应根据体重进行调整。同时术中是否需要再次使用抗生素应该根据抗生素的半衰期和手术进行时间进行调整。不同抗生素使用量见表 19-6。

表 19-6　预防性抗生素使用量和再次使用时间

抗生素	预防性给药量	再次给药时间
头孢唑啉	2 g（患者体重在 60~120 kg） 3 g（患者体重 > 120 kg）	2~5 小时
头孢呋辛	1.5 g	3~4 小时
克林霉素	900 mg	3~6 小时
万古霉素	15 mg/kg（根究患者体重给药）	6~12 小时

（四）抗生素骨水泥

Havern 等对挪威 73 000 例关节置换患者研究发现抗生素骨水泥的使用可以减少初次关节置换以及关节翻修后假体的感染率。然而 Zeng 等对 26 791 例关节置换患者的 meta 分析发现抗生素骨水泥并不能降低术后感染的发生率。骨水泥内的抗生素释放具有前期大量释放，其后缓慢释放低浓度抗生素的特点。高浓度抗生素可以起到杀菌作用，而低浓度抗生素却可能导致耐药细菌产生。耐药菌引起的假体感染将会是非常棘手的灾难性事件。目前，对于抗生素骨水泥广泛用于假体感染的预防尚有争议，但是对于有假体感染高危因素的患者建议使用抗生素骨水泥。

（五）切口缝合方法

切口的闭合可能影响术后感染的发生。Holte 等对 360 例膝关节术后切口使用 2- 辛基氰基丙烯酸酯胶黏剂和聚酯网黏合而不使用缝线和皮钉辅助，发现 2- 辛基氰基丙烯酸酯胶黏剂和聚酯网黏合切口有很好的效果。然而使用皮钉封闭切口具有比缝线缝合和 2- 辛基氰基丙烯酸酯胶黏剂与聚酯网黏合更能缩短手术时间的优点。同时皮钉封闭切口并不会增加术后感染的概率。采用何种切口闭合方式还需要进一步研究。

（六）保持正常体温

术中保持体温正常可以确保手术部位的血供，便于术后恢复，减少术后感染并发症。保持正常的体温可以减少手术对于机体的刺激，维持免疫系统正常功能。对于术中是否要保持正常的体温各个卫生组织尚无定论，术中保持体温方法也未确定，具体见表 19-5。

三、术后预防方法

（一）术后引流

血肿形成是假体感染发生的危险因素。血肿提供病原菌的繁殖和入侵的途径。术后普通引流管的引流可以预防术后血肿形成，减少假体感染的概率。同时我们应注意到引流本身为病原菌入侵提供了潜在性通道。Brian 等对全髋关节置换后使用引流管患者术后感染研究发现，引流管保留时间过长导致术后感染增加。引流管保留时间过长可以导致髋关节置换和膝关节置换后感染概率增加 42% 和 29%。选择引流预防血肿形成时应尽量减少引流管引起感染的可能性，因此引流管一般术后 1 天拔除。

（二）术后同种异体输血

输血可能导致术后感染的增加。Kim 等的 meta 分析发现，接受过同种异体输血的全关节置换患者术后切口感染率比未接受过输血的患者要高（两者感染率分别是 2.88%、1.74%）。过去疾病控制预防中心的指导意见和其他多项研究认为异体输血是术后假体感染和切口感染的危险因素。现在疾病控制预防中心就输血是否为术后切口感染发生的独立危险因素尚未达成共识，并反对无指征的输血。自体输血导致术后切口感染和假体感染率增加尚有争议。术中采取使用止血带、局部或者静脉使用氨甲环酸、减少手术时间都可以减少术中出血、降低术后输血概率。同时应该注意到术后引流也会导致术后输血风险的增加，而不采取引流又会导致术后血肿形成。术后的引流应该在防止血肿形成和减少输血之间取得一种平衡。因此术中、术后应该采取有效措施减少术后输血概率。

（三）术后侵入性操作

远隔部位的细菌通过血源途径侵入假体周围并繁殖，可以导致关节置换术后灾难性并发症的发生。泌尿和口腔方面的侵入性操作会导致细菌侵入风险增加。因此，美国口腔协会曾建议关节假体患者行口腔操作前应该首先预防性使用抗生素。最新的美国整形协会和美国口腔协会研究发现口腔卫生状况不佳和假体感染的发生相关缺乏确切的证据。因此，美国整形协会和美国口腔协会并未赞成或者反对口腔操作前预防性使用抗生素。Daniel 等研究认为泌尿手术虽然可以引起菌血症的发生，但是并没有引起患者关节假体感染和人工心瓣膜感染的增加。对于关节置换后的患者常规预防性使用抗生素存在争议。对于关节置换患者行胃肠道内镜微创性操作一般反对预防性使用抗生素预防假体感染。

关节假体感染的预防比假体感染有更高的经济和社会效益，可以减少患者假体感染带来的心理和经济压力。然而假体感染的预防还有很多方面的问题没有解决，给假体感染的预防带来了困难。全关节的置换术前、术中、术后预防措施，可以降低假体感染发生率。

（上海交通大学附属第六人民医院·沈灏/朱崇尊）

───── 参·考·文·献 ─────

[1] Daines B K, Dennis D A, Amann S. Infection Prevention in Total Knee Arthroplasty[J]. Journal of The American Academy of Orthopaedic Surgeons, 2015, 23(6):356–364.

[2] Baek S H. Identification and Preoperative Optimization of

Risk Factors to Prevent Periprosthetic Joint Infection[J]. World Journal of Orthopedics, 2014, 5(3):362–367.

[3] Shohat N, Parvizi J. Prevention of Periprosthetic Joint Infection: Examining The Recent Guidelines[J]. Journal of Arthroplasty, 2017, 32(7):2040–2046.

[4] Parvizi J, Shohat N, Gehrke T. Prevention of Periprosthetic Joint Infection: New Guidelines[J]. Bone Joint J, 2017, 99–b(4 Supple B):3–10.

[5] Rezapoor M, Parvizi J. Prevention of Periprosthetic Joint Infection[J]. Journal of Arthroplasty, 2015, 30(6):902–907.

[6] Shahi A, Eajazi A. Prevention of Periprosthetic Joint Infection:Pre–, Intra–, and Postoperative Strategies[J]. Orthopedics, 2015, 51(2):72–81.

[7] Bosco J A, Bookman J, Slover J, et al. Principles of Antibiotic Prophylaxis in Total Joint Arthroplasty: Current Concepts[J]. Journal of The American Academy of Orthopaedic Surgeons, 2015, 23(8):e27–e35.

[8] Eka A, Chen A F. Patient–related Medical Risk Factors for Periprosthetic Joint Infection of The Hip and Knee[J]. Annals of Translational Medicine, 2015, 3(16):233.

[9] Iorio R, Osmani F A. Strategies to Prevent Periprosthetic Joint Infection After Total Knee Arthroplasty and Lessen The Risk of Readmission for The Patient[J]. J Am Acad Orthop Surg, 2017, 25 Suppl 1:S13–S16.

[10] Malcolm T L, Don R L, Klika A K, et al. Predictors of *Staphylococcus aureus* Colonization and Results After Decolonization[J]. Interdisciplinary Perspectives on Infectious Diseases, 2016, 2016:1–8.

[11] Mchugh S M, Hill A D K, Humphreys H. Laminar Airflow and The Prevention of Surgical Site Infection. More harm than good?[J]. Surgeon Journal of The Royal Colleges of Surgeons of Edinburgh & Ireland, 2015, 13(1):52–58.

[12] Holte A J, Tofte J N, Dahlberg G J, et al. Use of 2–Octyl Cyanoacrylate Adhesive and Polyester Mesh for Wound Closure in Primary Knee Arthroplasty[J]. Orthopedics, 2017, 40(5):e784–e787.

[13] Nilsson K G, Lundholm R, Friberg S. Assessment of Horizontal Laminar Air Flow Instrument Table for Additional Ultraclean Space During Surgery[J]. Journal of Hospital Infection, 2010, 76(3):243–246.

[14] Albuhairan B, Hind D, Hutchinson A. Antibiotic Prophylaxis for Wound Infections in Total Joint Arthroplasty: A Systematic Review [J]. Journal of Bone and Joint Surgery – British Volume, 2008, 90–B(7):915–919.

[15] Espehaug B, Engesaeter L B, Vollset S E, et al. Antibiotic Prophylaxis in Total Hip Arthroplasty. Review of 10905 Primary Cemented Total Hip Replacements Reported to The Norwegian Arthroplasty Register, 1987 to 1995[J]. Journal of Bone & Joint Surgery British Volume, 1997, 79(4):590.

[16] Kim J L, Park J H, Han S B, et al. Allogeneic Blood Transfusion Is a Significant Risk Factor for Surgical–Site Infection Following Total Hip and Knee Arthroplasty: A Meta–Analysis[J]. Journal of Arthroplasty, 2017, 32(1):320.

[17] LaPorte D M, Waldman B J, Mont M A, et al. Infections Associated with Dental Procedures in Total Hip Arthroplasty[J]. Journal of Bone & Joint Surgery British Volume, 1999, 81(1):56–59.

[18] Ho V P, Nicolau D P, Dakin G F, et al. Cefazolin Dosing for Surgical Prophylaxis in Morbidly Obese Patients[J]. Surgical Infections, 2012, 13(1):33–37.

[19] Zmistowski B, Tetreault M W, Alijanipour P, et al. Recurrent Periprosthetic Joint Infection: Persistent or New Infection?[J]. Journal of Arthroplasty, 2013, 28(9):1486–1489.

[20] Kim K W, Han J W, Cho H J, et al. Association Between Comorbid Depression and Osteoarthritis Symptom Severity in Patients with Knee Osteoarthritis[J]. Journal of Bone & Joint Surgery–american Volume, 2011, 93(6):556–563.

第二十章

髋关节置换术后康复管理

人工全髋关节置换术是目前常见骨科手术之一。在过去的30多年中，THA的应用逐渐普及，使上百万患者的疼痛得以缓解，生存质量得以改善；与此同时，康复治疗作为患者术后不可缺少的一部分也受到重视。THA后治疗不是单纯卧床休息等待组织的愈合，而是要在术后早期实施康复治疗，以帮助患者改善肌力、耐力及功能，使患者尽早康复，提高生存质量。

髋关节置换术后康复方法可以因地区或部门的不同而不尽相同，但不同的康复方法都应遵循一定的基本原则。除了要遵循组织愈合的基本规律外，一个好的康复方案还应具有以下两个特点：①康复治疗的个体化。我们强调康复治疗的规范化、计划性的同时，一定要注重患者的特殊性。康复计划和方法应随不同的原发疾病和术前功能状况、不同的手术方法、术中有无意外情况以及手术的成功与否而有所调整。要做到康复治疗的个体化不仅需要康复人员的经验、对患者全面的评价，更需要康复工作人员与手术医师的良好沟通。②康复治疗的全面性。康复治疗不仅要考虑局部置换的髋关节，还应考虑到邻近关节、对侧肢体、上肢、心肺功能等；除了要进行关节活动度和肌力训练等物理疗法，还应开展必要的心理治疗、作业治疗、抗骨质疏松治疗等；在治疗的同时还需想到预防，要避免顾此失彼。在康复治疗中过多地考虑髋关节的保护而忽视潜在功能障碍的预防，或过多强调功能活动而忽视髋关节的保护，都是不可取的。正确的做法是在科学分析的基础上，采用最恰当的方法。这样我们就不会看到因为限制髋关节的活动而出现膝关节的活动障碍，因为限制负重而出现肌肉长期萎缩乏力和越来越重的骨质疏松。

一、康复评定

通过康复评定可以较全面地了解患者局部和全身的功能状况，为康复阶段计划和方案的制订提供依据，同时有助于了解治疗效果，判断预后。在髋关节置换康复中，通过康复评定我们要了解下列情况：①患者原发疾病、全身健康状况、精神状态。②患肢的肌力和关节活动度及功能。③手术详细情况，包括手术入路，选择假体的类型，术后假体位置，固定方法（骨水泥或非骨水泥），术中有无截骨、植骨、股骨骨折等。④日常生活能力。

（一）主观感觉症状的评定

常用的有疼痛感觉的评定。疼痛常是患者就诊或手术的主要目的，手术后仍可能存在疼痛。疼痛感觉评定的方法有视觉模拟评分、口述等级评分（verbal rating score，VRS）以及McGill疼痛问卷等。

（二）关节活动范围评定

关节活动范围可以分为主动和被动活动范围，

可以通过通用量角器、方盘量角器、电子测量仪来进行测量。在关节活动范围的测量中，不仅要评定被手术的髋关节，还要评定邻近的膝关节和踝关节；不仅要评定髋关节的屈伸，还要评定髋关节其他轴向的运动，以便能及时发现问题、预防和治疗关节活动障碍。术后进行髋关节被动测量时必须注意限制的角度。

（三）肌力评定

肌力测试并不适合髋关节置换术后早期和不稳定的关节，但通过测试可以了解下肢肌肉的功能状态，对某一肌群有针对性地开展训练。常用的肌力测定方法有手法肌力检查（MMT）、应用简单器械的肌力测试、等速肌力测试。等速肌力测试被认为是肌肉功能评价和肌肉力学特性研究的最佳方法。它可以提供肌力、肌肉做功量、耐力和爆发力等多种数据，还可以进行向心收缩、离心收缩及等长收缩肌力测定。

（四）X线片评定

髋关节置换术后 X 线片的评定是非常重要的。从 X 线片上可以了解到假体的位置、骨质的情况、假体部件的状况，可以帮助判断假体是否松动、是否下沉等，有利于对人工关节的评价。

（五）下肢功能评定

下肢功能提高是手术和康复治疗的重要目的。通过评定可以分析功能障碍的情况，治疗前后的下肢功能评定可以帮助了解治疗效果。常用的下肢功能评定方法有 Hoffer 步行能力分级、Holden 步行功能分类、Nelson 步行功能概貌评定等。对于人工髋关节的功能评定有 Harris 评分等。另外，步态分析评定可以较全面地揭示异常步态的关键环节和影响因素，从而指导康复评定和治疗。然而步态的控制非常复杂，有时异常可能被代偿或掩盖。

（六）日常生活活动能力评定

日常生活活动（activities of daily living，ADL）能力反映了人们在家庭内（或医疗机构内）和在社区中活动的最基本的能力，提高日常生活能力也是髋关节置换术最基本的目标之一。ADL 评定是通过相关的量表或问卷来实行。反映日常生活自理方面的量表有 Barthel Index、PULSES、Kenny 自理评定等。用于残疾程度较轻、能反映社区独立生活所需高级技能的量表有功能活动问卷、功能状态指数等。

二、康复治疗

（一）术后早期的一般性处理

术后患肢置于轻度外展位（轻度外展 20°~40°），旋转中立位，两下肢间放一枕头（图 20-1），膝下垫一毛巾卷。麻醉消失后即开始踝关节主动伸屈（图 20-2）。当放置便盆时，床头抬高 10°~20°。

（二）关节活动度训练

可以采用手法、持续被动活动机（CPM）或主动活动方法。先行关节的被动运动，逐渐过渡到助力和主动运动。在进行髋关节的屈伸运动时，常以膝关节的屈伸运动来带动髋关节的屈伸。除了髋

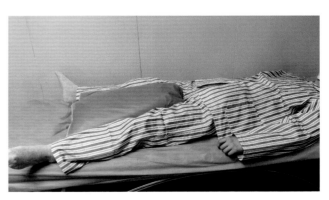

图 20-1　仰卧时两下肢间垫枕

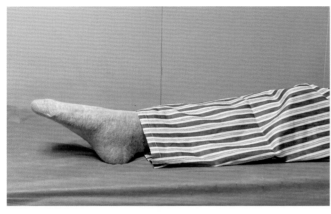
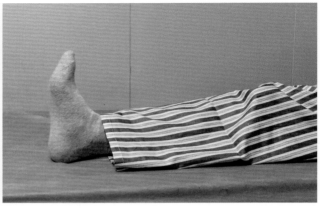

图 20-2　踝关节主动伸屈活动

的屈伸运动，还应做髋关节的适度外展。髋的活动范围可以根据手术医师的医嘱，一般无特殊情况时，术后 2 周内屈曲可以从 60° 过渡到 80°，但不能大于 90°。在仰卧位时，对髋关节活动的限制同时也影响了膝的活动范围。此时可以在髋关节轻度外展位下将小腿垂于床边，做膝的主动和被动全范围运动。如果术前存在关节挛缩畸形，术后更应注意体位和软组织的牵伸。

（三）肌力训练

让患肢有足够的肌力，这对稳定关节、站立和行走都是非常重要的。术后主要以提高臀大肌、臀中肌、股四头肌和小腿三头肌肌力为主，但由于各关节的每一运动都由几组肌肉群共同完成，因此肌力训练主要针对某组肌群。术后即可开始臀部、股

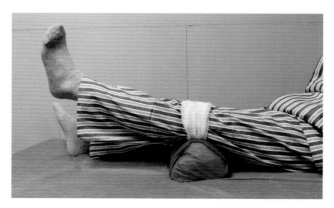

图 20-3　四头肌短弧等张运动

四头肌、大腿后群和小腿肌肉的等长收缩。等长收缩不伴有关节的活动，在各种体位下都可以进行，必要时做等长抗阻练习。以后再利用各种方法对这些肌肉群进行针对性的抗阻锻炼。开链抗阻可以在不负重下进行（图 20-3），下肢闭链抗阻锻炼需负重，但更符合功能活动，可以根据实际情况来选择。耐力训练可以通过增加训练次数和时间来获得。在训练中应坚持渐进和不引起疼痛的原则。除了手术肢体的肌力锻炼，术后第 1 天视全身情况进行健肢和上肢主动练习，为行走和使用拐杖做必要的肌力准备。

（四）负重和行走

及早负重可降低深静脉血栓形成、压疮等并发症的发生率。术后何时开始下地行走和负重，受假体类型、固定方式、手术操作、髋关节软组织情况、患者体力等因素影响，一般可以根据医师的医嘱或部门的治疗常规。一般术后早期即主张下床活动，虽然下床活动与负重相关，但并不是下床就等于完全负重，使用合适的助行工具和方法，可以做到既下床活动又不负重或少负重（图 20-4）。关于部分负重的时间，一般术中有大转子截骨或术中植骨、股骨骨折的患者，应根据 X 线片推迟到术后至少 2 个月。采用多孔表面骨长入型假体，则术后 6 周才能完全负重训练。采用骨水泥型假体可在术后早期即开始负重训练。手术

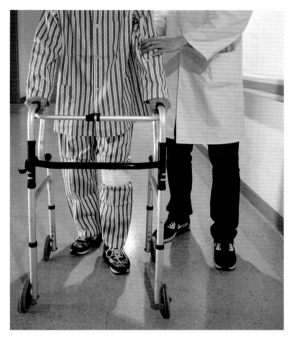

图 20-4　选择合适工具，帮助患者尽早下床活动

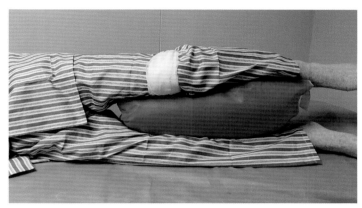

图 20-5　卧位时两下肢间垫枕

侧下肢由不负重→少负重→部分负重→完全负重进行渐进性负重练习，同时进行重心转移训练、立位平衡训练。

（五）生活活动能力训练

术后尽早鼓励患者立即进行功能性活动，如床上向健侧或患侧翻身，3 周内侧卧位时两下肢间垫枕（图 20-5）；靠双臂的力量从卧位转到坐位；下床练习时建议从患侧下，保持患肢伸直位，注意手术髋关节屈曲勿超过 90°（图 20-6）；从坐位到站立时患肢伸直在前，双上肢支撑扶手，重心放在健侧肢体上，避免身体向前倾。鼓励患者自行穿衣、梳洗、如厕、行走。在行走的基础上练习上下楼梯、骑自行车等活动。在活动能力训练时强调独立性，有条件时为生活活动提供必要的辅助用具或设施，如厕时为避免髋关节屈曲超过 90°，需采取增高坐便器、增加扶手等措施（图 20-7、图 20-8）。独立穿鞋时，可将患侧小腿位于正常侧大腿下方进行（图 20-9）。

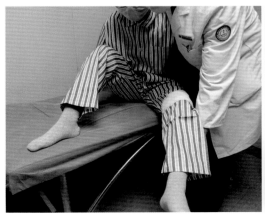
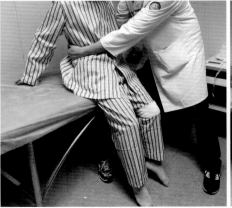
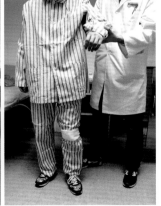

图 20-6　练习时建议从患侧下，保持患肢伸直位，注意手术髋关节屈曲勿超过 90°

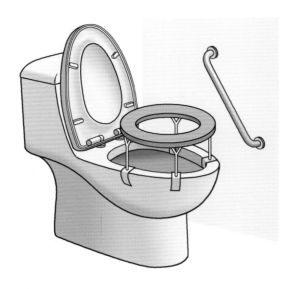

图 20-7　增高坐便器

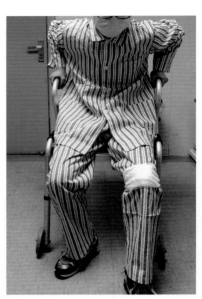

图 20-8　站立时尽量增加扶手

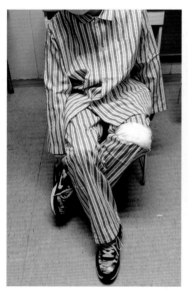

图 20-9　独立穿鞋时，可将患侧小腿位于正常侧大腿下方进行

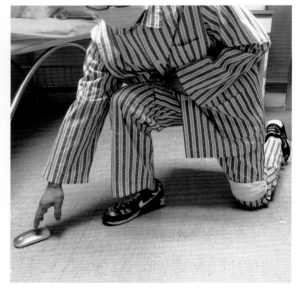

图 20-10　拾物时，患肢先后退一小步，半跪位，跪下和起立时勿使髋关节过度伸直屈曲

（六）康复教育

在髋关节置换康复中，康复教育显得非常重要。康复教育始于术前，贯穿于整个康复过程，其内容涉及手术内容、术后并发症、术后康复程序及意义、术后日常注意事项、术后复诊计划等，可采取交谈、书面或视听等形式。康复教育尤其要突出有关关节保护技术的内容。在跑、跳、快速行走、滑行时由于加速度，髋关节受力可增加数倍，因此要避免跑、跳等剧烈活动。为了预防关节脱位，要避免下列动作：①低座起立。②跷二郎腿或两腿交叉。③不侧身弯腰或过度向前屈曲。④术侧髋关节伸直、内收、内旋位等不良姿势。一些生活习惯动作也需要改变，如拾物时使用拾物杆，或者使用图 20-10 所示的姿势。早期坐位时要坐高凳子。另外还要学会呼吸练习方法、助行器使用方法、生活习惯的改变等。

三、阶段性康复训练

髋关节置换术后根据患者身体条件、假体类型、固定方法、手术入路制订一套康复方案。

术后第一阶段（术后1周内）：维持关节稳定性，防止肌肉萎缩。术后维持患肢的特殊位置，外展中立位（15°~30°），双腿间放置三角垫，同时将一小枕放在膝后，膝关节能较好地屈曲，但须防止下肢外旋。手术当天，在有效镇痛的前提下，麻醉消失后即指导患者开始踝关节的主动背伸和跖屈活动，并指导患者通过主动和被动的呼吸练习来预防心肺系统的并发症。术后第1天指导患者进行患肢肌肉等长或等张收缩训练。股四头肌等收缩练习：让患者大腿肌肉收缩，每一动作维持10~15秒，放松5秒，1~2次/天，每次重复10~15个动作。术后第3、4天，根据引流量可拔除引流管，并拍片复查，若术后X线片显示各项功能良好，逐渐增加床上锻炼。术后第5、6天可行被动屈髋锻炼，但幅度<30°。

术后第二阶段（2~6周）：恢复关节活动度，同时进一步提高肌力。第2周以床上练习为主。在治疗师的帮助及指导下进行体位转移训练，由卧位至坐位，先将患肢移至床边，再嘱患者坐起，坐起时应两腿分开，避免髋内收，并避免屈髋>90°。同时让患者平卧床上，在髋膝关节伸直的情况下进行髋关节的内收和外展运动，在屈膝状态下进行两侧膝关节靠拢和分开运动，锻炼髋关节的内、外旋动作。除一些特殊情况外（如翻修、术中植骨、大转子截骨等），术后1周开始帮助患者下床活动，由治疗师指导患者借助助行器或拐杖站起，健腿完全负重，患腿不负重仅触地站立。若假体为骨水泥固定，则可鼓励患者适当负重，并开始双腿的平衡练习。主动屈髋及抗阻力练习，幅度<30°~60°，主动及辅助抗阻力的髋关节外展内收、后伸练习。第3周屈髋活动，幅度<90°。加强床边体位转移训练，在理疗师帮助下可进行平衡器内重心转移训练，由不负重至少负重。术后3周内不做翻身活动。由平衡器至助行器行站立位、行走训练。

术后第三阶段（6~12周）：提高肌肉整体力量，指导患者恢复日常活动能力。如仰卧位的直腿抬高，锻炼屈髋肌群力量，俯卧位后伸髋关节，臀大肌、腘绳肌肌力训练，侧坐卧位外展髋关节，以充分锻炼臀中、小肌肌力等，以上各项运动每天可进行5~10次，每次10分钟左右，并扶双拐步行练习。在此阶段为了维持股骨头在髋臼内及预防关节损伤，需注意以下几点：①屈髋不能超过90°。②髋关节的内收不能超过中线。③髋关节不能外旋。

术后第四阶段（12周以后）：增强体质，提高整体健康水平。术后患者应遵循个性化、渐进性、全面性的原则开展健身运动。在运动过程中以不引起髋部疼痛或明显不适为原则。推荐参加的项目包括游泳、散步、自行车、双人乒乓球等。一般2~3次/周，持续30~40分钟/次。

在整个康复治疗期间须重点保护人工置换的关节，防止置换关节的脱位。新的关节囊组织的形成及其周围肌张力的增加以重建关节的稳定性需要一个过程，在康复中注意以下三点：①手术后6个月内禁止髋关节内收、内旋，禁止把患肢架在另一条腿上（跷二郎腿）。②术后3个月内禁止髋关节屈曲超过90°。③术后2周内禁止患髋关节过早负重，3周内可适当负重，3个月后逐渐完全负重。

四、出院指导

（1）出院后继续正确的功能锻炼，循序渐进，以站立和行走练习为主，主要避免髋关节过度负重，如爬、提重物、跑步、长时间站或坐等，以免增加假体磨损。

（2）半年内禁止下蹲、盘腿坐、跷腿、坐矮凳等，髋关节不能深屈、内收、外旋等，以防关节脱位。

（3）平时做到六不要：不要交叉双腿；不要卧于患侧（如卧患侧，双膝间垫一软枕）；不要坐软沙发和矮椅；坐立时不要前倾；不要弯腰拾物；不要在床上屈膝而坐。

（4）出院后应定期复查，1个月、3个月、6个月复查1次，以后每年复查1次。如出现异常情况，及时到医院就诊或拨打电话咨询医务人员。

五、小结

全髋关节置换术是一种重建关节功能且疗效十分显著的骨科手术。THA 后的康复功能训练是保证和巩固手术效果、促进患者功能康复的重要部分。髋关节置换术的患者术后容易出现下肢静脉血栓形成、骨质疏松、肌肉萎缩和关节挛缩等并发症。研究表明，THA 后康复训练有助于预防可能出现的各种并发症，松解粘连，恢复肌力，改善患肢的负重能力，提高生存质量。类似研究结果显示，康复训练治疗组在肌力、关节活动范围上明显优于对照组，并且治疗后 Harris 评分也有明显提高。由此可见，THA 后的阶段性康复治疗十分重要，它直接影响患者的手术疗效及功能恢复。

THA 后下肢肌力训练、髋关节活动度的恢复是 THR 后康复的重点，贯穿康复治疗的全过程，应遵循小强度起始、循序渐进，并始终保持中小强度的原则。THA 的患者术前由于关节结构异常和疼痛多存在患肢不同程度的肌力下降或肌肉萎缩。术后随着疼痛解除、髋关节结构的重建、患肢活动增加，肌力有所恢复。为提高肌力，术后即应进行股四头肌、腘绳肌、臀部肌肉的等长练习，同时也要重视髋外展肌力的训练。肌力的训练从主动收缩练习开始到逐渐对抗负荷，力量的增加须考虑患肢的承受能力，以不引起髋部疼痛为原则。

随着全髋关节置换术后患者疼痛减轻，日常活动能力明显提高，患者是否能参加活动？能参加哪些项目活动？这也是医师面临的重要问题。如果患者术后活动量过少，将导致有氧运动能力降低、运动协调性和姿势反射迟钝、肌肉萎缩及骨质疏松等不良后果。新近研究发现，术后适当参加休闲性甚至竞技性体育活动，一方面可以提高肌肉力量和协调性，预防跌倒及其他运动意外的发生；另一方面，还可以提高骨密度，增强假体的牢固程度。我们建议患者术后参加一些低撞击强度的项目，如散步、游泳、自行车等，以达到增强体质，提高整体健康水平的目的。

总之，任何一种功能的恢复都不是一蹴而就的，并且任何过激的行为都可能造成再损伤。因此，髋关节置换术后训练应按时间顺序，分阶段，循序渐进，最终使患者回归社会，重返工作。

（西安交通大学第二附属医院·王坤正）

参·考·文·献

[1] Huo M H, Gilbert N F. Complications of Minimal Incision Total Hip Arthroplasty[J]. Current Opinion in Orthopedics, 2005, 16(1):18-20.

[2] Husby V S, Helgerud J, Bjrgen S, et al. Early Maximal Strength Training is An Efficient Treatment for Patients Operated with Total Hip Arthroplasty[J]. Arch Phys Med Rehabil, 2009, 90(10):1658-1667.

[3] 张先龙, 曾炳芳. 微创人工髋、膝关节置换术 [M]. 上海：上海科学技术出版社, 2007:50-55.

[4] 兰宾尚. 全髋关节置换术后的阶段性康复训练 [C]// 中华医学会第九次全国物理医学与康复学学术会议论文集. 2007:239-241.

[5] 范雪春. 人工髋关节置换术早期康复护理及功能训练 [C]// 中国康复护理学术高峰论坛暨推进优质护理服务研讨会论文集. 2012:222-225.

[6] 王晶, 张长杰. 人工关节置换术围术期的康复 [J]. 医学临床研究, 2008, 25(2):362-364.

[7] 李钟华, 邬丽云. 全髋关节置换治疗高龄股骨颈骨折的疗效及其并发症分析 [J]. 四川医学, 2008, 30(11):1775-1776.

[8] 孙丽萍. 老年性股骨颈骨折全髋关节置换术后并发症的预防与康复指导 [J]. 中国实用医药, 2008, 3(7):57-58.

[9] 靳立巾, 赵栋, 张杰. 家庭护理干预对提高人工全髋关节置换术后患者功能训练效果和生存质量的影响 [J]. 中国康复医学杂志, 2009, 24(7):651-653.

[10] 许红璐, 黄东锋, 王于领, 等. 髋部骨折术后出院患者 FIM 评价及影响因素分析 [J]. 中国康复医学杂志, 2006, 21(10):919-921.

[11] Jackson E T, Smith S S. Effects of A Late-phase Exercise Program After Total Hip Arthroplasty: A Randomized Controlled Trial[J]. Archives of Physical Medicine and Rehabilitation, 2004, 85(7):1056-1062.

[12] Mendelsohn M E, Overend T J, Connelly D M, et al. Improvement in Aerobic Fitness During Rehabilitation After Hip Fracture[J]. Archives of Physical Medicine and Rehabilitation, 2008, 89(4):609-617.

[13] Yun A G. Sports after total hip replacement[J]. Clinics in Sports Medicine, 2006, 25(2):359-364.

第二十一章

膝关节置换术后康复管理

人工膝关节置换术是治疗多种严重影响膝关节功能的终末期病变的重要手段，其收益不仅取决于手术技术，术后康复也决定了关节功能的恢复。术后康复包括康复训练、疼痛管理、伤口管理、静脉血栓预防、感染预防、术后液体管理和引流优化等。本章内容主要讨论康复训练，其他术后康复管理参阅相关内容。通过术后早期的被动活动、肌肉等长收缩练习、关节活动度的被动及主动练习，以及后期步行训练等方法，可以预防术后并发症、改善关节活动度、恢复步行能力，促进患者获得手术预期效果。

膝关节置换术后康复原则是：第一，不受手术影响的邻近关节应尽早活动保持其功能，即患肢髋关节、踝关节和健侧肢体都应尽早活动，以防止肌肉萎缩和血栓形成；第二，物理治疗可以减少疼痛和肌肉痉挛，也需要适当药物辅助疼痛控制，以便尽早开始关节活动度的训练；第三，股四头肌和腘绳肌肌力训练应尽早开始，一般手术后就要开始等长收缩肌力训练，当关节活动开始时要进行等张训练；第四，步行训练应尽早进行，有助于防止卧床并发症，尤其是老年患者。这四项原则都强调早期康复，如果早期对康复工作忽视，发生股四头肌萎缩，膝关节粘连造成功能受限，再进行康复训练，可能需要更长的时间并付出更大的代价。

一、康复训练目标

（1）预防长期卧床并发症：深静脉血栓、压疮、尿路感染、坠积性肺炎等。

（2）改善和恢复膝关节活动度，防止关节粘连、僵硬，减轻疼痛。

（3）尽快恢复日常生活能力，改善生活质量。

二、康复评定

评定在康复过程中是非常重要的，所谓评定就是利用各种仪器、设备、技术和手段，以及徒手检查等方法对患者全面情况以及肢体的功能做出系统的、全面的正确评价。它可以指导制订康复目标和计划并评价效果。康复评定进一步强调了对生活能力、心理健康等有关的综合性功能评价。

（一）疼痛评定

疼痛是一种与组织损伤或潜在组织损伤相关的不愉快的主观感觉和情感体验以及保护性和病理性反应。疼痛是多种疾病共有的症状体征，国内外已经对疼痛有了很深入的研究，也越来越受到重视，许多学者主张将疼痛作为"第五生命体征"，与血压、心率、呼吸、体温等同起来，并给予及时正确地处理。疼痛是一种主观感觉，疼痛的评估是处理疼痛关键的第一步。视觉模拟评分用于疼痛的评估在临床使用较为广泛。其方法是使用一条长约 10 cm 的游动标尺，尺的一面标有 10 个刻度，两端分别为"0"分端和"10"分端，"0"分表示无痛，"10"分表示难以忍受的最剧烈的疼痛。使用时将有刻度的一面背向患者，让患者在直尺上标出代表自己疼痛程度的相应位置，医师根据患者标出的位置给予评分，临床评定以"0~2"分为"优"，"3~5"分为"良"，"6~8"分为"可"，大于"8"分为"差"。临床治疗前后使用同样的方法进行评定即可较为客观地做出疼痛的评分，并对疼痛治疗的效果进行较为客观的评价，此方法使用简单易行，较为客观而且敏感，在临床广为应用。McGill 疼痛问卷是一种多因素疼痛调查评分方法，其设计较为精密，主要是观察疼痛及其性质、疼痛的特点、强度和伴随的状态以及疼痛治疗后患者所经历的各种复合因素及相互关系。MPQ 采用调查表形式，表内附有 78 个用来描述各种疼痛的形容词，以强度递增的方式排列，分别为感觉类、情感类、评价类和非特异性类。MPQ 在临床使用中可测定有关疼痛的多种信息和因素，适用于临床科研工作或较为详细的疼痛调查工作，但对患者的要求较高，表中的词汇比较抽象，相对复杂，所以有时患者难以理解，并且花费时间较多，因此临床应用中具有一定的局限性。

（二）感觉功能评定

生理学上，感觉是指作用于各个感觉器的各种形式的刺激在人脑中的直接反应，分为一般感觉和特殊感觉。包括浅感觉、深感觉和复合感觉评定。

1.浅感觉

(1) 痛觉：检查可用针尖轻刺皮肤。

(2) 温度觉：可用装有冷水（5~10℃）及热水

（40~45℃）的专用试管交替接触皮肤。

(3) 触觉：可用棉花束轻触皮肤。根据检查结果可以用图形标出感觉障碍的范围和部位。

2.深感觉

(1) 运动觉：患者闭目，检查者被动活动患者的四肢，让患者说出肢体的运动方向。

(2) 位置觉：让患者闭目，检查者将一侧肢体被动摆在一个位置上，让患者说出肢体所处位置或让另一肢体模仿出相同的角度。

(3) 振动觉：用振动着的音叉置于骨突起处，如足趾、内外踝、胫骨、髌骨、髂骨、手指、桡尺骨茎突、锁骨等处，询问有无振动感觉，并注意感受时间。

(4) 复合感觉（皮质觉）：①形体觉，患者闭目，将常用物品放置于患者手中，让患者辨认该物品，说出名称、大小及形状。②定位觉，患者闭目，检查者用手或棉签等轻触患者皮肤，让患者指出刺激部位。③两点辨别觉，患者闭目，检查者用特制的双规仪或两点辨别尺，将两角分开到一定的距离，接触患者的皮肤时刺激，用力均等。当患者感到两点时，缩小距离，至两接触点被感觉到一点时为止。正常人身体各处两点辨别觉敏感性不同，指尖最为敏感，为 2~4 mm，手掌 8~12 mm，手背 2~3 cm，上肢 7~8 cm，背部、臀部敏感性差，两点辨别觉更大。

（三）关节活动度评定

关节的功能取决于其活动度（range of motion, ROM）、柔韧性（flexibility）和稳定性（stability）。一般情况下，稳定性大的关节活动度小，上肢关节有较大的活动度，下肢关节有较大的稳定性。关节活动度是指关节活动时可达到的最大弧度。关节活动度的测定可用于评价关节功能，以了解关节运动范围及程度，是运动系统功能检查的基本内容之一。因此 ROM 的测定作用在于：①发现阻碍关节活动的原因。②可以判定关节障碍的程度。③为治疗提供依据。④作为治疗的评价手段。

关节活动主要分为两种，即主动活动和被动活动。关节活动度的测定应使用具有较长测量臂的角度仪，至少每递增5°为一刻度。原则上取被动测定值作为记录，如果需要合并记录主动测定值时可在括号内记入并注明主动运动字样。关节活动度测定的基本姿位：全身所有的关节按解剖部位的姿位放置者为0°，前臂的运动手掌面在矢状面上状态为0°，轴、面的概念与解剖学一致。ROM的测量一般有两种方法，即通用量角器法和方盘量角器法。

（四）功能评定量表

常用的包括牛津大学膝关节评分（OKS）（表21-1），该评分由5项关于疼痛、7项关于功能的日常活动项目组成，每个项目评分1~5分，1分为最低限度反应（如无疼痛），5分为最剧烈反应（如剧烈疼痛），最后总分数在12~60分。常用还有美国特种外科医院（HSS）膝关节量表、西安大略和麦克马斯特大学（WOMAC）骨性关节炎指数、膝关节损伤和骨性关节炎转归评分等。

表21-1　牛津大学膝关节评分（Oxford knee score，OKS）

项目（最近1个月之内）	得分标准				
	1分	2分	3分	4分	5分
1. 平时膝关节疼痛程度	无疼痛	极轻微疼痛	轻微疼痛	中等疼痛	严重疼痛
2. 洗澡及擦身有无困难	完全无困难	轻度困难	中等困难	非常困难	无法完成
3. 上下小轿车及公共汽车是否有困难	完全无困难	轻度困难	中等困难	非常困难	无法完成
4. 行走多长时间会感觉到膝关节疼痛严重	超过30分钟无疼痛	16~30分钟	5~15分钟	只能在家周围活动	行走即疼痛严重
5. 吃饭或坐位时站起膝关节疼痛严重程度	完全无疼痛	轻度疼痛	中度疼痛	严重疼痛	难以忍受的疼痛
6. 行走时是否有跛行	从不或极少	有时会有或刚开始行走时	经常有	大多数情况下	一直都是跛行
7. 能否跪下然后起立	容易完成	轻度困难	中度困难	重度困难	无法完成
8. 晚上睡觉时是否有膝关节疼痛	没有	偶尔发生	有时发生	经常发生	每天晚上都有
9. 膝关节疼痛影响日常工作和家务的程度	完全不影响	轻度影响	中度影响	严重影响	完全无法工作或做家务
10. 是否感觉膝关节可能突然失去控制或者摔倒	从不/极少	有时	经常	大多数时候	完全无法控制膝关节
11. 独自购物的困难程度	容易	轻度困难	中度困难	非常困难	无法完成
12. 下楼梯的困难程度	容易	轻度困难	中度困难	非常困难	无法完成

（五）肌肉力量评定

肌力评定是运动功能评定的基本内容，其可以评价神经肌肉系统功能损害的范围及程度，常用徒手肌力测定法（manual muscle testing，MMT），该方法是1916年Lovett提出的，方法简单有效，可信度高，不受检查器具、场所的限制。虽然具体的操作有修改，但基本原则无改变。检查时要求受试者在特定的体位下，完成标准的动作。测试者同时通过触摸肌腹、观察肌肉的运动情况及克服阻力能力，来决定肌力的大小。

等速肌力测试（isokinetic muscle testing，

IKMT）：肌肉收缩做功对抗某种可变阻力外，所牵动的关节做等角度圆弧运动，肌肉等速收缩产生的肌力称为等速肌力。

等长肌力（isometric muscle testing，IMMT）检查：在标准姿位下用特制的测力器测定一块肌肉或一组肌肉的等长收缩所能产生的最大张力。①握力：用握力计测定，测试时上肢在体侧下垂，握力计表面向上，将把手握至适当的宽度，测 2~3 次，取最大的数值。正常值一般为体重的 50%。②捏力：用拇指与其他手指相对，捏压捏力机的指板，其值约为握力的 30%。③臂肌力：即拉力，用拉力计测定，测试时两膝伸直，将拉力计把手调节到膝盖高度，然后做伸腰动作上提把手。正常值男性为体重的 1.5~2 倍，女性为体重的 1~1.5 倍。④四肢各组肌力测定：在标准姿势下通过钢丝绳及滑轮拉动固定的测力计，可对四肢五组肌肉的等长肌力进行测定。

其他的肌力评级方法还有 MRC（medical research council）分级、Kendall 分级等。

（六）步态评定

行走是人日常生活中一种重复最多的整体性运动，步态分析（gait analysis）是研究步行规律的检查方法，同时，步态分析也是一种对人体行走方式进行客观记录并对步行功能进行系统评定的有效手段，是骨科康复评定的重要组成部分。对骨科可能影响行走能力的患者进行步态分析，以评估患者是否存在步态异常以及步态异常的性质和程度，为分析步态异常的原因和矫正异常步态制订治疗方案提供必要的依据。正常步态的维持，有赖于髋关节前屈 30°、后伸 10°，膝关节充分伸展、屈曲 60°，踝关节背伸 15°、跖屈 20° 左右的关节活动度。步态评定同时进行平衡功能检查，使用 Berg 平衡量表、平衡评定仪等。

（七）日常生活活动能力评定和生活质量评定

日常生活活动能力（activities of daily living，

ADL）是评定康复对象的基本活动能力和活动受限的指标，其反映了人们在家庭和在社区中的最基本能力，因而在康复医学中也是最基本和最重要的内容。日常生活活动能力是指人们在日常生活中，为了照料自己的衣食住行，保持个人卫生整洁和独立的社区活动所进行的必需的基本活动。可分为两个方面：①基本日常生活活动，包括活动（如床上活动、转移、行走、上下楼梯等）、自我照顾（穿衣、吃饭、如厕等）。②工具性日常生活活动，需要更多的解决问题的能力、社会能力和有更复杂的环境因素介入，其中包括家务劳动、社会生活技巧、个人保健、环境设施及工具的应用等。包括直接、间接评定，工具性日常生活活动（IADL），改良巴氏指数。

生活质量评定包括健康调查简表（SF-36）、世界卫生组织生活质量测定量表（WHOQOL-100）等。

三、康复训练

患者需要循序渐进进行不同程度的训练，术后康复大致包括三个阶段。第一阶段：等长收缩练习，被动活动，通过这些训练应达到基本消除患肢肿胀，患肢大、小腿肌肉能够协调用力做出肌肉舒缩动作。第二阶段：肌力训练和非负重主动活动，通过此类早期主动活动，应争取能够完全伸直膝关节，并屈曲达到 90°，能初步适应站立和坐凳状态。第三阶段：负重活动，步行训练，此阶段锻炼应达到膝关节屈伸活动自如，并具有一定的力量和柔韧性，能正常行走。

（一）被动训练

1. 按摩　对小腿肌群及足踝部进行肌肉按摩，每隔 2 小时按摩 10 分钟，可以帮助消肿和预防深静脉血栓形成，此康复术后即可由家属辅助进行。

2. 膝关节伸直　由于全膝关节置换术切口在前并屈曲位操作，且小腿后侧肌群作用强大，休息时膝关节倾向于轻度屈曲。为防止膝关节屈曲挛缩，患者术后可以垫高足跟，术后第 2~3 天疼痛缓解后可以仰卧或坐起按压膝关节。将腿伸直，双手于膝关节上按压以使膝关节尽量伸直到患者能忍受的程度，每次维持 5 分钟。或置沙袋于膝关节上方，重量以 3~5 kg 为宜（图 21-1）。

3. 持续被动运动（continuous passive action，CPM）　许多研究表明借助器械行 CPM 有助于更快恢复膝关节屈曲功能。通过 CPM 机器活动带动膝关节活动，可以避免关节内的粘连。CPM 开始活动度：30°~40°，2 次 / 日，每次 30~60 分钟，逐日增加 10° 达到 90° 为止。

（二）主动训练

1. 股四头肌、腘绳肌等长收缩练习　仰卧位或坐位，患膝伸直，在疼痛可耐受的前提下尽最大力量等长收缩股四头肌或腘绳肌，每次维持 5~10 秒。此练习术后宜尽早开始。

2. 踝关节屈伸旋转练习　缓慢背屈踝关节将脚尖勾起，再跖屈脚尖向远伸使脚掌绷直，每个动作维持 3 秒左右，每隔 2 小时活动 10~20 次；由内向外转动踝关节，每天 3~4 次，每次重复 5~10 遍；此练习术后即可开始（图 21-2）。

3. 直腿抬高练习　仰卧位，尽可能伸直膝关节，直腿抬高，抬高后维持 5 秒，再缓慢放下。力量增强后改为坐位或在踝关节处加适当负荷以强化练习，应视股四头肌肌力恢复情况适时适量进行。

4. 屈曲膝关节练习　坐位保持脚在床上滑动尽量屈曲膝关节，以感觉疲劳为止；或侧卧位患肢在上做无重力屈伸膝关节动作，每隔 2 小时 5~10 次。或者仰卧或坐于床边，将患侧小腿悬于床沿下，通过调节髋关节的位置调整膝关节屈曲度，角度逐渐增大，每隔 2 小时悬挂 10 分钟。此类训练在术后第 1~2 天伤口疼痛减轻，关节内积血引出，患肢逐渐消除肿胀后开始为宜。活动范围增加后可坐于床边，健侧足于患侧足背悠压以增加屈曲度（图 21-3）。

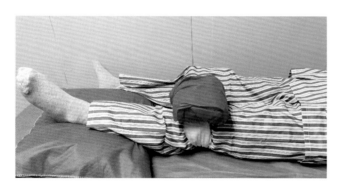

图 21-1　膝关节伸直训练

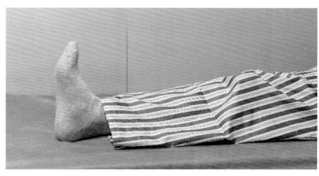

图 21-2　踝关节屈伸旋转训练

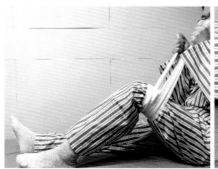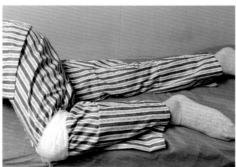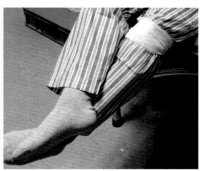

图 21-3　膝关节屈曲练习

（三）负重活动及步行训练

（1）可先坐凳，伸屈膝关节使脚掌在地板上滑动，适应后先尽量悬空伸直膝关节，维持5~7秒后缓慢放下，让脚后跟着地，然后脚掌着地，回拉屈曲膝关节。每天练习3~4组，每组30次。适应练习后可扶助行器练习平地行走，早期每天练习3~4次，每次10分钟或肢体疲劳时停止。

（2）进一步练习可先行站立位屈膝屈髋练习，适应后上下楼梯训练。约3周后可去掉助行器，行膝关节完全负重行走。

（四）出院康复指导

患者术后至少应达到以下条件方可出院继续康复锻炼：膝关节屈伸至少0~90°、可独立上下床、可安全独立地平地行走。住院时间有限，因此患者出院后康复锻炼亦非常重要，术后4~8周是康复训练关键时期，会影响手术长期效果。出院后可继续使用助行器，指导患者有很好的平衡感、肌肉力量和关节活动度。出院后应注意以下事项：避免过多上下楼梯、避免跳跃、蹲或跪动作，逐步恢复日常活动，注意任何伤口感染或伤口裂开的迹象（表21-2）。

表21-2　全膝关节置换术后康复计划参考

术后24小时内
◆ 全麻患者尚未清醒前去枕平卧，头偏向一侧，硬膜外麻醉去枕平卧6~8小时
◆ 患肢伸直位，足跟垫高，可保持轻度过伸位
◆ 按摩，从足底向上至大腿，避开伤口
◆ 踝关节被动伸屈，每2小时锻炼10分钟
◆ 冰袋冷敷以减少出血、消除肿胀

术后1~3天
◆ 持续被动运动（CPM），2次/天，每次30~60分钟
◆ 踝关节主动伸屈运动，每组10次，每2小时1组
◆ 股四头肌、腘绳肌等长收缩，尝试抱大腿辅助屈伸膝关节
◆ 有条件者可以使用下肢静脉泵等辅助工具

（续表）

术后4~7天
继续前述活动外，增加以下内容：
◆ 侧卧、坐起或床边，膝关节伸屈度运动
◆ 直腿抬高练习，开始时可以适当外力辅助
◆ 坐凳滑地屈伸膝关节
◆ 助行器辅助下站立
◆ 体位转移练习，如上下床、椅子上起坐练习

术后8~14天
◆ 必要时被动加压增加膝关节屈曲度
◆ 助行器辅助步行训练
◆ 站立抬腿练习，侧抬腿、后抬腿练习

出院后康复
◆ 抗阻力屈伸膝关节增加肌肉力量练习
◆ 弓步压腿锻炼
◆ 步行训练，日常活动
◆ 上下楼梯练习
◆ 可逐步尝试静蹲练习、跨步练习、固定自行车练习

四、小结

主动活动和被动活动应是主从关系，主动活动是锻炼的根本，被动活动则是前者的准备和补充。被动活动在一定条件可以预防关节粘连僵硬，或使活动受限的关节增加活动范围，但最终仍需要由神经支配下的肌肉群来运用肢体和关节。此外，主动锻炼是患者自己掌握的，因此一般不易过分，被动活动不易掌握，尤其不当的被动活动，可能达不到活动关节的效果，甚至导致不良结果。

以上简要介绍了术后在骨科病房中可实践的基础训练，详尽的康复方法包括运动疗法、作业疗法、理疗、心理康复、音乐疗法、职业康复、中医中药康复疗法等。相信患者若术后转入康复科病房行康复锻炼，可能能以更短时间、更少的代价获得理想的关节功能。此类康复依赖学科间协同工作。

（西安交通大学第二附属医院·王坤正）

参·考·文·献

[1] 周宗科,翁习生,曲铁兵,等.中国髋、膝关节置换术加速康复——围术期管理策略专家共识[J].中华骨与关节外科杂志,2016,9(1):1-9.

[2] 中国健康促进基金会骨病专项基金骨科康复专家委员会.骨科康复中国专家共识[J].中华医学杂志,2018,98(3):164-170.

[3] 王亦璁.骨与关节损伤[M].5版.北京:人民卫生出版社,2017.

[4] Dawson J, Fitzpatrick R, Carr A, et al. Questionnaire on The Perceptions of Patients About Total Hip Replacement[J]. Journal of Bone & Joint Surgery-british Volume, 1996, 78(2):185-190.

[5] Lisi C, Caspani P, Bruggi M, et al. Early Rehabilitation After Elective Total Knee Arthroplasty[J]. Acta Biomed, 2017, 88(4-S):56-61.

[6] Mutsuzaki H, Takeuchi R, Mataki Y, et al. Target Range of Motion for Rehabilitation After Total Knee Arthroplasty[J]. Journal of Rural Medicine Jrm, 2017, 12(1):33-37.

[7] 张先龙,曾炳芳.微创人工髋、膝关节置换术[M].上海:上海科学技术出版社,2007.

第二十二章

单髁置换术后康复管理

随着社会人口老龄化，老年病膝关节退行性病变越来越多，影响着人们的生活质量。微创小切口UKA 作为膝关节置换手术的一类特殊形式，越来越多地被应用在膝关节退行性变的晚期功能重建。UKA 具有创伤小、并发症少，术后关节功能恢复快等优点，同时通过保留交叉韧带，不改变关节的稳定性，保留了患者的本体感觉，对术后患者采用全面、有针对性的康复功能锻炼计划是决定手术效果的决定性因素。

单髁置换术后，鼓励患者早期扶拐下床行走，以其自然速度恢复膝关节屈伸功能。术后第一周不建议强行屈曲膝关节。

在手术结束时，在患者的膝关节灌注 0.25%丁哌卡因，在口服镇痛药之前、结束硬膜外麻醉之后通过这种方法来镇痛。手术结束后，患者转移到康复病房。在康复病房检查手术肢体的神经学状态之后，开始通过硬膜外滴注 0.1% 丁哌卡因和 5 μg/mL 芬太尼。滴注以 6 mL/h 的速度进行，患者可以自行控制速度，1 mL/15 min，总滴注量最多每小时 40 mL。患者可以直接从康复病房出院，也可以先转移到住院病房再出院。在手术前教育中，患者的培训目标是通过充分的计划和快速的实施，能够在手术后 6 小时左右出院。时间安排非常关键，通过严格的程序安排来加速完成去除引流管、更衣、转换口服镇痛药、饮食促进和物理治疗。

患者饮食很快就可进行，通常在下午较早的时候进食午餐。硬膜外导管和导尿管在手术后 6 小时去掉。在去掉硬膜外导管 2 小时前，服用 10 mg 奥施康定，以此作为疼痛管理的过渡。对于手术后疼痛严重的患者，肌内注射 30 mg 酮铬酸。疼痛管理方案将麻醉剂的用量和副作用减到最小，同时能够有效地控制疼痛。患者在出院前必须接受物理治疗。物理治疗一般在下午开始，这取决于患者什么时候能够下地行走。患者在接受物理治疗时必须没有低血压和恶心的症状。如果患者有低血压或者恶心的症状，我们一般先治疗这些症状再开始物理治疗。如果理疗师决定辅助行走，就需要进行。物理治疗的目标包括行走 150 m 和上一层楼梯。达到这些目标大概需要 30 分钟。

患者也可以在家里开始物理治疗，在家里接受治疗的方案和门诊患者的一样。治疗的重点在于 1 周内能够活动、休息时伸直和至少 100° 的屈曲。患者和理疗师决定什么时候用手杖行走，然后无辅助行走。如果患者已经做好准备，应鼓励患者骑自行车、打球，并且通过水中运动进行治疗。在患者手术 1 周后，检查患者的伤口。大多数患者在这个时候已经做好了在门诊进行康复治疗的准备。患者通常在他们认为方便的地方进行物理康复治疗，一般每周 3 天，持续 6 周。实际治疗的时间取决于治疗的进展和能否成功达到功能恢复目标。

术后康复锻炼计划

（一）术后当天

1. 患肢观察和护理

（1）为促进静脉回流，减轻患肢肿胀和疼痛，保持肢体早期伸直位抬高 40°~60°，患肢予弹性绷带包扎固定。

（2）膝部予持续冰敷，减轻患肢疼痛、肿胀和出血。

（3）定时观察患肢的末梢血液循环、感觉、运动、皮肤温度、疼痛及肿胀情况，预防腓总神经损伤和血运障碍。

（4）引流管的护理：术后有引流管者需夹闭伤口 3~4 小时，减少术后伤口出血量，保持引流管通畅，注意观察引流液的颜色、性质及量并做好记录。

2. 深静脉血栓的防护

（1）术后过伸位抬高患肢，避免腘窝及小腿处

受压，防止深静脉回流障碍。

（2）严密观察肢体皮肤颜色、温度、肿胀程度等，双侧周径相差约 1 cm 或患肢有腓肠肌深部压痛的情况，应警惕 DVT 的发生。

（3）功能锻炼：改善患肢血液循环，促进静脉回流，一般术后麻醉药药效过后即可进行踝泵运动，即踝关节背伸及跖屈运动；股四头肌收缩运动及抬臀运动，1~2 小时 1 次，每次 10~15 分钟。

（4）气压治疗：加速下肢静脉血流速度，抑制下肢深静脉血栓的形成。

（5）抗凝药物：一般术后 12 小时后根据个体出血情况，选用抗凝药物，需观察患者用药后是否出现出血情况，并做及时处理。

（二）术后 1~3 天

1. 下肢肌力练习　3 次 / 天，每次 30 分钟。

（1）踝泵运动：即腓肠肌训练，注意保持膝关节伸直位（图 22-1）。

（2）股四头肌训练：大腿肌肉等长收缩运动及直腿抬高练习（图 22-2）。

（3）腘绳肌训练：患者下肢呈中立位，膝关节伸直，足后跟往下压。

2. 膝关节屈伸运动

（1）术后拔除引流管后，拍片确认置换关节位

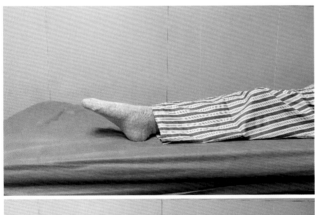

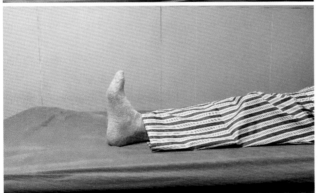

图 22-1　踝泵运动

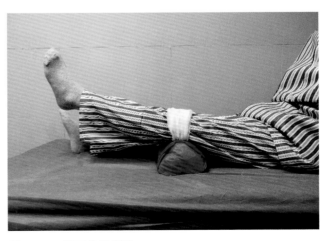

图 22-2　股四头肌训练

置后，即可使用CPM进行膝关节被动屈曲练习，2次/天，初次0~30°，逐渐增加屈曲角度，活动范围以患者可忍受为准。

（2）闭链式屈膝运动：足跟不离床进行膝关节主动屈曲活动，根据自身耐受情况逐渐增加角度（图22-3）。

（3）主动伸膝训练：把脚放平，足跟垫起，膝部向下用力压（图22-4）。

3.步态训练　根据术后情况，鼓励早期下地活动，术后情况良好的患者，第2天就可以应用助行器或拐杖进行步态训练（图22-5）。

（三）术后4天~2周

此阶段重点是加强膝关节活动度、下肢肌力练习以及本体感觉的恢复练习。

1.加强膝关节活动度训练被动训练　应用CPM

机进行膝关节的被动屈曲练习。主动运动：闭链式屈膝、主动伸膝、床边屈膝、俯卧位屈膝练习。静蹲练习：让患者双手扶床或稳固家具进行下蹲练习，逐渐增大屈膝角度。出院前患肢膝关节屈曲度至少达100°，伸直达0。

2.下肢肌力练习　加强股四头肌、股内侧肌肌力练习；抗阻伸膝、抗阻俯卧屈膝练习等。

3.本体感觉及协调性练习　在扶助下单下肢站立训练，双下肢交替进行，随着下肢力量的恢复逐步过渡到无扶助下站立。加强助行器行走及扶拐上下楼梯训练，改善患膝的灵活性和协调性。

（四）出院后康复指导

应继续加强下肢肌力练习、增加关节活动度和肢体协调性的功能锻炼，注意预防感染、DVT的发生，防跌倒，以期最大限度改善膝关节的功

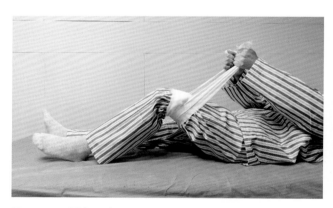

图22-3　屈膝运动

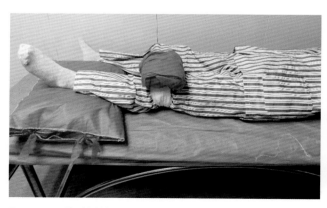

图22-4　伸膝训练

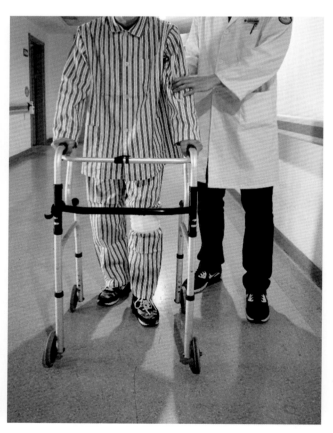

图22-5　助行器下地行走

能。出院后定期随访，一般为术后 1 个月、3 个月、6 个月、1 年，以后每年 1 次，不适随诊。膝关节单髁置换术适用于治疗单间室膝关节病变的患者，手术尽可能地保留正常的关节结构，使关节恢复到病前状态，以期获得更好的功能恢复。与全膝关节置换相比，单髁置换术基本上能保持正常的解剖关系，改善生物力学，手术创伤小，术后恢复快。因此，康复应尽早介入临床治疗体系之中，在减轻术后肿胀、疼痛和失血量的基础上，强调更快的膝关节功能康复目标。首先，术前向患者介绍 UKA 的康复训练计划，并详细指导患者进行术前康复练习。术后早期为减少伤口疼痛和伤口渗血，主要进行踝泵运动及股四头肌肌力练习。随着炎性肿胀的逐渐消退，进一步的加强股四头肌、股内侧肌的肌力练习和膝关节被动屈曲活动，改善关节及周围组织的血液循环，促进肿胀疼痛消退的同时增加了膝关节的活动度。渐进性的抗阻练习和长时间持续关节周围组织拉伸，可防止肌肉挛缩粘连，保持关节的活动度，提高膝关节的稳定性，防止深静脉的血栓形成。制订个体化、全面、有针对性的康复功能锻炼计划，鼓励患者主动完成锻炼内容，将主动锻炼与被动关节活动相结合，促进置换后膝关节的功能恢复。通过合理有效康复锻炼计划，使患者更快的恢复膝关节的功能，避免并发症的发生，提高手术成功率。

（西安交通大学第二附属医院·王坤正）

参·考·文·献

[1] Berend K, Cushner F. 部分膝关节置换术 [M]. 郭万首 , 译 . 北京 : 北京大学医学出版社 , 2014:200–201.

[2] 刘志青 , 柯雯昙 . 单髁膝关节置换术后康复功能锻炼及护理 [J]. 中华临床医师杂志 (电子版), 2016, (7):218–219.

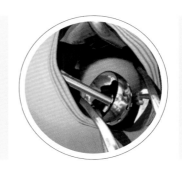

微 创 人 工 髋、膝 关 节 置 换
实 用 手 术 技 术 与 快 速 康 复
Minimally Invasive Hip & Knee Arthroplasty
Practical Surgery and Enhanced Recovery

后　记

　　历时 2 年半的时间，在各位专家的鼎力合作下，《微创人工髋、膝关节置换实用手术技术与快速康复》终于即将完成。真心感谢所有参编者的无私奉献，你们的知识和宝贵经验赋予了本书灵魂。

　　虽然也曾经主编和参与编写过不少专著，但至今让我感到骄傲的不是那些大部头的著作，而是 10 年前编写的一本初级读物《人工髋关节置换——从初次到翻修》。很多来学习的医师都会告诉我："我是看着您的书学习手术技术的，当我碰到问题时，总会在您的书中找到答案。"当他们告诉我现在这本书已经买不到了，在网上销售原价三倍的价格时，我体会到专著实用性的重要性。只有真正能帮助临床医师解决实际问题的书才具有生命力。这是我们选择编写这本书的一个重要理由。

　　编写本书的另外一个原因是受到了一次研讨会的触动。在一次微创关节手术技术学术交流会上，台上所有讨论嘉宾不约而同吐槽学习曲线中的惨痛教训时，我被深深地触动了。微创髋、膝关节置换从诞生到现在经历了起起伏伏。20 年前，当国外医师将小切口微创关节置换技术带入中国时，曾经激起无数年轻医师的热情，我们尝试过包括双切口入路、OCM、DAA 等各种手术方式，也尝试过小切口、QS 入路膝关节置换。时至今日，我仍然不能忘记在我们的学习曲线中那些不成功的病例。我觉得有必要做一些事，让我们医师的学习曲线缩短些，尽量减少学习的代价。这也是编写本书最重要的理由。

　　虽然我们已经邀请了我认为是目前国内最合适的学者来编写这本书，但由于本人的能力有限，难免挂一漏万，书中如有不当之处，还请各位读者批评指教。

　　最后，再次感谢本书的两位副主编陈云苏教授和杨佩教授，为本书的编写花费了大量的精力，同时也感谢每一位专家的倾囊相授。

张先龙

2019 年 5 月